跟马淑然教授学养生

常见病家庭食疗与穴位按摩

秦子舒 马淑然 肖延龄 主编

化学工业出版社

·北京·

内容简介

本书首先介绍了平衡膳食的基础知识；又用中西医理论分析了74种病症的病理，重点对内科、外科、妇科、儿科等各科常见病的预防和调养进行了详细介绍，结合中医辨证，帮助人们进行自我诊断，每种病症后面都给出了数个精心挑选、疗效可靠、便于操作的食疗方供需要者选择。各病症后面还附有穴位按摩指导，穴位图和按摩视频相结合，更好地帮助读者将理论和实践相结合，使本书的实用价值最大化。

本书适合养生爱好者及有条件居家调理的常见病患者阅读参考。

图书在版编目（CIP）数据

常见病家庭食疗与穴位按摩/秦子舒，马淑然，肖延龄主编.
—北京：化学工业出版社，2021.1（2022.1 重印）
（跟马淑然教授学养生）
ISBN 978-7-122-38044-9

Ⅰ.①常… Ⅱ.①秦…②马…③肖… Ⅲ.①常见病-食物疗法②常见病-穴位按压疗法 Ⅳ.①R247.1②R245.9

中国版本图书馆CIP数据核字（2020）第244598号

责任编辑：李 丽 戴小玲　　加工编辑：张晓锦 陈小滔
责任校对：边 涛　　装帧设计：韩 飞

出版发行：化学工业出版社（北京市东城区青年湖南街13号 邮政编码100011）
印 装：中煤（北京）印务有限公司
710mm×1000mm 1/16 印张$17^1/_2$ 字数281千字 2022年1月北京第1版第2次印刷

购书咨询：010-64518888　　售后服务：010-64518899
网 址：http://www.cip.com.cn
凡购买本书，如有缺损质量问题，本社销售中心负责调换。

定 价：69.00元

本书编写人员

主编

秦子舒　马淑然　肖延龄

副主编

杨舒涵　李　华　潘文静　万小辉
太景伟

参编

詹晓丹　张　健　郑乘龙　王译俊
潘　帅　孙娇娇　王一迪　王　静
才　艳　胥　振　王利维　刘旭峰
郭　天　缪佳男　刘静茹　弓呈前
梅晋铭　李　杰

丛书前言

随着人们物质文化、生活水平的提高，健康长寿的渴望越来越强烈。然而现代人工作生活压力越来越大，生活节奏越来越快，这无形中与健康长寿的渴望相去甚远。

在人生的不同阶段，其面临的压力不尽相同，中年男人与中年女人则是人生的“多事之秋”，因其承受“上有老、下有小”的同时，还逃不脱社会及工作压力的困扰。

如何为现代人开具良方，减压增寿，如何为中年男人、女人提供精准健康指导，这成为本套丛书的编写宗旨。

本丛书由多次做客中央电视台《健康之路》及北京卫视《养生堂》的主讲嘉宾——北京中医药大学马淑然教授团队，根据现代人养生保健需求，撰写了《四时养生与穴位按摩》《常见病家庭食疗与穴位按摩》《运动养生良方——让您动静结合、形神兼养》《中年女人食疗养生与穴位按摩》《中年男人食疗养生与穴位按摩》，其目的在于为现代人，特别是中年人提供可资借鉴的健康长寿知识与方法。

本丛书主要特点是：图文并茂、视频丰富、语言通俗易懂、方法简便易行、效果确实可靠。因此，适合民众阅读，特别是渴望健康长寿的人群，尤其是中年男人、中年女人更为需要的枕边必备读物。

汽车坏了要去4S店维修，人体病了也需要治疗。为了不得病和少得病，我们必须建立自己的“人体健康保养4S店”——四季保健、疾病保健、运动保健、性别保健。如果您不学习相关的养生保健知识，不注意保养身体，就会使身体亮起黄灯（亚健康态），或红灯（疾病态）。只要您认真学习养生方法和理论，相信您一定会开启人体健康的绿灯！

不积跬步，无以至千里；不积小流，无以成江海。任何养生方法和知识必须通过坚持不懈的努力和一以贯之的践行才能达到预期的效果。同样，本丛书的编写也是马淑然教授团队经过几十年的打磨奉献给大家的健康大餐。其功细，其理明，其法灵，其效著。百年老店北京同仁堂有句堂训“炮制虽繁必不敢省人工，品位虽贵必不敢减物力”，这也是本团队一直信奉的严谨求实的座右铭。相信本丛书的出版会惠及您的健康与生命！

中医养生理论与方法博大精深，尽管本团队力图打造品质康养大餐，但由于时间精力有限，不妥之处在所难免，希望读者批评指正！

马淑然

2020年12月于北京中医药大学

前言

人类自古以来就追求健康长寿，而饮食是人类生存、健康、长寿的物质基础。中医食疗具有悠久的历史，其简便易行、寓治于食、无副作用的特点吸引着越来越多国人的关注。随着国家大力发展传承中医药文化，也有越来越多的人关注中医，越来越多的人愿意用中医食疗来养生保健。为了帮助广大民众更好地了解食疗相关知识及在碰到一些健康问题时可以快速进行合适的食疗选择及其他基本保健操作，我们组织北京中医药大学等学界的中医养生专家、学者编写了《常见病家庭食疗与穴位按摩》。本书是一本家庭中医食疗及保健的科普读物，内容丰富、言简意赅、由浅入深、深入浅出，适合各种程度的中医爱好者学习参考，并且书中内容便于直接查找参考。

本书介绍了食疗的基本知识，健康与膳食结构，常用食材及其功用，常见病症、症状和特殊生理条件下的食疗及常用穴位的调理方法等。通过本书对这些内容的介绍，读者可以获得建设性的食疗及养生调养知识。

本书运用中西医结合的理念，将现代营养学研究与日常食材的中医性味、归经、功用等理论结合起来。本书中给出的食疗方原材料易获取，操作简便，并在每个常见病症、症状、特殊生理时期附有穴位调理方法，穴位调理与食疗方相配，可以获得更好的强身健体、治病防病的效果。为了让读者更好地进行穴位操作，本书还附有二维码，读者可以看到专业的穴位操作教学视频，这也更好地增加了本书的实用性。

本书在编写过程中，得到了很多相关专家与同道的指点与帮助，尤其是陈虹樑中医药传统技能传承工作室提供了手法保健内容等，在此表示衷心的感谢！

编者

2021年1月

目录

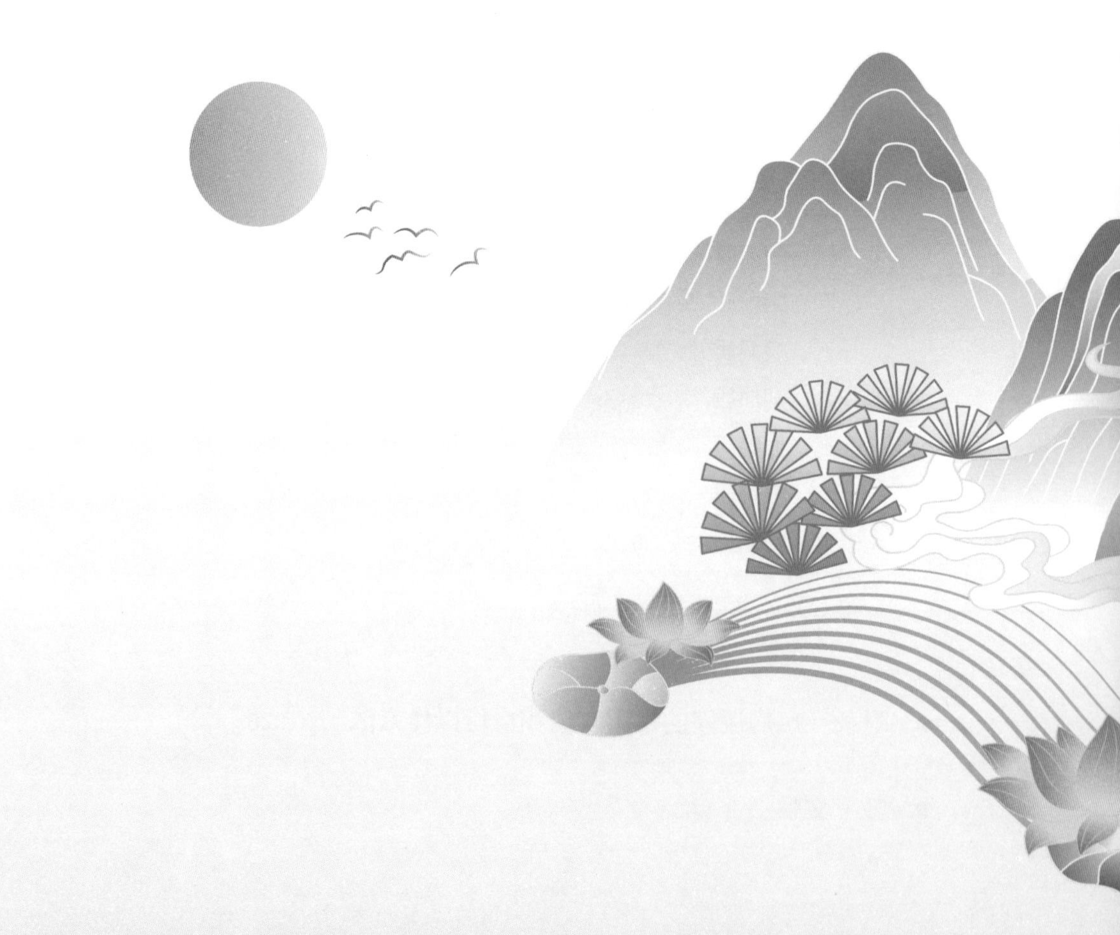

第一章

健康与膳食结构

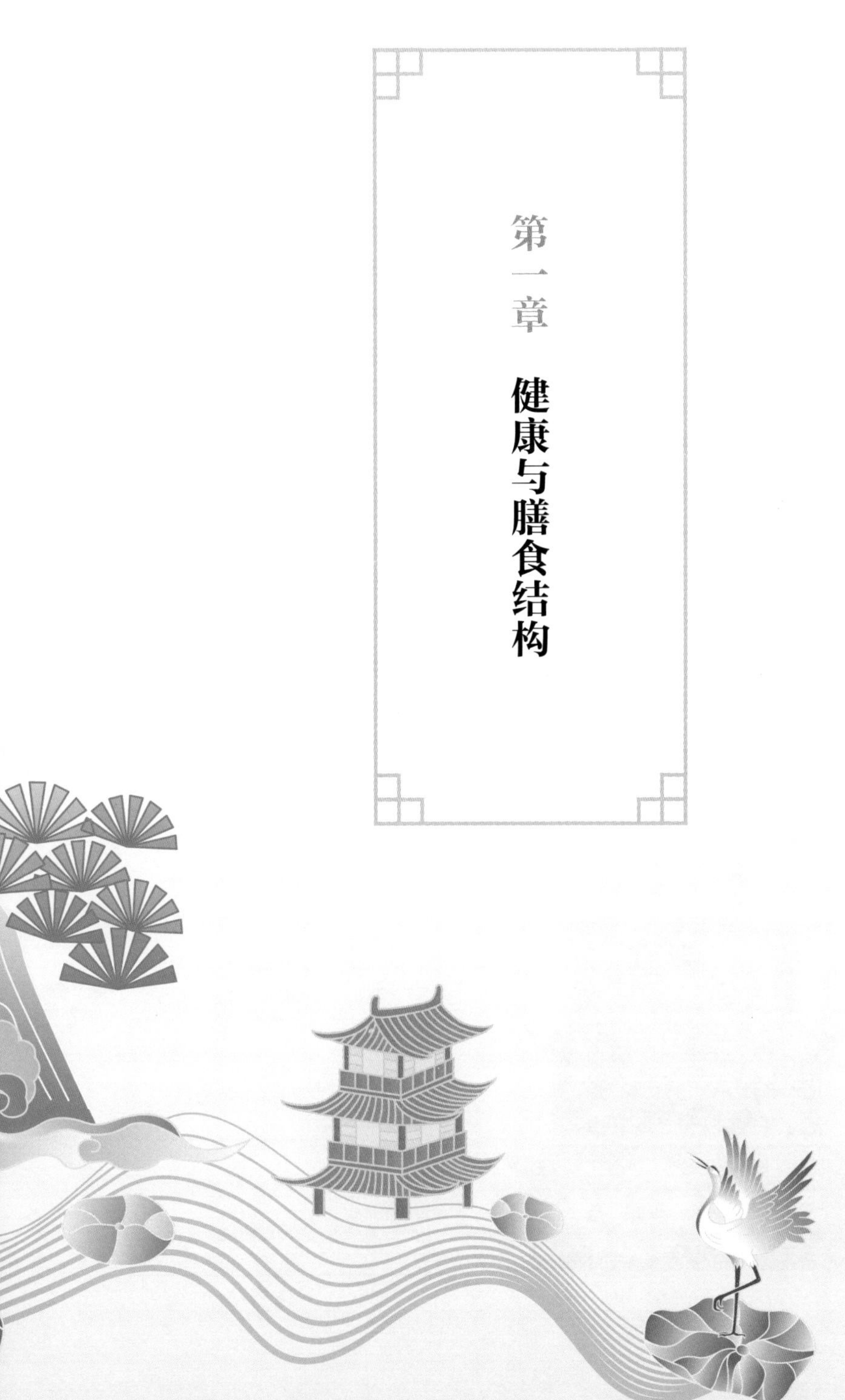

中国人自古以来就讲“民以食为天”，把“五谷为养，五果为助，五畜为益，五菜为充”作为膳食搭配原则，所以健康与饮食的关系十分密切。只有拥有一个合理的饮食习惯才能满足机体生理活动的需要，提高免疫力，预防疾病，拥有一个健康的身体。

一、平衡膳食结构

膳食结构是指居民消费的食物种类和数量的相对构成。平衡膳食结构是指平衡膳食中食物的种类和数量，既能满足机体的营养需要，又要防止营养过剩。平衡膳食结构包括平衡食物的种类和摄入量与平衡食物中营养素比例两个部分。

1. 平衡食物的种类和摄入量

根据营养平衡理论，科学搭配食物，强调平衡就是健康，每日膳食中选用的品种要达到五大类，十八种以上，其中三种以上粮食类食物，包括米、面、杂粮等，三种以上的动物性食品，包括肉、鱼、禽、蛋、乳类，六种以上的蔬菜，包括根、茎、叶、花、果实和蕈类、藻类，两种以上的大豆及制品，包括豆腐、豆腐皮、腐

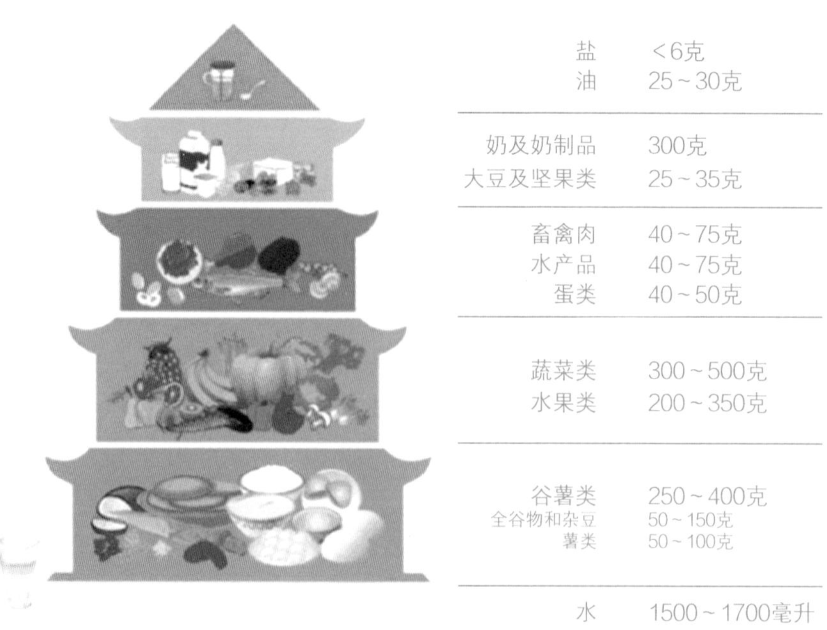

竹，两种食用植物油脂，两种水果，其中包括坚果类，且粮食供能占全日总供能量的55%～65%，蛋白质占10%～15%，脂肪占20%～30%，将以上食物科学搭配，按早餐占30%，午餐占40%，晚餐占30%的比例分配到一日三餐中。

2. 平衡食物中营养素的比例

人体正常需要的食物中所含的营养素包括蛋白质、脂肪、糖类、维生素等。中国营养学会推荐的居民膳食蛋白质摄入量为成年男性每日65克，女性每日55克。按能量计算，蛋白质供能占膳食总能量的10%～14%，其中成人为10%～12%，儿童和青少年为12%～14%。脂肪供能占总热量百分比，成年人为20%～30%，其中要求饱和脂肪酸的宏量营养素的可接受范围小于10%，n-6多不饱和脂肪酸占总能量的2.5%～9%，n-3多不饱和脂肪酸占0.5%～2%。糖类供能占总能量的50%～65%，其来源应包括复合糖类淀粉、不消化的抗性淀粉、非淀粉多糖和低聚糖等。同时保证每日摄入适量各类维生素及无机盐。

需要说明的是，每日从膳食中摄取的营养素都要求相互之间的比例做到平衡是不容易的，也是不符合实际的。但我们要做到在一个小生理循环周期内，即5～7日内，摄入的各营养素比例大致合理，这样就可以称基本上达到平衡膳食的标准。

二、平衡膳食的饮食习惯

中国人的烹调习惯多盐。李时珍曾言：“咸走血，血病无多食咸，多食则脉凝泣而变色。”中医理论认为，咸味的食物不可多食。现代医学研究显示高血压等“血病”之人，限制其食盐的摄入量可以有效降压和降低高血压导致的死亡率。此外，过咸也可影响血脉运行，而使骨骼失养。现代医学研究也发现高氯化钠可以使骨量减少，高盐的摄入使尿钙排泄增加，甚至造成的内环境酸中毒，其可激活破骨细胞活性，而促进骨吸收，但机制尚不完全清楚。中医肾藏象理论的内涵以及现代医学研究都体现了减少饮食中食盐的摄入对防治骨质疏松症具有的重要意义。故烹调食物时，可以尽量少用食盐等调味品，并通过不同味道的调节来减少对咸味的依赖，如用醋、柠檬汁、香料、姜等替代一部分的盐和酱油等。

除了烹调方式需要注意外，还需要做到“食饮有节”。这里的“节”，既指“节律”，又指“节制”。节律指要保证一日三餐，而且时间和食量相对固定，两餐间隔以4～6小时为宜，早饭不能不吃，而晚饭也不能吃太晚。我国传统的习惯是一日早、中、晚三餐，且一直有“早饭宜好，午饭宜饱，晚饭宜少”的说法，即早餐的质量、营养价值要高一些，精一些，便于机体吸收，提供充足的能量；午饭要吃饱，既要保证一定的饮食量，又不宜过饱使胃肠负担过重，影响机体的正常活动和健康；晚饭进食要少一些，不可食后即睡。正如古人所说“饮食自倍，肠胃乃伤”，饮食过饥，则会出现“故谷不入，半日则气衰，一日则气少矣”。若人们能经常按时进餐，养成良好的饮食习惯，则消化功能健旺，这对身体是大有好处的。节制是指不可嗜食寒凉或肥甘厚味之品。过食寒凉易损伤脾胃阳气，过食温热则易损耗脾胃阴液。不嗜食肥甘厚味之品是指要荤素搭配，否则易助湿、生痰、化热，导致某些疾病的发生。

三、特殊生理条件下的营养与膳食

人体并非在每个阶段所需要的营养素都是一样的，所以在特殊的生理时期，需要调整营养与膳食结构。

1. 月经期

月经是成年女子的正常生理现象，月经来潮期间，机体会受到一定的影响，很多人会出现痛经、腹冷等症状，此期间会出现抵抗力降低，情绪容易波动，烦躁焦虑等情况，且月经期间，铁元素丢失较多，故月经期应避免过分劳累，保持精神愉快。在饮食方面，月经干净后1 ~ 5日内，应补充蛋白质、无机盐，选用既有美容又有补血活血作用的食品和中药，如牛奶、鸡蛋、鸽蛋、鹌鹑蛋、牛肉、羊肉、芡实、菠菜、樱桃、龙眼肉、荔枝、胡萝卜、苹果、当归、红花、桃花、熟地、黄精、红糖、益母草等。有食欲差、腰痛等症状时，饮食宜选用营养丰富、健脾开胃、易消化的食品，如大枣、面条、薏苡仁粥等。为保持营养平衡，应同时食用新鲜蔬菜和水果。食物以新鲜为主，新鲜食物不仅味道鲜美，易于吸收，且营养破坏较少。

2. 妊娠期

妊娠期指受孕后至分娩前的生理时期，妇女会出现停经、早孕反应、子宫增大等一系列身体变化。故妊娠期需要调整饮食，保证营养。

妊娠期的饮食营养，不仅影响到胎儿的正常发育，也关系到胎儿出生后的体质和智力。因此，科学地调配妊娠各时期的饮食营养，对优孕、优生有着十分重要的意义。孕期的饮食应根据其特殊的营养特点进行安排。应注意保证粮食、蔬菜食物足量摄入，适量增加蛋白质的摄入，适时适量补充叶酸，适当补充铁质和钙质等。同时孕期可适量增加含碘丰富的食物，如海带、紫菜、虾皮等。

3. 老年时期

随着年龄增长，老年人各种器官功能都会有不同程度的减退，易发生代谢紊乱，导致营养缺乏病和慢性非传染性疾病的危险性增加。因此，加强老年保健，延缓衰老过程，防治各种老年常见病尤为重要。老年人机体老化、功能障碍的主要表现为基础代谢率降低、体脂增加、肌肉纤维萎缩、骨密度降低、关节灵活性降低、皮肤胶原纤维变性、色素减少等，故老年人常出现骨质疏松、心血管疾病、肾脏疾病，或因营养不良或过盛加重原有慢性疾病。

老年人应注意适当减少热量摄入，注重摄入适量的优质动物蛋白，适当调整对碳水化合物的摄入，适当增加水果蔬菜在三餐中的比例。同时在三餐时注意补充钙质与铁质，应少盐清淡饮食。因老年人咀嚼、消化能力稍差，烹调食物时应切碎煮烂，使其柔软。饮食温度要适宜，过黏、过甜、过酸、过咸、过于油腻或油炸的食物都不宜食用。

四、特殊工种工人的保护性膳食

1. 高温作业人员

高温作业包括冶炼工业中炼焦、炼铁、锻造、陶瓷、玻璃等工厂的炉前作业，夏季在坦克、装甲车等武器中的作业等。

高温条件下劳动、工作的人员，在饮食和营养方面应当多补充一些水分、食盐和水溶性维生素等。一般来说，每人每日应补充水分5000毫升左右，补充食盐15 ~ 25克，其中包括食物中含的盐。补充的方法可以为经常喝点盐开水，每500克水中加食盐1克左右为宜。还可以喝盐茶水、咸绿豆汤、咸菜汤和含盐汽水等。这样既可消暑解渴，又能及时补充必需的食盐。饮水原则是少量多次，每次150 ~ 200毫升为好，不要喝得过多过快，这样可减少汗液排出，有利于增加饮食。为了保护高温作业人员的身体健康，饮食与营养原则是高热量、高蛋白、高维生素的平衡膳食，总热量应较一般工人高出15%左右，即中等体力劳动者每日3300 ~ 3500千卡[1]，重体力劳动者每日4000 ~ 4500千卡。在每日的膳食中应有一定比例的营养价值较高的动物或豆类蛋白。在对高温作业人员的维生素供给

---

[1] 1千克=4.1868千焦。

上，应首先补充维生素B_1、维生素B_2、维生素C等水溶性维生素。高温作业人员要尽可能多吃一些新鲜蔬菜和瓜果，预防某些维生素缺乏病。

2. 低温作业人员

低温环境，指环境气温在10摄氏度以下。低温作业包括冬季野外作业、冷库和冰库作业及南极考察等。

低温环境可以使人体的基础代谢增高，热能的消耗量也随之增加。在提供能量的蛋白质中，动物蛋白应占1/2，以保证充足的必需氨基酸的供给。低温作业的人员随着对低温环境的适应和工作时间的延长，在总的热能来源中，应降低糖类所占的比例，增加脂肪热能来源，一般脂肪供能可占30% ~ 35%。

低温环境中，人体对维生素的需要量要比常温下同样的情况显著增加。应该适当增加与人体热能代谢密切相关的维生素B_1、维生素B_2、烟酸的含量；补充一定量的具有对暴寒机体有保护作用和缓解应激反应的维生素A、维生素B_6、维生素C与泛酸等。可适当提高食盐的摄入量，同时含碘、铁、锌、钙等无机盐也有提高人体御寒能力的作用。可在饮食中适当多食海带、紫菜、海鱼、蛋类等食物。

3. 放射工作人员

放射工作人员主要指工作暴露在X射线、γ射线等环境下的人员。营养素供给不足或缺乏可提高人体对辐射的敏感性，影响对放射损伤的防治效果。为使放射工作人员得到适宜的营养保障，我国已有人提出从事放射工作人员每日营养摄入推荐标准，即热量2400 ~ 2600千卡，其中糖类占热量的60% ~ 70%，脂肪占20% ~ 25%，蛋白质每日70 ~ 90克。维生素A每日供给1000微克视黄醇当量，其中50%应来自动物性食物和油脂；维生素D_3 25 ~ 50微克；维生素E 5 ~ 10毫克；维生素K 120 ~ 150微克；维生素B_1 2.0毫克；维生素B_2 2.0 ~ 2.2毫克；维生素C 100 ~ 120毫克；维生素B_6 3.0毫克；烟酸20毫克；叶酸1000微克；维生素B_{12} 5微克；钙800 ~ 1000毫克；铁15 ~ 18毫克；锌15毫克；碘130 ~ 140微克。

从事放射性工作人员的日常膳食，除主食外，可多选用蛋、乳类、肝、瘦肉、大豆及其制品、卷心菜、胡萝卜、番茄、海带、紫菜、卷心菜、柑橘及茶叶等食物。

4. 汞作业人员

汞的主要接触作业有汞矿开采和冶炼、仪器仪表制造、电器器材制造、化工、军火及医药等。汞及其化合物可通过呼吸道、消化道或皮肤进入人体。职业汞中毒主要是通过呼吸道吸入汞蒸气或化合物气溶胶，同时进食被汞污染的食物或水也可引起中毒。

汞作业人员膳食中应有足够的蛋白质，尤其是动物性食品和豆制品。除蛋白质外，微量元素硒、锌与维生素A和维生素E对汞中毒均有明显的防护作用。在日常膳食中，海产品和动物内脏是硒的良好来源，如鱼子酱、海参、牡蛎、猪肾等；含锌丰富的食物主要为贝壳类海产品、红色肉类、动物内脏等；含维生素A丰富的食物主要是动物肝脏，但要注意防止维生素A摄入过量，以防维生素A中毒；含维生素E丰富的食物主要有胡麻油、芝麻、葵花子仁等。汞作业人员也可多吃含果胶较多的胡萝卜，因其可以使汞加速排出，减轻中毒症状。

5. 农药作业人员

常用的农药为有机磷和有机氯，农药可通过呼吸道、消化道和皮肤侵入体内，在体内蓄积而引起一系列急、慢性中毒症状，损害神经系统和肝、肾等实质性脏器，出现倦怠、食欲不振、头痛及震颤等全身症状。

蛋白质可提高体内肝微粒体酶的活性，加快机体对农药的分解代谢；糖类可通过改变蛋白质的利用率和避免蛋白质作为能量而分解，起到一定的解毒作用；体内的脂肪组织也可蓄积一定量的农药，缓解中毒症状，但并不能降低农药对机体的损伤作用。故农药作业人员应保证足量的膳食蛋白质和主食的摄入。

维生素对农药有一定的解毒作用。维生素C能提高肝脏的解毒能力，维生素B_1、维生素B_2、烟酸、甲硫氨酸和叶酸对预防或减轻农药的毒性也有一定作用。

6. 铅作业人员

铅及其化合物主要存在于冶金、蓄电池、印刷、陶瓷、玻璃、油漆、染料等行业。铅作业的危害主要是铅可以通过消化道和呼吸道进入人体，蓄积在体内，主要以不溶性正磷酸盐沉积在骨骼系统中，引起慢性或急性中毒，主要引起神经系统和造血系统的损害。

由于铅可促进维生素C的消耗，使维生素C失去其生理作用，故长期接触铅可引起体内维生素C的缺乏，甚至出现牙龈出血等症状。在与铅接触时，若能同时给予大量的维生素C，则可延缓铅中毒的出现或使中毒症状减轻。铅作业者每日维生素C的供给量应为150毫克或更多，维生素B_1、维生素B_2和维生素B_{12}有保护神经系统的作用，应增加这些维生素的摄入，以减少铅作业对人体的伤害。

铅作业人员应摄入足量的蛋白质。多摄入富含含硫氨基酸的食物，如猪肉、海鱼、蛋类等。铅作业人员蛋白质的供给量应占总热能的14% ~ 15%，并需要增加优质蛋白质的供给。

由于脂肪可促进铅的吸收，膳食脂肪摄入量应适当予以限制，以免脂肪促进铅在小肠中的吸收。接触铅的人员还应当多摄入水果、蔬菜，因其所含的果胶、膳食纤维等降低肠道中铅的吸收。

7. 苯作业人员

苯是芳香族碳氢化合物，主要用于有机溶剂、稀薄剂和化工原料，接触苯的工作主要有炼焦、石油裂化、油漆、染料、塑料、合成橡胶、农药、印刷以及合成洗涤剂等。苯主要以蒸气形式经呼吸道吸入体内，是一种神经细胞毒物，可损害骨髓，破坏造血功能，毒性很大。

苯作业人员在膳食上应首先保证合理的平衡膳食，在此基础上增加优质蛋白质的摄入。动物实验结果表明，在吸收苯蒸气的情况下，饲喂低蛋白饲料动物的生长发育远比高蛋白组差。苯的解毒过程主要在肝脏进行，富含优质蛋白质的膳食对预防苯中毒有一定作用。

苯作业人员膳食中脂肪含量不宜过高，摄入脂肪过多可促进苯的吸收。糖类可以提高机体对苯的耐受性，使苯易于随胆汁从体内排出。

苯作业人员应适当提高维生素C的摄入量。同时补充一定量的维生素B_1、维生素B_6、维生素B_{12}及叶酸，因其有利于改善糖代谢和神经系统功能，有辅助减轻中毒症状的作用。

8. 粉尘作业人员

粉尘作业指在地勘生产过程中各种接触有害粉尘的作业，包括坑探作业中的爆破、搬运矿石等。因工作人员长期接触生产性粉尘，当吸入量超过一定浓度的某些粉尘时，会引起肺部弥漫性纤维性病变，影响呼吸道及其他器官的机能。

β-胡萝卜素可以维持皮肤黏膜层的完整性，故粉尘工作人员可以多吃富含β-胡萝卜素的蔬菜水果，如胡萝卜、南瓜、西兰花等。多吃猪血、木耳、海带等可降低水泥等粉尘的危害。多吃富含维生素A的动物肝脏、蛋类，也可以保护呼吸道，减少粉尘对其的损害。

第二章　吃出健康，穴位防病

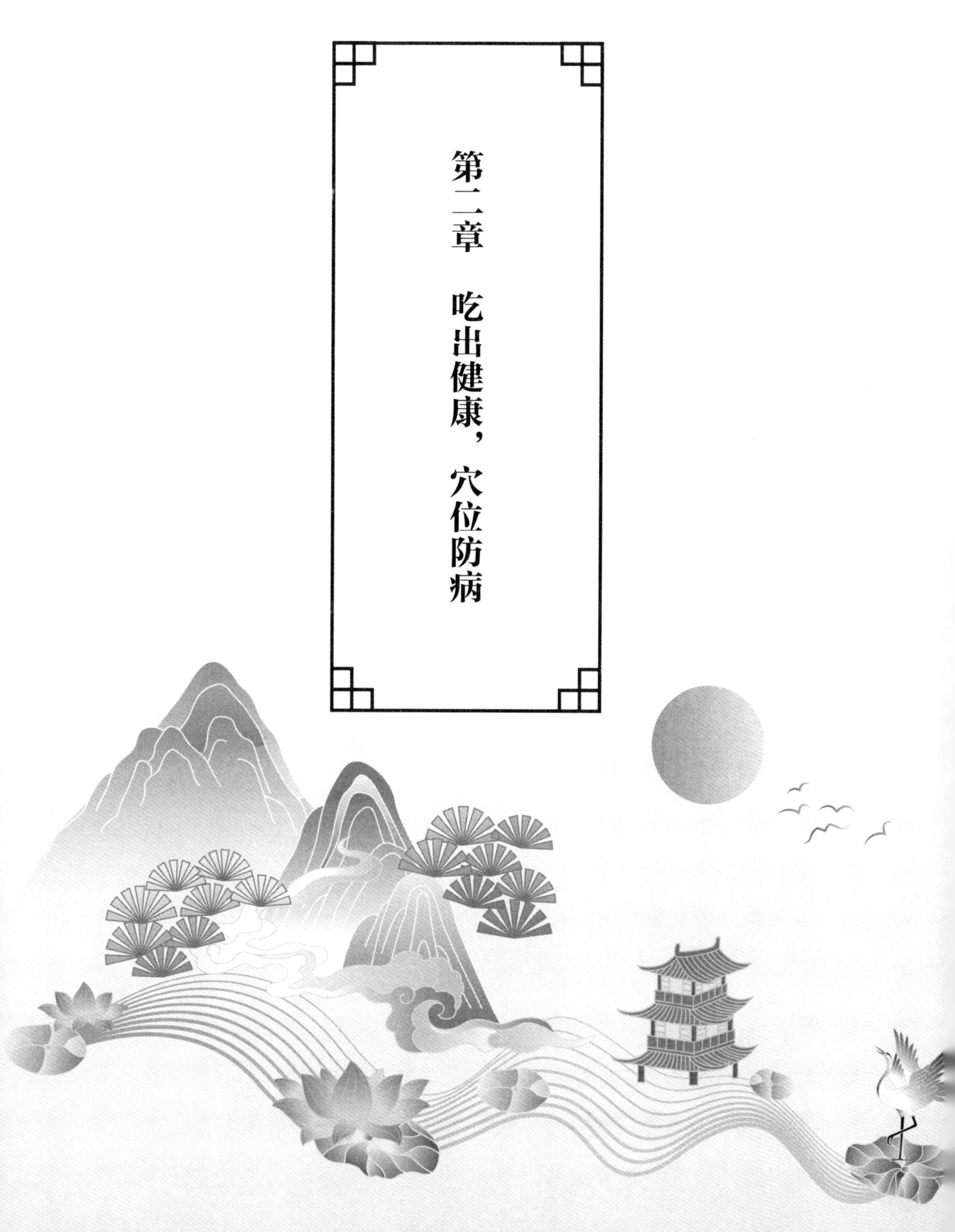

第一节

传染病

一、流行性感冒

（一）什么是流行性感冒

流行性感冒简称流感，是由流感病毒或者副流感病毒所引起的一种急性呼吸道感染疾病。本病具有高度的传染性，广泛存在于世界各地，一年四季皆可发病。主要传播途径为飞沫传播。其主要临床表现为起病急，全身中毒症状明显，如发热、剧烈头痛、全身酸痛等明显，而呼吸道症状较轻。婴幼儿、老年人及身体虚弱者发病后易并发肺炎等病症。

（二）如何自我诊断

除有与流感患者接触史之外，还应具备以下四大症状之一。

症状1：发热重而恶寒轻，鼻塞，流涕，咳嗽，咳痰，痰黄，口微渴，舌边尖红。

【关键词】怕冷发热。

症状2：发热，不太怕冷，头痛，面红，心烦，流黄涕，嗓子疼，口渴喜饮，咳嗽，痰黄等。

【关键词】发热不冷。

症状3：面色苍白，气短，懒得说话，身重，全身无力，想休息；头胀，鼻子不通气等。

【关键词】乏力身重。

症状4：头痛、头昏，身热，干咳、少痰，心烦、心慌，口渴，唇干，嗓子干，手足心发热等。

【关键词】身热干咳。

（三）按词索剂

1. 预防型

（1）银花苏叶芦根粥

【组成】金银花3克，苏叶5克，桑叶5克，芦根15克，粳米60克，白糖适量。

【功能主治】清热解毒，疏散风热。

【烹调技巧】将前四味药用纱布包好，加水适量煎汁去渣，然后加入粳米煮粥，熟后加适量白糖。每日1剂，连服3 ~ 5日。

【关键词】预防通用。

（2）麦冬绿豆大枣茶

【组成】麦冬15克，绿豆50克，大枣10枚，绿茶5克。

【功能主治】滋阴养血，清热除烦。

【烹调技巧】先煮麦冬、绿豆；绿豆软后加大枣，再煮10分钟；最后加绿茶，煮5分钟后出锅。

【关键词】预后通用。

2. 调理型

（1）豆豉豆腐

【组成】豆腐250克，淡豆豉12克，葱白10克，植物油、盐、酱油适量。

【烹调技巧】先将豆腐切成小块备用，炒锅放油；将大葱爆香，然后放入豆腐、豆豉；将熟时加入适量调料即可。

【关键词】怕冷发热。

（2）石膏豆豉粥

【组成】生石膏20克，葛根15克，淡豆豉1.5克，荆芥5克，麻黄1.5克，生姜3片，葱白3根，粳米100克。

【烹调技巧】先将前五味加入清水适量煎汁去渣备用；然后，粳米煮粥，粥熟后兑入药汁、生姜末、葱白末，再煮10分钟即可。趁热服食，待汗出热退后停止饮用。

【关键词】发热不冷。

（3）苏叶薄荷饮

【组成】苏叶12克，薄荷9克，白糖适量。

【功能主治】清热解毒，疏风散寒。

【烹调技巧】先将苏叶加适量水煮15分钟，再放入薄荷煮沸3分钟，倒出药液加适量白糖服用。每日1剂，至症状消失为止。

【关键词】发热不冷。

（4）白萝卜甘蔗饮

【组成】白萝卜200克，甘蔗汁50克。

【功能主治】清热生津止渴。

【烹调技巧】先将洗净的白萝卜切成小块，加水适量煮熟；然后加入甘蔗汁调匀，分次饮用。可连服3～4日。

【关键词】身热干咳。

（5）双花饮

【组成】桂花15克，白扁豆花15克。

【功能主治】温阳健脾益气。

【烹调技巧】把桂花和白扁豆花放到保温杯里，开水冲泡，盖好盖子闷20分钟即可饮用。可连服4～5日。

【关键词】乏力身重。

（6）牛奶粥

【组成】牛奶150克，粳米150克。

【功能主治】滋阴养血。

【烹调技巧】将粳米洗净，加水煮粥；快熟时加入牛奶，再稍煮即可。可连服5～7日。

【关键词】身热干咳。

（四）按摩调理

【调理时机】流感发作期。

【保健穴位】见附录，4.（6）曲池；9.（7）足三里。

【操作视频】见附录，视频24，视频60。

二、细菌性痢疾

（一）什么是细菌性痢疾

细菌性痢疾简称菌痢，是由志贺菌属细菌引起的急性肠道传染性疾病，是我国的常见病、多发病。以全身中毒症状如腹痛、腹泻、里急后重及黏液脓血便为主要特征。

本病主要通过消化道传播，传染源为急慢性菌痢患者及恢复期带菌者。发病有明显的季节性，以夏秋两季多见；男女老幼都易感，但以儿童及青壮年更常见；本病一般预后良好，但治疗不及时或不彻底易成慢性病；老年人患病后全身中毒症状较重，甚至引起死亡。

（二）如何自我诊断

发病1周内曾有进食生冷不洁食物或发病1周内与菌痢患者有接触史，同时应具备以下症状之一。

症状1：发热，腹痛，肛门下坠感、灼热感，大便次数增加，排便后有排不尽的感觉，大便有脓血，小便黄而少。

【关键词】大便脓血、小便黄。

症状2：高热，甚至昏迷、抽搐，肛门下坠感，大便急等，鲜紫脓血便等。

【关键词】便脓血、高热。

症状3：腹胀，腹痛，上腹部胀满，肛门下坠感，大便急，大便像臭鸡蛋的味道；小便颜色黄甚或红。

【关键词】腹胀、小便红。

症状4：痢疾时发时止，发时则大便有脓血，肛门下坠感，大便较急等；全身无力，没有食欲，吃不下饭，大便时稀时干。

【关键词】间歇痢疾、乏力。

症状5：大便稀，甚至大便失禁，带有白沫；腹部隐痛，手脚冰凉，精神疲倦，全身无力，饮食减少，腰酸，怕冷。

【关键词】泡沫便、肢凉。

症状6：大便有脓血；恶心呕吐，不能进食，食入即吐；上腹部胀满，胃里好像堵着东西。

【关键词】便脓血、呕吐、腹胀。

（三）按词索剂

（1）马齿苋粥

【组成】鲜马齿苋150 ~ 200克，粳米80 ~ 100克，盐适量。

【功能主治】清热解毒，补脾活血。

【烹调技巧】将马齿苋洗净，切成小段，与粳米同煮成稀粥，用适量盐调味服食。每日1次，连服7次为1疗程。

【关键词】便脓血、小便黄。

（2）凉拌马齿苋

【组成】马齿苋150克，大蒜50克，盐、醋适量。

【功能主治】清热解毒，行气消滞。

【烹调技巧】将马齿苋洗净，切成小段；大蒜洗净，捣成蒜泥，加入马齿苋、盐、醋，拌成凉菜。每日1次，7次为1疗程。

【关键词】便脓血、小便黄。

（3）败酱草冰糖饮

【组成】败酱草15～20克，冰糖适量。

【功能主治】清热解毒，祛瘀排脓。

【烹调技巧】将败酱草洗净，加水适量煮汁，调入冰糖饮服。每日2～3次，连用5～7日。

【关键词】便脓血、高热。

特别提示：本病起病急，病势凶险，一定要及时就医，听从医生指导，病情缓解后，可适当选用。

（4）鲜橄榄粥

【组成】鲜橄榄（连核）150克，粳米50克。

【功能主治】开胃止泻。

【烹调技巧】将鲜橄榄洗净，与粳米一起加水煮成粥，温服。每日1次，连服5日。

【关键词】腹胀、小便红。

（5）人参粥

【组成】人参10克，粳米50克。

【功能主治】健脾补气止痢。

【烹调技巧】先用文火煮人参，大约1小时后取汁；再将粳米熬成粥，将熟时加入人参汁，温服。

【关键词】间歇痢疾、乏力。

（6）姜茶饮

【组成】生姜10片，绿茶15克。

【功能主治】祛寒止泻。

【烹调技巧】将生姜和绿茶加水浓煎，温服。

【关键词】便白沫、肢末凉。

（7）蒜头炖鲫鱼

【组成】鲜活鲫鱼500克，大蒜20瓣，盐、醋适量。

【功能主治】健脾止痢。

【烹调技巧】先将鲫鱼去鳞和肠脏洗净，与大蒜一起炖，加适量盐、醋调味，食鱼吃蒜饮汤。每日1次，连服3～5日。

【关键词】泡沫便、四肢末端凉。

（8）菖蒲粥

【组成】石菖蒲5克，粳米50克，冰糖适量。

【功能主治】开窍豁痰，化湿开胃，

宁神益智。

【烹调技巧】先将石菖蒲研成末；将粳米和冰糖熬粥，待粥将熟时调入石菖蒲，分次温服。每日1～2剂，连用2～3日。

【关键词】便脓血、呕吐、腹胀。

特别提示：本病起病急剧，病势凶险，一定要及时就医，听从医生指导，在病情缓解后，可适当选用。

（四）按摩调理

【调理时机】疾病缓解期。

【保健穴位】见附录，5.（2）脾俞；6.（7）神阙，（8）大横。

【操作视频】见附录，视频30，视频37，视频38。

第二节 循环系统疾病

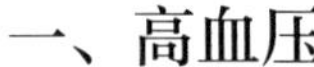

一、高血压

（一）什么是高血压

高血压是以体循环动脉血压升高为主的一种常见综合征。高血压诊断标准为收缩压≥140mmHg或舒张压≥90mmHg。正常人的收缩压随年龄增加而升高，40岁以下收缩压不超过18.7kPa（140mmHg）；40岁以后年龄每增长10岁，收缩压可增高1.33kPa（10mmHg）。

我国高血压分级如下：

轻度高血压：舒张压在12.6～13.8kPa（95～104mmHg）之间，且无靶器官损害。

中度高血压：舒张压在13.9～15.2kPa（105～114mmHg）之间。

重度高血压：舒张压≥15.3kPa（115mmHg）。

临界高血压：血压水平超过正常范围，而又未达到高血压的标准，即舒张压12.1～12.5kPa（91～94mmHg），收缩压在18.9～21.2kPa（141～159mmHg）之间。正常人的血压在不同的生理情况下有一定的波动幅度。焦虑、紧张、应激状态、体力活动时都可升高。

（二）如何自我诊断

具备以下类型症状之一。

症状1：头晕头胀，心烦、爱发脾气，脸红、眼红、耳鸣，失眠，多梦；

腰部发酸，口苦等。

【关键词】心烦口苦、脾气急躁。

症状2：头痛头晕，看东西模糊，耳鸣，手脚发凉，腰酸，气短，容易出汗，多梦，脚发软，小便次数多且量大。

【关键词】视物模糊、小便多。

症状3：头痛，脖子僵硬，腰酸，失眠，脸红，易上火，脾气急躁，容易出汗。

【关键词】脖僵、汗多、脾气急躁。

（三）按词索剂

（1）芹菜大米粥

【组成】鲜芹菜（根、茎、叶）300克，大米50克，高汤、盐、味精各适量。

【功能主治】平肝清热，降血压。

【烹调技巧】将芹菜洗净后切碎，将大米洗净后放入砂锅内，加适量水，煮至半熟时，加入芹菜，小火慢煮成粥即可。可长期食用。

【关键词】心烦口苦、脾气急躁。

（2）凉拌鲜菠菜

【组成】鲜菠菜300克，盐、麻油各适量。

【功能主治】滋阴润燥，通利肠胃，降血压。

【烹调技巧】将鲜菠菜洗净，置于加入了少许盐的沸水中烫约3分钟取出，加适量麻油拌食。可长期食用。

【关键词】心烦口苦、脾气急躁。

（3）冬菇云耳瘦肉粥

【组成】猪瘦肉60克，冬菇15克，云耳15克，粳米60克，食盐、味精各适量。

【功能主治】补气健脾，滋阴润燥。

【烹调技巧】将冬菇、云耳剪去蒂脚，用清水浸软，切丝备用；猪瘦肉洗净，切丝，腌制备用，粳米洗净。把粳米、冬菇、云耳一齐放入锅内，加清水适量，文火煮成稀粥，再加入猪瘦肉煮熟，调味即可。可长期食用。

【关键词】视物模糊、小便多。

（4）双耳汤

【组成】黑木耳20克，银耳20克，冰糖适量。

【功能主治】补脑养心，凉血止血，降低胆固醇。

【烹调技巧】将黑木耳、银耳洗净浸软，加冰糖，放碗内蒸1小时后顿服。每日1次，常服治血管硬化、高血压和眼底出血等。可长期食用。

【关键词】视物模糊、小便多。

（5）蘑菇炒双丝

【组成】茄子300克，胡萝卜150克，鲜蘑菇100克，豆油50克，食盐、味精适量。

【功能主治】健脾宽中，降压降脂。

【烹调技巧】将茄子、胡萝卜洗净

切丝，鲜蘑菇洗净切片。豆油入锅，待油热一起倒入煸炒，然后加少许水加盖焖熟，再加入适量食盐、味精翻炒几下装盘当菜。常服可防治高血压、动脉硬化。

【关键词】视物模糊、小便多。

（6）菊花粥

【组成】杭菊花20克，粳米60克。

【功能主治】疏风散热，清肝除烦。

【烹调技巧】将粳米煮粥，粥熟后调入杭菊花末再稍煮1～2分钟即可。

【关键词】脖僵、汗多、脾气急躁。

（7）芹菜凉拌海带

【组成】鲜芹菜150克，海带50克，香油、醋、盐、味精适量。

【功能主治】平肝清热，降血压。

【烹调技巧】将鲜芹菜洗净切段，海带洗净切丝，然后分别在沸水中焯一下捞起，拌一起，倒上适量香油、醋、盐、味精，拌和食用。常服可防治早期高血压。

【关键词】脖僵、汗多、脾气急躁。

（四）按摩调理

【调理时机】稳定期。

【保健穴位】见附录，1.（2）风池，（3）大椎；2.（1）中府，（2）云门；9.（7）足三里。

【操作视频】见附录，视频2，视频3，视频7，视频8，视频60。

二、低血压

（一）什么是低血压

低血压是以眩晕、乏力等为主要表现的疾病。一般把收缩压在12kPa（90mmHg）以下，舒张压在8kPa（60mmHg）左右的情况，称之为低血压。低血压患者常常容易感到疲劳、头晕，白天昏昏欲睡；夜间失眠，体位突然改变时，会出现眩晕、心悸等症状。

（二）如何自我诊断

常伴有以下症状之一。

症状1：头晕、头昏；气短懒言，精神疲惫，嗜睡；周身乏力，心悸不安，多梦；面色淡白或面色发黄，指端发凉。

【关键词】面白、多梦、指端凉。

症状2：头晕、目眩；精神疲惫，周身无力；汗多，心悸气短；口干，咽痛，无食欲；午后低热、手脚心发热等。

【关键词】汗多、低热、手脚热。

症状3：头晕、目眩；怕冷，健忘，失眠，气短乏力，伴有腰膝部酸软、发凉；消化不良，腹胀、腹痛；夜尿多，浮肿，晨起腹泻等。

【关键词】腹胀、浮肿、晨起腹泻。

症状4：头晕，目眩，视物模糊，头重脚轻；面色苍白，四肢发凉，怕冷；心悸不安；小便不畅、夜尿频，肢体浮肿或口唇、指甲发绀等。

【关键词】唇甲发绀、夜尿频。

(三)按词索剂

(1)党参莲子糯米粥

【组成】党参20克，莲子20克，大枣6枚，糯米50克。

【功能主治】益气补血，升血压。

【烹调技巧】将党参、莲子、大枣在凉水中浸泡，待泡胀后捞出；再将糯米用水淘净，与党参、莲子、大枣同入锅中，加适量水，以文火煮烂。

【关键词】面白、多梦、指端凉。

(2)山楂肉桂红糖汤

【组成】山楂30克，肉桂3克，红糖适量。

【功能主治】振奋心肾之阳，祛寒止痛。

【烹调技巧】将山楂、肉桂共入锅，加水250毫升煮，去渣取汁，调入红糖即可。

【关键词】面白、多梦、指端凉。

(3)龙眼莲子猪肝粥

【组成】龙眼肉20克，莲子30克，猪肝100克，糯米60克，盐、黄酒适量。

【功能主治】健脾补血，益气补虚，养心安神。

【烹调技巧】将龙眼肉、莲子、猪肝洗净；莲子去皮、去心；猪肝切成片状备用；糯米淘洗后，与龙眼肉、莲子同入锅；加水适量，煮成稀粥，待粥将熟时放入猪肝、食盐和黄酒，等猪肝熟透即可食用。低血压患者可经常食用。

【关键词】汗多、低热、手脚热。

(4)黄精大枣炖鸡

【组成】黄精20克，大枣10枚，鸡肉250克，盐、酒、味精各适量。

【功能主治】补益气血，滋阴健脾，养心安神。

【烹调技巧】将黄精洗净，切片；大枣去核、洗净；将黄精、大枣与鸡肉一起入锅；加入盐、酒和适量清水，用武火烧沸，再用文火炖至鸡肉熟烂，调味即可。

【关键词】汗多、低热、手脚热。

(5)大枣羊骨粥

【组成】羊胫骨2根，大枣20枚，糯米100克，食盐适量。

【功能主治】补益脾肾，养血益胃。

【烹调技巧】取羊胫骨2根，敲碎；大枣洗净去核；二者与洗净的糯米共入砂锅，加适量清水煮成稀粥，粥熟后加少量食盐调味。

【关键词】腹胀、浮肿、晨起腹泻。

(6)萝卜生姜羊肉汤

【组成】白萝卜300克，生姜3片，羊肉500克，陈皮10克，盐、黄酒适量。

【功能主治】补益气血，益肾壮阳。

【烹调技巧】将白萝卜洗净、切条；羊肉洗净、切片。用素油起锅，放入羊肉、姜片、黄酒，翻炒片刻，加适量清水、陈皮和盐，用武火煮沸后改用文火炖半小时，倒入萝卜条，再煨至羊肉烂熟，调味即可。

【关键词】腹胀、浮肿、晨腹泻。

（7）干姜粥

【组成】干姜15克，粳米60克。

【功能主治】温中逐寒，回阳通脉。

【烹调技巧】将干姜洗净切成细末；粳米淘净；然后一同放入砂锅，加水适量，文火煮烂成粥。

【关键词】唇甲发绀、夜尿频。

（8）山药羊骨汤

【组成】羊脊骨1根，山药50克，青小米50克，葱、姜、盐各适量。

【功能主治】补髓养心，润肺泽肤。

【烹调技巧】将羊脊骨洗净敲碎，煮沸后捞出羊骨，留汁；加入山药、青小米及适量清水煮汤，汤沸后加入葱、姜、盐等调味。

【关键词】唇甲发绀、夜尿频。

（四）按摩调理

【调理时机】发作期。

【保健穴位】见附录，4.（1）合谷，（3）内关；2.（1）中府。

【操作视频】见附录，视频19，视频21，视频7。

三、高脂血症

（一）什么是高脂血症

高脂血症是指血液中胆固醇（TC）、甘油三酯（TG）、血清低密度脂蛋白（LDL）过高和血清高密度脂蛋白（HDL）过低的一种全身脂代谢异常。

高脂血症主要有四种类型：高胆固醇血症、高甘油三酯血症、混合症高脂血症、低高密度脂蛋白血症。主要临床表现为眩晕、胸闷、嗜睡，眼睑上易发淡黄色的小皮疹，肘关节、大腿、脚后跟等部位有小肿疱鼓起，记忆力及反应力明显减退。

（二）如何自我诊断

高脂血症是导致冠心病、高血压及中风的危险因素。高脂血症与肥胖有关，中医认为肥人喜食肥腻甜食，饮食不节为其发病的主要原因。另外中年以上喜坐喜静、活动少、消耗少，也是高脂血症发生的原因之一。多数伴有以下症状之一。

症状1：腹部胀满，胃部胀满不适，不喜饮食，恶心呕吐；肢体沉重，皮肤或眼睑有黄色斑或小皮疹；小便发黄。

【关键词】胃部腹胀、小便黄。

症状2：胃、腹部胀满，不喜饮

食；咳嗽有痰；肢体沉重，浮肿尿少，大便偏稀。

【关键词】胃堵、浮肿、大便稀。

症状3：形体胖而结实，大便干燥，易饿，好吃油腻、油炸食物，口渴，喜饮。

【关键词】肥胖、喜油、大便干。

症状4：烦躁易怒，面部和眼睛发红，头痛头晕，口干咽燥，小便黄，大便干。

【关键词】烦躁、面红、大便干。

症状5：身体疲倦乏力，腰部酸软，腿部无力，腹胀胃部胀满不适，不喜饮食；耳鸣眼花；妇女月经失调；尿少浮肿。

【关键词】胃胀满不适、倦怠、小便少。

（三）按词索剂

（1）玉米粉粥

【组成】粳米100克，玉米粉适量。

【功能主治】益肺宁心，除湿利尿，降血脂。

【烹调技巧】先将粳米放入锅内，加水适量，煮至米熟后；调入玉米粉，使粥成稀糊状，再稍煮片刻即可。

【关键词】胃腹部胀满、小便黄。

（2）荷叶猪肉饭

【组成】鲜荷叶5片，瘦猪肉300克，大米300克，酱油、盐、淀粉、食油各适量。

【功能主治】利水祛湿，降血脂。

【烹调技巧】将鲜荷叶洗净，裁成方块；大米用水浸泡1日后，擀成碎粒，将肉切成厚片；加酱油、盐、淀粉、食油拌匀。然后将肉片和米粉用荷叶包成长形，放入锅中蒸30分钟即可。

【关键词】胃腹部胀满、小便黄。

（3）玉米须豆腐汤

【组成】玉米须150克，豆腐300克，水发香菇5个，盐、味精各少许。

【功能主治】清热利水，降脂平肝。

【烹调技巧】将玉米须煮汤取汁，豆腐洗净切块，香菇洗净，一切两片，将豆腐香菇放入汤汁中熬煮，加盐和味精一起煮汤后食用即可。

【关键词】胃腹部胀满不适、小便黄。

（4）山楂粥

【组成】山楂30 ~ 40克（或鲜山楂60克），粳米100克。

【功能主治】行气散瘀，消食和中，降脂降压。

【烹调技巧】先将山楂煎取浓汁，去渣，然后加入粳米煮粥。高血压者可常食用。

【关键词】胃胀满、浮肿、大便稀。

（5）三鲜饮

【组成】鲜白萝卜100克，鲜山楂50克，鲜橘皮15克。

【功能主治】祛湿化痰，理气降脂。

【烹调技巧】将鲜萝卜、鲜山楂、鲜橘皮加水煎汁取300毫升即可。高血压者可常食用。

【关键词】胃胀满、浮肿、大便稀。

（6）丝瓜草菇肉丸汤

【组成】丝瓜1根，瘦猪肉500克，鲮鱼肉末200克，草菇200克，姜片、葱末、盐、胡椒粉、淀粉、姜葱水各适量。

【功能主治】祛湿通络，化浊，降血脂。

【烹调技巧】将丝瓜刨皮，切成小块，草菇洗净，放入姜葱水煮熟备用，瘦猪肉末和鲮鱼末混合拌匀，加入盐、胡椒粉，搅至起胶。烧开水，加入姜片、葱末，将拌好的猪肉、鱼肉做成小丸子，放进滚水中煮熟。加入丝瓜、草菇，等水再滚开时，加入适量盐调味即可。

【关键词】胃胀满、浮肿、大便稀。

（7）发菜粥

【组成】发菜500克，大米200克，盐适量。

【功能主治】消除积滞，清理肠胃。

【烹调技巧】将发菜浸透并洗净，加入适量的水与大米同煮，待煮熟时，加入盐调味即可。

【关键词】肥胖、喜油、大便干。

（8）笋尖焖豆腐

【组成】豆腐200克，笋尖15克，海米15克，口蘑50克，植物油、酱油、葱花、姜丝、盐各适量。

【功能主治】清理肠胃，泻火，降血脂。

【烹调技巧】先用温水将海米、笋尖、口蘑泡开，切成小丁，汤留用。油烧热后，放入姜丝、葱花略煸炒，放入豆腐，再将海米、笋尖、口蘑及汤倒入锅中，旺火烧开，加入酱油、盐炒匀即可。

【关键词】肥胖、喜油、大便干。

（9）菠菜蘑菇鱼圆汤

【组成】菠菜250克，蘑菇60克，鱼圆适量，素油、盐适量。

【功能主治】理气化痰，降脂降糖。

【烹调技巧】将蘑菇洗净切片，炒锅内放素油烧热，然后倒入蘑菇片煸炒数下，再加入鱼圆和适量水，煮沸后再放入洗净的菠菜，再煮沸，加盐调味即可。

【关键词】肥胖、喜油、大便干。

（10）菊花粥

【组成】杭菊花20克，粳米60克。

【功能主治】清肝除烦，降血脂。

【烹调技巧】将粳米煮粥，粥熟后调入杭菊花末再稍煮1 ～ 2分钟即可。

【关键词】烦躁、面红、大便干。

（11）酸菜瘦肉汤

【组成】酸菜250克，猪瘦肉150克，盐、白糖、胡椒粉各适量。

【功能主治】清肝火，降血脂。

【烹调技巧】将酸菜洗净，切丝，焯水待用；猪肉洗净切片。锅置火上，加适量清水，放入酸菜烧开，再倒入瘦肉煮10分钟，调味出锅即可。

【关键词】烦躁、面红、大便干。

（12）决明烧茄子

【组成】决明子30克，茄子500克，盐、葱、姜、素油、淀粉、麻油各适量。

【功能主治】清热凉血，清肝明目，降脂降压。

【烹调技巧】将决明子洗净捣碎，加水适量，煮30分钟左右，去渣取浓汁。将茄子洗净切成斜片，放入烧热的素油锅内翻炒，再加葱、姜、决明子汁和调匀的淀粉，煸炒片刻，滴些麻油即可。

【关键词】烦躁、面红、大便干。

（13）黑芝麻桑椹粥

【组成】黑芝麻50克，桑椹50克，白糖10克，大米30克。

【功能主治】补脾益肾，降血脂。

【烹调技巧】将黑芝麻、桑椹、大米分别洗净后，同放入罐中捣烂，砂锅内放3碗清水，煮沸后，加入白糖；待糖溶化，水再煮沸后，徐徐加入捣烂的3种食材，煮成粥状。

【关键词】胃部胀满、倦怠、小便少。

（14）双耳焖豆腐

【组成】木耳20克，豆腐300克，银耳20克，豆腐乳、胡椒粉、香菜、植物油、盐各少许。

【功能主治】益气补血，降血脂。

【烹调技巧】将木耳、银耳加入清水泡发、洗净、去杂质；香菜洗净切碎；木耳、银耳在油锅中略爆炒后盛盘备用；将豆腐洗净切成小块，入油锅与豆腐乳共同煎炒；同时加入木耳、银耳、适量水和香菜、胡椒粉、盐，炒熟即可。

【关键词】胃部胀满、倦怠、小便少。

（四）按摩调理

【调理时机】发作期。

【保健穴位】见附录，4.（6）曲池；6.（2）章门，（3）腹哀，（8）大横。

【操作视频】见附录，视频24，视频34，视频35，视频38。

四、冠心病

（一）什么是冠心病

冠心病，全称是冠状动脉粥样硬化性心脏病，是常见的心血管疾病。本病多为各种原因使冠状动脉壁形成粥样斑块，导致血管腔狭窄、硬化、梗阻，影响心脏血液循环，使心肌缺血、缺氧所引起。本病发病率极高，尤其好发于

45岁以上的中年脑力劳动者。临床以心慌、胸闷、心前区刺痛或闷痛为主要表现，严重者会导致心律失常、心肌梗死等危重病症。当体力活动突然增加、过度的精神刺激和寒冷时加重，经休息或舌下含服硝酸甘油数分钟后消失。

（二）如何自我诊断

近年来由于人们工作紧张度增加，饮食结构改变——喜食肥甘，缺乏锻炼，其发病率日益增高，严重影响人们的身体健康。冠心病按其临床表现归属于中医的“胸痹”“心痛”等范畴，常常在突然精神刺激——过度兴奋或悲伤，劳累、受寒和饱餐后出现胸前区阵发性疼痛发作。常伴有以下症状之一。

症状1：胸部闷痛；脸色发红，头晕头痛，烦躁易怒，口苦；失眠，手足心发热；四肢发麻；大便干等。

【关键词】胸痛、脸红、手足热。

症状2：胸闷、胸痛；脸色发白或发黄，精神疲倦，乏力；四肢发软，出虚汗。

【关键词】胸痛、面色发白、全身乏力。

症状3：胸闷隐痛，时而发作时而停止；心悸气短，身体困乏，懒言；面色无光，头晕，劳累后加重。

【关键词】胸痛时作时止、面色无光。

症状4：胸闷气短，心前区疼痛放射至背部，发作频繁；怕冷，肢体发凉；腰部酸软、乏力；面色苍白，口唇、指甲淡白或青紫。

【关键词】胸痛频繁、四肢发冷。

症状5：胸部闷痛，进食少，胃脘部不适，恶心呕吐。

【关键词】胸痛、胃脘不适、进食少。

症状6：心前区或者胸骨后疼痛为主，伴有胸闷憋气，舌上有瘀点、瘀斑。

【关键词】胸痛、憋气、舌瘀点。

（三）按词索剂

（1）石决明粥

【组成】煅石决明25克，粳米100克。

【功能主治】平肝潜阳，清热明目。

【烹调技巧】将石决明打碎，入砂锅内，加水适量，用武火煎1小时，去渣取汁，用取汁与粳米共煮粥。

【关键词】胸痛、脸红、手足热。

（2）菊花绿茶饮

【组成】菊花、槐花和绿茶各5克。

【功能主治】平肝潜阳，降低血压。

【烹调技巧】将菊花、槐花和绿茶放入瓷杯中，以沸水加盖浸泡5分钟即可，当茶饮。

【关键词】胸痛、脸红、手足热。

（3）豆浆粥

【组成】新鲜豆浆适量，粳米50克，冰糖适量。

【功能主治】益气补脾，健身宁心。

【烹调技巧】将豆浆与粳米煮粥，粥煮好后加入适量冰糖，再煮沸几次即可。

【关键词】胸痛、脸白、身乏力。

（4）参芪汤

【组成】人参3克，黄芪50克，乌骨鸡1只，盐适量。

【功能主治】补血益气，振奋心阳。

【烹调技巧】先杀鸡，去内脏、洗净，切块备用；黄芪、人参装入药袋，文火同炖至肉烂，弃药袋，加适量盐即可。

【关键词】胸痛、脸白、身乏力。

（5）韭芽炒蛋白

【组成】韭芽300克，鸡蛋2个取蛋清，素油、盐适量。

【功能主治】温阳补虚，行气理血。

【烹调技巧】取蛋清，加盐适量，入加热的素油锅内炒熟盛出。韭芽洗净并切小段，入热的素油锅内翻炒片刻；立即加入炒熟的蛋白，翻炒至熟即可。

【关键词】胸痛、面白、身乏力。

（6）双玉粥

【组成】玉竹15克，玉米粉30克，黄芪30克，粳米150克。

【功能主治】气阴双补，强心利尿，活血化瘀。

【烹调技巧】将黄芪、玉竹加水煎煮，去渣留汤；加入粳米及清水适量；待粥将熟时，将玉米粉用冷水搅成糊状，缓慢加入，边加边搅，再煮片刻即可。

【关键词】胸痛时作、面无光。

（7）龙眼松子汤

【组成】龙眼肉25克，松子仁20枚。

【功能主治】补益气血，滋阴润肺，补益心脾。

【烹调技巧】将龙眼肉、松子仁共入锅内；加清水适量，煎煮半小时即可。

【关键词】胸痛时作、面无光。

（8）杞椹虾仁

【组成】枸杞子20克，桑椹10克，虾仁200克，菱粉（或蛋清）、素油、盐适量。

【功能主治】滋阴补血，滋补肝肾。

【烹调技巧】先将菱粉（或蛋清）、盐与虾仁拌匀；入烧热的素油锅内将虾仁爆熟入盘备用；另起油锅将枸杞子和桑椹爆炒后倒入虾仁，加少许鲜汤调料，炒匀即成。

【关键词】胸痛时作、面无光。

（9）薤白粥

【组成】薤白10～15克（鲜品30～50克），粳米50克。

【功能主治】温中通阳，行气止痛，健脾和胃。

【烹调技巧】将薤白洗净、切碎，与粳米一起放入适量水中，共同煮成粥。

【关键词】胸痛频繁、肢发冷。

（10）大枣桂枝炖牛肉

【组成】大枣数枚，桂枝9克，牛肉150克，胡萝卜250克，绍酒10克，上汤1000毫升，葱、姜、盐各适量。

【功能主治】宣痹通阳，祛寒补血。

【烹调技巧】把大枣洗净去核，桂枝洗净，牛肉洗净切成大小合适的方块；胡萝卜洗净，切成大小合适的方块；姜拍松，葱切段。把牛肉、大枣、桂枝、胡萝卜、绍酒、葱、姜、盐放入炖锅内，加入上汤。把炖锅用武火烧沸，再用文火炖煮1小时即成。

【关键词】胸痛频繁、肢发冷。

（11）葛根薏苡仁粥

【组成】葛根100克，生薏苡仁25克，粳米30克。

【功能主治】祛湿化痰，降血脂。

【烹调技巧】将葛根去皮，洗净，切片；生薏苡仁、粳米洗净。把全部用料一起入锅内，加清水适量，文火煮成稀粥。

【关键词】胸痛、胃胀满、进食少。

（12）紫菜木耳花鲢汤

【组成】花鲢300克，紫菜20克，水发黑木耳25克，素油、黄酒、葱、盐各适量。

【功能主治】温肾补脾，燥湿化痰，降低血脂。

【烹调技巧】将紫菜、黑木耳分别用清水浸泡、洗净；花鲢洗净，切成块，用烧热的素油煸炒鱼块，加入紫菜、黑木耳和适量清水；鱼熟后，加黄酒、葱、盐调味即可。

【关键词】胸痛、胃胀满、进食少。

（13）冬笋炒海蜇

【组成】冬笋、海蜇各200克，食盐、葱、麻油、素油各适量。

【功能主治】清热化痰，软坚消积，降脂降压。

【烹调技巧】将冬笋剥壳、洗净、切片，入锅煮熟；清水浸泡海蜇，洗净、切丝，然后放入将沸的水中焯一下即捞出。在烧热的素油锅内煸香葱末，待略降温后，加入冬笋、海蜇、盐和麻油，翻炒片刻即可。

【关键词】胸痛、胃胀满、进食少。

（14）桃仁粥

【组成】桃仁20克，粳米适量。

【功能主治】活血化瘀，补脾益气。

【烹调技巧】将桃仁煮熟，去皮尖，取汁和粳米同煮粥；亦可将桃仁捣烂，加水研汁去渣，然后与粳米一同煮粥。

【关键词】胸痛、憋气、舌瘀点。

（15）三七蒸蛋清

【组成】三七粉3克，藕汁25毫升，鸡蛋1个取蛋清，陈酒10毫升。

【功能主治】补益气血，健脾开胃，止血化瘀。

【烹调技巧】取蛋清，与三七粉、藕汁、陈酒和匀入碗，隔水蒸熟即可。

【关键词】胸痛、憋气、舌瘀点。

（16）山楂桃仁露

【组成】鲜山楂1000克，桃仁50克，蜂蜜250克。

【功能主治】活血化瘀，消食润肠，降脂降压。

【烹调技巧】将鲜山楂和桃仁用刀拍碎，共入锅，水煎2次，去渣；将汁盛入搪瓷盆内，加入蜂蜜，加盖隔水蒸1小时，冷却后装入瓶内即可食用。

【关键词】胸痛、憋气、舌瘀点。

（四）按摩调理

【调理时机】缓解期。

【保健穴位】见附录，4.（3）内关，（6）曲池；6.（1）幽门。

【操作视频】见附录，视频21，视频24，视频33。

第三节 消化系统疾病

一、便秘

（一）什么是便秘

便秘是临床上常见的症状，也可出现于各种急慢性疾病过程中。便秘分为功能性便秘及器质性便秘，临床表现为每周排便少于3次，或者虽然每日排便多次，但排便费力，每次排便所费时间长，排出粪便干结如羊屎且数量少，排便后仍有粪便未排尽的感觉。当然，每个人排便习惯有差异，但只要当大便次数较以往减少，间隔时间延长，并有粪便量少质硬，排便费劲，排便后没有畅快感，即为便秘。慢性习惯性便秘多发生于中老年人，尤其是经产妇身上。

（二）如何自我诊断

中医认为，便秘与大肠传导功能失常有关。大肠传导功能与人体的气血、脏腑、津液有密切关系。便秘会有以下症状之一。

症状1：大便秘结，数日不通，脘腹胀满，疼痛拒按；面赤身热或日晡潮热，小便短赤，时欲饮冷，口干口臭，口舌生疮。

【关键词】腹胀、口臭、喜冷饮。

症状2：大便不通，或欲便不得；甚则腹胀疼痛，嗳气频作，胸脘痞满，胁肋作胀，吃饭减少。

【关键词】欲便不得、脘腹胀。

症状3：大便燥结或软，数日不通；虽有便意，但努责不出，或努则汗出气短，便后疲乏；或大便并不干硬，倦怠懒言，神疲气怯，或有脱肛，面色苍白，唇甲少华。

【关键词】便后疲乏、面苍白。

症状4：大便干结如羊屎，排便异常困难，甚则数十日一次，形体消瘦，咽干津少，面色不泽，头晕目眩，心悸，唇甲淡白。

【关键词】便如羊屎、头眩晕。

症状5：大便秘结，面色青黑，腹中冷痛或腰脊冷乏，肢凉身冷，喜热畏寒，夜尿多，小便清长，大便不净。

【关键词】便秘、面青、肢凉身冷。

（三）按词索剂

（1）花粉决明子粥

【组成】天花粉25克，决明子25克，大米50克，红糖适量。

【功能主治】泻热导滞，润肠通便。

【烹调技巧】先将天花粉、决明子一起加水适量，煎煮20分钟后，去渣取汁；入大米煮成粥，加红糖适量即成。早晚分服。

【关键词】腹胀、口臭、喜冷饮。

（2）凉拌芹菜

【组成】芹菜250克，盐、香油少量。

【功能主治】健脾益气。

【烹调技巧】将芹菜切段，过沸水后放凉，加盐、香油，拌匀。

【关键词】腹胀、口臭、喜冷饮。

（3）绿葵汤

【组成】鲜绿葵叶60克，调料适量。

【功能主治】泻热通便。

【烹调技巧】在鲜绿葵叶中加水适量，调味煮汤。

【关键词】腹胀、口臭、喜冷饮。

（4）豌豆粥

【组成】豌豆100克，玫瑰花露100毫升。

【功能主治】行气通便。

【烹调技巧】在豌豆中加入少量水煮烂后，加玫瑰花露，煮沸后即可。

【关键词】欲便不得、脘腹胀。

（5）牛肉炖胡萝卜

【组成】瘦牛肉150克，胡萝卜条200克，砂仁6克，橘皮、山楂、盐各适量。

【功能主治】行气通便。

【烹调技巧】将瘦牛肉切小块，加

适量水和盐；橘皮、山楂，先以文火炖煮至熟烂，再加入胡萝卜条、砂仁，待胡萝卜炖熟即可。

【关键词】欲便不得、脘腹胀。

（6）海带萝卜汤

【组成】海带60克，萝卜200克，芝麻油或花生油、调料适量。

【功能主治】行气通便。

【烹调技巧】将海带和萝卜切成块状，放入适量芝麻油或花生油，调味煮汤。

【关键词】欲便不得、脘腹胀。

（7）黄芪粥

【组成】黄芪25克，大米50克。

【功能主治】补气健脾，润肠通便。

【烹调技巧】先将黄芪加水适量，煎煮40分钟后，去渣取汁；放入大米煮成粥。早晚分服。

【关键词】便后疲乏、面苍白。

（8）升麻芝麻炖猪大肠

【组成】升麻15克，黑芝麻150克，猪大肠1段（30厘米），葱、姜、盐、黄酒各适量。

【功能主治】升提中气，补肝益肾。

【烹调技巧】将猪大肠用盐水清洗干净，再将升麻、黑芝麻装入大肠内，两头用线扎紧；猪大肠放入砂锅内，加葱、姜、盐、黄酒、清水适量，用武火烧沸后，转用文火炖3小时，至猪大肠熟透即成。

【关键词】便后疲乏、面苍白。

（9）松仁枸杞粥

【组成】松仁25克，枸杞子35克，粳米150克。

【功能主治】养血补虚，润肠通便。

【烹调技巧】取松仁、枸杞子同粳米一起煮粥。早晚食用。

【关键词】便如羊屎、头眩晕。

（10）木耳白菜汤

【组成】木耳20克，白菜200克，调料适量。

【功能主治】养血通便。

【烹调技巧】木耳、白菜一起入锅，调味煮汤。

【关键词】便如羊屎、头眩晕。

（11）木耳海参炖猪肠

【组成】木耳、海参各60克，猪大肠500克，盐少许。

【功能主治】补肾填精，通便。

【烹调技巧】将猪大肠洗净切好备用；同洗净的木耳、海参加水炖熟。加少许盐，服食饮汤。

【关键词】便如羊屎、头眩晕。

（12）羊肉羹

【组成】煮熟的瘦羊肉60克，鲜姜汁、蒜泥、料酒、盐、淀粉各适量。

【功能主治】温阳通便。

【烹调技巧】将煮熟的瘦羊肉用刀

背砍成泥状，置碗内；注入60毫升羊肉汤，放少许鲜姜汁、蒜泥、料酒、盐、淀粉，拌匀后置笼上蒸45分钟，热食。

【关键词】便秘、面青、肢凉身冷。

（13）核桃仁粥

【组成】核桃仁25克，粳米50克。

【功能主治】温阳通便。

【烹调技巧】将核桃仁研成膏状，注入50毫升热水拌匀滤汁；加入粳米煮粥，米熟烂后将核桃汁加入再煮，待无核桃生油时即可，热食。

【关键词】便秘、面青、肢凉身冷。

（14）杏仁当归猪肺汤

【组成】杏仁15克，当归20克，猪肺300克，调料适量。

【功能主治】温通开秘。

【烹调技巧】将猪肺洗净切片，在沸水中过一下捞起；与杏仁、当归同入砂锅内，加清水适量煮汤，煮熟后调味即可。每日1次，吃猪肺饮汤。可连续食用数日。

【关键词】便秘、面青、肢凉身冷。

（四）按摩调理

【调理时机】经常操作。

【保健穴位】见附录，6.（6）下脘，（7）神阙，（8）大横；9.（7）足三里，（9）上巨虚。

【操作视频】见附录，视频36，视频37，视频38，视频60，视频62。

二、胃、十二指肠溃疡

（一）什么是胃、十二指肠溃疡

胃、十二指肠溃疡合称消化性溃疡。十二指肠溃疡较胃溃疡多见，且男性居多，是一种临床上常见的消化系统疾病。胃、十二指肠溃疡是指患者的胃肠道黏膜被自身消化而形成的溃疡，多发生在食管、胃、十二指肠以及胃空肠吻合口附近等。

（二）如何自我诊断

中医根据不同症状及病因治疗胃、十二指肠溃疡，症状分为以下几种。

症状1：胃部胀痛，累及两胁，攻窜不停，多因情志不遂而加重，常叹气，不思饮食，情绪低落，睡眠差。

【关键词】胃痛气滞、无食欲。

症状2：胃痛灼热，心烦易怒，口干、口苦、口渴，喜凉饮，大便干，小便黄。

【关键词】胃热、易怒、喜冷饮。

症状3：胃部疼痛，如针刺或刀割，痛处固定、拒按，病程较长，反复发作而不愈，面色晦暗无光，口唇紫黯。

【关键词】胃痛、反复发作、面无光。

症状4：胃部隐痛，遇寒或饥时痛剧，温熨或进食则缓解，喜暖喜按，神疲肢怠，四肢不温，食少便溏，或泛吐清水。

【关键词】胃痛、便溏、喜暖喜按。

（三）按词索剂

（1）砂仁肚条

【组成】砂仁末5克，猪肚1000克，骨头汤、葱、姜、花椒、胡椒粉、猪油、湿淀粉各适量。

【功能主治】补益脾胃，理气和中。

【烹调技巧】将猪肚洗净，入沸水汆透捞出，刮除内膜。锅内加骨头汤、葱、姜、花椒各适量，放入猪肚，煮沸后改用文火，至猪肚热，去血泡浮沫，捞出猪肚晾凉切片。原汤500毫升烧沸后，放肚片、砂仁末及胡椒粉、猪油各适量，煮沸后用湿淀粉勾芡，装盘即成。

【关键词】胃痛、气滞、无食欲。

（2）茉莉花粥

【组成】茉莉花6克，粳米60克，白糖适量。

【功能主治】行气和中。

【烹调技巧】将茉莉花加水煮开后捞出，入粳米煮成粥，加白糖调食。

【关键词】胃痛、气滞、无食欲。

（3）粥烫卷心菜丝

【组成】卷心菜60克，大米100克，盐、香油适量。

【功能主治】清心除烦，补脾养胃。

【烹调技巧】将卷心菜切丝备用；将大米洗净，放入锅内，加水适量；将锅置火上烧沸煮粥，粥成后加入卷心菜丝将其烫热，放入盐、香油调味即成。

【关键词】胃热、易怒、喜冷饮。

（4）甜豆浆

【组成】豆浆300毫升，白糖15克。

【功能主治】清热，健脾和中。

【烹调技巧】将白糖放入熬制好的豆浆中，每日晨起空腹服用。

【关键词】胃热、易怒、喜冷饮。

（5）当归粥

【组成】当归20克，粳米50克，大枣5枚，砂糖适量。

【功能主治】活血养血，化瘀止痛。

【烹调技巧】用温水浸泡当归片刻，加水200毫升，煎浓汁约100毫升，去渣取汁；放入粳米、大枣、砂糖适量，再加水400毫升煮粥。每日早晚餐，空腹温热服。

【关键词】胃痛反复发作、面无光泽。

（6）桃仁牛血汤

【组成】桃仁15克，新鲜牛血（已凝固）200克，食盐适量。

【功能主治】破瘀行血，通利二便。

【烹调技巧】将牛血切成小块，与桃仁一起入锅加清水适量煨汤。水沸后，即可加食盐适量调味饮服。

【关键词】胃痛反复发作、面无光泽。

（7）良姜粥

【组成】高良姜15克，粳米100克。

【功能主治】散寒止痛，健脾和胃。

【烹调技巧】用水700毫升煎高良姜，煎至500毫升，去渣，放入粳米，文火熬煮至米熟烂成粥。

【关键词】胃痛便溏、喜暖喜按。

（8）姜韭牛奶羹

【组成】韭菜200克，生姜20克，牛奶250毫升。

【功能主治】温中和胃，降气止逆。

【烹调技巧】将韭菜与生姜均洗净，切碎，捣烂，再用洁净之纱布包后绞取汁液，放入锅内，加入牛奶，煮沸，趁热顿服。

【关键词】胃痛便溏、喜暖喜按。

（四）按摩调理

【调理时机】经常操作。

【保健穴位】见附录，4.（8）手三里，（9）小海；6.（4）上脘；9.（7）足三里。

【操作视频】见附录，视频26，视频27，视频36，视频60。

三、胃下垂

（一）什么是胃下垂

胃下垂是一种常见的慢性消化系统疾病，是由胃的固定韧带松弛、形状改变或者张力降低而导致胃的位置下移而引起一系列临床症状。多见于瘦长无力体型者、久病体弱者、经产妇等。轻度下垂者一般无明显症状；下垂明显者有上腹不适、饱胀等消化不良症状。

（二）如何自我诊断

患者时有腹胀及上腹不适；进餐后常发生腹部持续性隐痛，与食量及活动有关，饭后活动往往使疼痛加重，并伴恶心、呕吐，尤其进食过多时更易出现。中医症状分类如下。

症状1：面色萎黄，不思饮食；食后脘腹胀闷，嗳气不舒，困乏无力；形体消瘦，气短懒言；夹有痰饮则水走肠间，辘辘有声；兼有虚寒则隐痛绵绵，喜温喜按，呕吐清涎；如兼肝郁则脘闷胁胀，嗳气呕逆。

【关键词】厌食、嗳气伴气短。

症状2：面色略红，胃中灼热，胃脘或胀或痛；口燥咽干，烦渴思饮，饥不欲食；口苦口臭，大便干结，小便黄赤；兼有瘀血，不欲饮水；兼气滞，脘腹坠胀；气虚，乏力神疲。

【关键词】胃热、不喜饮伴乏力。

（三）按词索剂

（1）猪肚黄芪汤

【组成】猪肚1个，黄芪200克，陈皮25克，调料适量。

【功能主治】补中健脾，行气止痛。

【烹调技巧】将猪肚去脂膜，洗净；黄芪、陈皮用纱布包好放入猪肚中，用麻线扎紧；加水文火炖至猪肚熟，再加适量调味品，趁热食肚饮汤，2日分4次食完。5个猪肚为1疗程。

【关键词】厌食、嗳气伴气短。

（2）黄芪党参炖鸡

【组成】鸡肉200～400克，党参60克，黄芪50克，油、盐适量。

【功能主治】补气提神，健脾益胃。

【烹调技巧】将党参、黄芪塞入鸡腹中，加适量油、盐、水，隔水蒸熟食用。

【关键词】厌食、嗳气伴气短。

（3）白菜大枣豆腐皮汤

【组成】白菜500克，豆腐皮100克，大枣8枚，食盐适量。

【功能主治】补脾和胃，生津。

【烹调技巧】将白菜洗净，切成段状；将豆腐皮、大枣洗净，稍浸泡，大枣去核；将白菜、大枣和豆腐皮一起放进瓦煲内，加入清水2000毫升（约8碗水量），用武火煲沸后。改文火煲约半小时，调入适量食盐便可。

【关键词】胃热喜饮、乏力。

（4）莲子山药粥

【组成】猪肚1个，莲子、山药各60克，糯米100克。

【功能主治】补脾气，养胃阴。

【烹调技巧】将猪肚去除脂膜，洗净切碎；将莲子、山药捣碎，和糯米同放锅内，加水文火煮粥，早晚2次食完，隔日1次，10日为1疗程。

【关键词】胃热喜饮、乏力。

（四）按摩调理

【调理时机】经常操作。

【保健穴位】见附录，5.（2）脾俞；6.（6）下脘，（7）神阙；8.（2）带脉。

【操作视频】见附录，视频30，视频36，视频37，视频49。

四、肝硬化

（一）什么是肝硬化

肝硬化是一种常见的慢性肝病，由一种或多种病因长期或反复作用形成的弥漫性肝损害。我国大多数为肝炎后肝硬化，少部分为酒精性肝硬化和血吸虫性肝硬化。该病早期无明显症状，后期则出现一系列不同程度的肝功能损害和门静脉高压，甚至出现上消化道出血、肝性脑病、腹水、癌变等并发症。

（二）如何自我诊断

症状1：面色神疲倦怠，萎黄无华，口渴不欲饮，腹大胀满，按之不坚，腹部青筋暴露；食欲不振，食后腹胀。

【关键词】倦怠腹胀、不欲饮。

症状2：神疲乏力，食欲减退，胸腹闷胀，两胁胀痛，嗳气不舒，急躁易怒，时有恶心呕吐。

【关键词】急躁、厌食、两胁痛。

症状3：面色黧黑，腹大坚满，青筋暴露，胁下肿块刺痛，皮肤可见丝纹状血痣，手掌赤痕；口干渴，但欲漱口而不欲咽下，大便色黑，唇色紫暗。

【关键词】面黑、便黑、胁下痛。

症状4：烦热口苦，渴而不欲饮；腹大坚满，脘腹撑急胀痛；小便赤涩，大便秘结。

【关键词】烦热、口苦、胀痛。

症状5：面色晦滞，畏寒肢冷，身体疲倦；腹部胀大，入暮益甚，按之不坚；尿少便溏或下肢浮肿。

【关键词】畏寒、便溏、腹胀。

症状6：形体消瘦，面色萎黄或面黑唇紫，心烦口燥；腹大胀满，青筋暴露，手足心热，尿少短赤，大便干，或见齿鼻衄血。

【关键词】腹大、心烦、尿黄短。

（三）按词索剂

（1）薏苡仁赤豆粥

【组成】薏苡仁25克，赤小豆20克，粳米30克，白糖适量。

【功能主治】健脾利湿。

【烹调技巧】分别将薏苡仁、赤小豆、粳米用水淘洗干净，浸泡发胀；将赤小豆放入锅内，加水武火煮沸后，再文火熬煮至赤小豆破裂时加入薏苡仁、粳米，煮成豆粥，调入适量白糖，每日1～2次，每次1碗。

【关键词】倦怠、腹胀、不欲饮。

（2）黄芪薏苡仁鸭子汤

【组成】鲜鸭肉500克，黄芪100克，薏苡仁100克。

【功能主治】健脾利湿，理气行水。

【烹调技巧】将鲜鸭肉洗净切碎；黄芪、薏苡仁一起加水煮至肉烂，不放盐及其他调味品服用。每日2次，每次250毫升左右，连用10～14日。

【关键词】倦怠、腹胀、不欲饮。

（3）冬笋香菇汤

【组成】冬笋300克，香菇50克，调料适量。

【功能主治】健脾疏肝。

【烹调技巧】将冬笋剥去外壳，洗净切丝；香菇切片。将冬笋放入汤锅中加入适量清水煮5分钟，后加入香菇煮5分钟，再加入适当调料调味即可。

【关键词】急躁、厌食、两胁痛。

（4）梅花粥

【组成】红梅花15克，粳米100克。

【功能主治】清肝解郁，平肝止痛。

【烹调技巧】粳米煮成粥，离火前，加梅花同煮片刻即成。每日1～2次，连服7～10日。

【关键词】急躁、厌食、两胁痛。

（5）丹参饮

【组成】丹参25克，大枣5枚，白糖适量。

【功能主治】养肝健脾，活血散结，适用于肝硬化属肝郁血瘀者。

【烹调技巧】将大枣去核后与丹参一起放入锅内，水煎去渣取汁；加白糖调味后服用。每日1剂，代茶饮用。

【关键词】面黑、便黑、胁下痛。

（6）玫瑰赤小豆炖鲤鱼

【组成】赤小豆500克，活鲤鱼1条，玫瑰花20克。

【功能主治】利水下气，清热解毒，活血消肿，疏肝祛湿。

【烹调技巧】将鲤鱼清理干净后，与赤小豆共炖至烂熟，玫瑰花调味；分2～3次服食。每日或隔日服1剂，具体服用剂数视病情酌定。

【关键词】面黑、便黑、胁下痛。

（7）泥鳅炖豆腐

【组成】泥鳅500g，豆腐300g，食盐少许。

【功能主治】清热利湿。

【烹调技巧】将泥鳅去鳃及内脏，洗净，然后加食盐少许（腹水明显者不加），加水适量，清炖至五成熟；加入豆腐，再炖至泥鳅熟烂即可，吃泥鳅和豆腐，喝汤，分顿食用之。

【关键词】烦热口苦、胀痛。

（8）紫茄子大米粥

【组成】紫茄子500克，大米200克。

【功能主治】清热、利湿、退黄。

【烹调技巧】将紫茄子切碎丁，与大米共煮成粥。随意服食，可连服数日。

【关键词】烦热口苦、胀痛。

（9）苦瓜白糖液

【组成】生苦瓜1个，白糖60克。

【功能主治】清热醒脑，通窍。

【烹调技巧】先将苦瓜洗净，随后捣烂，加入白糖拌均匀，两小时后，取汁。每日凉服1～2次。

【关键词】烦热口苦、胀痛。

（10）黄雌鸡汤

【组成】黄雌鸡1只，赤小豆25克，草果6克。

【功能主治】温阳利水。

【烹调技巧】将黄雌鸡洗净，与草果、赤小豆同煮至鸡肉烂熟即可。饮汤食鸡肉。佐餐食用，每周1剂。

【关键词】畏寒便溏、腹胀。

（11）艾叶鹌鹑蛋

【组成】艾叶15克，鹌鹑蛋2个。

【功能主治】温阳散寒，益气补虚。

【烹调技巧】将艾叶与鹌鹑蛋一同放锅内，加清水400毫升煮至蛋熟。去汤吃蛋，每日1次,5 ~ 7日为1个疗程。

【关键词】畏寒便溏、腹胀。

（12）清蒸田鸡

【组成】田鸡300克，葱白、姜块、米酒、精盐各3克。

【功能主治】清热利湿。

【烹调技巧】将田鸡剥皮并去内脏，放入碗内，加适量水；再放入米酒、葱、姜、精盐，用大火蒸至烂熟，饮汤食肉。

【关键词】腹大心烦、尿少短赤。

（13）山药龙眼炖甲鱼

【组成】山药片50克，龙眼肉20克，甲鱼500克。

【功能主治】滋阴潜阳，散结消肿，补阴虚，清血热。

【烹调技巧】先将甲鱼去内脏洗净，连甲带肉加适量水；与山药片、龙眼肉清炖，炖熟即可食用，吃肉喝汤。

【关键词】腹大心烦、尿少短赤。

（14）枸杞大枣鸡蛋汤

【组成】枸杞子20克，大枣8枚，鸡蛋2个。

【功能主治】补肝肾，健脾胃，滋阴润燥，养血除烦。

【烹调技巧】将枸杞子、大枣、鸡蛋共煮，蛋熟去壳再煮片刻；加调味品，饮汤食蛋，隔日1次，连服2周。

【关键词】腹大心烦、尿少短赤。

（四）按摩调理

【调理时机】缓解期。

【保健穴位】见附录，2.（3）周荣，（4）腋渊，（7）期门；6.（2）章门。

【操作视频】见附录，视频9，视频10，视频13，视频34。

第四节 内分泌系统疾病

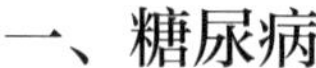

一、糖尿病

（一）什么是糖尿病

糖尿病是一种常见的内分泌代谢性疾病。糖尿病分1型糖尿病和2型糖尿病。其中1型糖尿病患者主要是由于胰岛素分泌缺乏，依赖外源性胰岛素补充以维持生命，多发生于青少年；2型糖尿病患者胰岛素的分泌量并不低，甚至还偏高，临床表现为机体对胰岛素不够敏感，即胰岛素抵抗，多见于中、老年人。在糖尿病患者中，2型糖尿病所占的比例约为95%。

（二）如何自我诊断

糖尿病，中医称为消渴病。根据其程度的轻重不同，有上、中、下三消之分，及肺燥、胃热、肾虚之别。通常以肺燥为主，喝水明显增多者，称为上消；以胃热为主，进食较多症状明显者，称为中消；以肾虚为主，小便较多者，称为下消。

1. 上消

【临床表现】口干舌燥，多饮，烦热，出汗多；小便次数多、量多等。

【关键词】多饮、多尿、烦热。

2. 中消

【临床表现1】口渴，吃饭多，易饿，小便多，大便干燥，体形消瘦等。

【关键词】多食消瘦、大便干。

【临床表现2】口渴，易渴多饮，多食和大便稀同时出现，或者吃得比原来少，精神不振，肢体乏力，体形消瘦。

【关键词】多饮多食、乏力。

3. 下消

【临床表现1】小便混浊像油脂一样，小便次数多，量多，或者小便甜，腰酸膝软，乏力，头晕耳鸣，口干唇燥，皮肤干燥、瘙痒等。

【关键词】尿浊、腰酸、口唇干。

【临床表现2】小便混浊像油脂一样，小便次数多，量多，甚至喝多少水小便多少，面容憔悴，耳朵皮肤干枯，腰膝酸软，手脚凉，怕冷，阳痿或月经不调等。

【关键词】尿浊、腰酸肢发冷。

（三）按词索剂

1. 上消

（1）天花粉粥

【组成】天花粉25克，粳米50克。

【功能主治】清热润肺，生津止渴。

【烹调技巧】先将天花粉用温水浸泡2小时，加水250毫升，煎至100毫升，再放入洗净的粳米同煮。

【关键词】多饮多尿、烦热。

（2）菠菜银耳鸽肉汤

【组成】白鸽1只（约500克），银耳15克，菠菜100克。

【功能主治】清热润肺，生津止渴。

【烹调技巧】将白鸽宰杀，拔毛，切开取出内脏，洗净，切成小块，连同洗净的银耳和菠菜放入锅内，加适量水煎汤至熟即可。

【关键词】多饮多尿、烦热。

2. 中消

（1）石膏粳米粥

【组成】石膏50克，粳米150克。

【功能主治】清胃泻火，养阴增液。

【烹调技巧】以适量清水煎煮石膏取汁，粳米洗净，用石膏汁煮粥食。

【关键词】多食消瘦、大便干。

（2）番茄豆腐鱼丸汤

【组成】鱼肉、番茄各300克，豆腐两大块，葱1颗，调料适量。

【功能主治】清胃泻火，养阴增液。

【烹调技巧】将番茄洗净、切块；豆腐切块；切葱花，鱼肉洗净，剁烂，调味，加适量水；搅至起胶，放入葱花搅匀，做成鱼丸。豆腐放入开水锅内，武火煮开，再放入番茄，煮开后，放入鱼丸煮熟，调味待用。

【关键词】多食消瘦、大便干。

（3）苦瓜焖鸡翅

【组成】苦瓜300克，鸡翅1对，姜汁、黄酒、调味料和花生油各少许。

【功能主治】清胃泻火，养阴增液。

【烹调技巧】将鸡翅去毛洗净，加花生油少许入锅至煮开，加入鸡翅，均匀翻炒，至鸡翅约有七成熟时，加入苦瓜、调味料、姜汁和黄酒，煮熟后即可食用。

【关键词】多食消瘦、大便干。

（4）山药粥

【组成】生山药50克，大米50克，酥油蜜少许。

【功能主治】益气养阴。

【烹调技巧】先将米煮粥，山药为糊，与酥油蜜炒合凝，用匙揉碎，放入粥内食用。

【关键词】多饮多食、乏力。

（5）蚌肉苦瓜汤

【组成】苦瓜300克，蚌肉100克，油、盐少许。

【功能主治】益气养阴。

【烹调技巧】将苦瓜和蚌肉洗净、切块，一起煮汤，然后加油、盐调味，煮熟后喝汤吃苦瓜和蚌肉。

【关键词】多饮多食、乏力。

（6）韭菜煮蛤蜊肉

【组成】韭菜300克，蛤蜊肉300克，料酒、姜、盐少许。

【功能主治】益气养阴。

【烹调技巧】将蛤蜊肉洗净，加水煮至蛤蜊肉约七成熟时，加入韭菜、盐、姜汁和料酒，煮至熟后即可食用。

【关键词】多饮多食、乏力。

3. 下消

（1）生地黄粥

【组成】粳米50克，鲜生地200克。

【功能主治】滋补肝肾，养阴生津。

【烹调技巧】将鲜生地洗净捣烂，用纱布挤汁；粳米加水500毫升，煮成稠粥。再将生地黄汁加入，文火再煮一沸，即可食用，每日2 ~ 3次。

【关键词】尿浊腰酸、口唇干。

（2）黄花菜炖甲鱼

【组成】甲鱼1只（约500克），猪

瘦肉300克，黄花菜50克，木耳30克，调料适量。

【功能主治】滋补肝肾，润燥止渴。

【烹调技巧】将黄花菜、木耳浸开，洗净；猪肉洗净、切好备用；用热水烫甲鱼，切开，去内脏，洗净切块。将全部用料放入炖盅内，加开水适量，盖好，隔开水文火炖2～3小时，调味。

【关键词】尿浊腰酸、口唇干。

（3）三七山药粥

【组成】三七5克，生山药50克，粳米50克，酥油适量。

【功能主治】益气固本，补益阴阳。

【烹调技巧】粳米加水煮粥。山药去皮为糊后用酥油炒，冷凝，用匙揉碎，放入粥内拌匀，可作早点食用。

【关键词】尿浊腰酸、肢发冷。

（4）参芪竹丝鸡汤

【组成】竹丝鸡（乌骨鸡）1只，猪瘦肉300克，黄芪、党参各50克，大枣5枚，生姜3片，盐适量。

【功能主治】滋补肝肾，润燥止渴。

【烹调技巧】将大枣（去核）、黄芪、党参洗净，将竹丝鸡去毛、内脏、尾部等，将猪瘦肉洗净，一起放入锅中，武火煮5分钟，取出放入水中。将全部用料放入清水锅内，武火煮开后，改文火煲2小时，加盐调味食用。

【关键词】尿浊腰酸、肢发冷。

（四）按摩调理

【调理时机】经常操作。

【保健穴位】见附录,2.（1）中府；5.（2）脾俞；6.（3）腹哀，（5）中脘；8.（4）血海；9.（8）阴陵泉。

【操作视频】见附录，视频7，视频30，视频35，视频36，视频51，视频61。

二、甲状腺功能亢进症

（一）什么是甲状腺功能亢进症

甲状腺功能亢进症（简称“甲亢”）是由甲状腺分泌激素过多而引起的一种自身免疫性疾病。本病多见于女性。最常见的甲亢是毒性弥漫性甲状腺肿（格雷夫斯病），其发病主要与免疫功能紊乱和先天性遗传有关。

（二）如何自我诊断

不同类型的甲亢，临床表现不同，主要有如下症状。

1. 肝火旺盛

【临床表现】颈前轻度或中度肿大，肿处柔软光滑无结节，心烦易怒，自汗，面部阵阵发热，口苦口干，食欲增强，眼睛突，手抖。

2. 痰凝瘀结

【临床表现】脖子前肿块长时间不消，按之较硬或有结节，喉咙有痰，吞咽不利；心烦易怒，眼球突出，胸闷憋气，胃满胀，困倦乏力，吃得少，大便稀。

3. 阴虚火旺

【临床表现】脖子前肿块或大或小，烦躁易怒，心悸汗出，头晕失眠，形体消瘦，眼睛干涩、突出，面部发热，喉咙干但不想喝水，吃得多易饿，手指颤动，腰膝酸软。

4. 脾胃气阴两虚

【临床表现】颈前轻度肿大或不肿大，烦热，神疲乏力，面色萎黄，口干咽燥，气短胸闷，心悸不宁，自汗，指舌颤动；五心烦热，少寐多梦，食欲差，大便稀。

5. 肝肾阴虚

【临床表现】脖子粗大，眼球突出，烦躁易怒，手指震颤，口干目涩，眩晕面红，心悸心慌，失眠多梦，吃得多还容易饿，耳鸣，腰膝酸软，男子阳痿、性欲下降，女子月经不调或闭经。

6. 脾肾阳虚

【临床表现】脖子前肿块或大或小，胃肠胀满感，食欲不佳，便稀，或见恶心，呕吐，怕冷、手脚凉，精神疲倦，浑身乏力，腰膝酸痛，自汗，爱睡觉还总睡不醒，多梦；腰痛，听力下降，夜尿多；身浮肿，腰以下严重，男子阳痿、性欲下降，女子月经不调或闭经。

（三）按词索剂

（1）野菊花夏枯草粥

【组成】野菊花15克，夏枯草30克，粳米50克。

【功能主治】清肝泻热，平肝降火。

【烹调技巧】将野菊花、夏枯草洗净，与粳米同入锅中，加水适量，共煮粥。粥熟即可。

【关键词】肝火旺盛。

【按】野菊花清热解毒，平肝泻火；夏枯草清热泻火，解郁散结，对瘿瘤等病有一定疗效，与野菊花配伍后，清肝火、消瘿瘤作用更加显著。

（2）黄花菜马齿苋汤

【组成】黄花菜30克，马齿苋30克。

【功能主治】清肝泻火。

【烹调技巧】将黄花菜、马齿苋洗净，加水适量煎汤。

【关键词】肝火旺盛。

【按】马齿苋，又称安乐菜，为群众喜吃的野菜，具有较好的清热解毒、清肝泻火等功效。黄花菜又称金针菜，性平，微凉，味甘，可平肝清热，养肝化湿，利尿消肿，与马齿苋配伍后，对肝火旺盛证甲状腺功能亢进症有一定疗效。

（3）菊蚌怀珠

【组成】净蚌肉10个，猪肉馅150克，鸡蛋1个，黄酒15克，鲜菊花20克，鲜竹叶数片，浙贝粉3克，葱、姜、盐、味精、胡椒粉适量。

【功能主治】清肝泻火，散结除瘿。

【烹调技巧】将蚌肉边用木槌子推松，放入锅中用小火煮至肉烂，将肉取出置凉。把猪肉馅与浙贝粉、葱、姜、盐、蛋清等搅拌均匀，制成20个小丸子，入开水汆熟，然后将每个蚌肉一分为二，夹肉丸1个，即为蚌肉怀珠。大汤碗中铺垫数片竹叶，将蚌肉怀珠摆放在竹叶上，兑上少许黄酒，上笼蒸约5～10分钟取下。同时，另用一锅，倒入清汤，烧沸，加适量盐、味精、鲜菊花，即成菊花汤。将菊花汤浇在蚌肉上，配一小碟胡椒粉即可食用。

【关键词】肝火旺盛。

【按】鲜菊花可平肝降火，清肝泻热；竹叶协助菊花清肝泻火；浙贝化痰散结；蚌肉有清热滋阴、解毒散结作用，与鲜菊花、竹叶、浙贝配伍，共奏清泻肝火、散结消瘿之功效。

（4）昆布牡蛎粥

【组成】牡蛎、昆布、海藻各20克，粳米60克，红糖适量。

【功能主治】滋阴平肝，化痰散结。

【烹调技巧】将牡蛎打碎，入锅，加水适量，煎煮30分钟；加入洗净切碎的昆布和海藻，再煎30分钟，去渣取汁与淘洗干净的粳米同入锅中，加水适量，大火煮沸，改小火煮成稠粥，调入红糖适量即成。

【关键词】痰凝瘀结。

【按】昆布、海藻可滋阴平肝，化痰散结；牡蛎滋阴潜阳，且能软坚消瘿。以上三味与粳米煮成甜粥后，对痰瘀凝结证甲状腺功能亢进症伴有结节者更加适合，有辅助治疗作用。

（5）萝卜海带汤

【组成】海带50克，萝卜300克，牡蛎30克，陈皮15克，海蛤壳10克，肉汤、盐、味精适量。

【功能主治】滋阴平肝，化痰散结。

【烹调技巧】将萝卜洗净切块备用；将海带、牡蛎、陈皮、海蛤壳同放锅内，加水适量煮汤，煮约40分钟，过滤取汁，并取出海带切丝；再同切好的萝卜一起放锅内，加入药汁、肉汤、盐、味精，烧开后，用小火煮至萝卜透熟即成。

【关键词】痰凝瘀结。

【按】海带可软坚化痰，利水泻热，善治瘿瘤痰核，同时可降低甲状腺功能亢进症患者的新陈代谢率而减轻症状；

萝卜能行气化痰；牡蛎、海蛤壳具有平肝潜阳、软坚散结功效；陈皮理气化痰。以上五味同用，共奏滋阴平肝、化痰散结之功效。

（6）软坚海带卷

【组成】鸡蛋6个，海带30克，浙贝母粉6克，牡蛎粉6克，橘皮丝15克，猪瘦肉250克，姜末、葱末、盐、味精、油各适量。

【功能主治】滋阴平肝，化痰散结。

【烹调技巧】将猪肉洗净，切碎剁成肉馅，加入橘皮丝、浙贝母粉、牡蛎粉、姜末、葱末、盐和味精，调成肉馅备用；将鸡蛋去壳，放碗内打匀，锅内擦少许油，放入鸡蛋液适量，摊成蛋皮，再将用温水发好的海带铺在蛋皮上，抹上肉馅，卷成卷放盘中，上锅蒸熟即可。

【关键词】痰凝瘀结。

【按】海带善于化痰软坚，清热利尿，补肾养心，和肝降压；浙贝母化痰，软坚散结；牡蛎粉长于平肝潜阳，软坚散结；橘皮丝化痰和胃。以上四味与鸡蛋、猪瘦肉制成药膳后，对痰瘀凝结证甲状腺功能亢进症有结节者更加适合。

（7）地黄菊花粥

【组成】鲜地黄500克，菊花50克，白蜜、粳米、酥油各适量。

【功能主治】滋阴凉血，平肝泻火。

【烹调技巧】将鲜地黄洗净捣汁，每250克汁入白蜜60克，熬成膏状收储，封好。每次用粳米50克，菊花5克煮粥，粥熟后入地黄膏10克及酥油少许即可。

【关键词】阴虚火旺。

【按】地黄为滋阴补肾良药；鲜生地可滋阴，泻火凉血，养阴生津，润肠止血。若无鲜生地，可用干地黄代用。菊花平肝清肝，泻热降火，为药食两用佳品。以上两味与粳米煮粥，若能经常食用，可有显著滋阴平肝之效，对阴虚火旺证甲状腺功能亢进症颇为适宜。

（8）双子甲鱼汤

【组成】甲鱼1只（约500克），枸杞子15克，女贞子15克，知母6克，精盐3克，生姜汁10克，白酒5克，精制植物油25克。

【功能主治】滋阴降火。

【烹调技巧】将甲鱼宰杀，去内脏洗净，切块，在沸水中焯一下。炒锅下油烧至五成热，放甲鱼肉，加生姜汁、白酒，炒透盛入砂锅，放适量清水、精盐、枸杞子、女贞子、知母，盖严，小火炖至熟烂即成。

【关键词】阴虚火旺。

【按】枸杞子、女贞子滋养肝肾，辅以知母滋阴清热；甲鱼肉质鲜美，营养丰富，被誉为水产品中的佼佼者，为群众喜吃的滋阴补肾、清热散结的补品；与枸杞子、女贞子配伍制成药膳，对阴虚火旺证甲亢有辅助治疗作用。

（9）马兰炒肝尖

【组成】马兰300克，猪肝150克，葱花10克，生姜片5克，精盐3克，味精2克，黄酒10克，酱油15克，精制植物油25克。

【功能主治】滋阴平肝，养血明目。

【烹调技巧】将马兰用水洗净，切段。将猪肝洗净切片。炒锅上火，放油烧热，下猪肝，加入酱油、葱花煸炒，放入黄酒、精盐和少量水，炒至猪肝熟透入味；加入马兰再炒至入味，放入味精炒匀，装盘即可。

【关键词】阴虚火旺。

【按】马兰性凉，味辛，具有清热降火、凉血解毒功效，其作用类似中药板蓝根、黄芩，但无苦味，且不引起恶心、呕吐等反应；猪肝滋阴补肝，养血明目，与马兰同炒，制成美味药膳，对阴虚火旺证甲状腺功能亢进症出现眼突胀痛者尤为适宜。

（10）生脉育阴粥

【组成】大麦仁150克，五味子15克，麦冬10克，莲子10克，龙眼肉10克，酸枣仁10克。

【功能主治】益气养阴，补血宁神。

【烹调技巧】将莲子用水发胀，去莲子心，放锅内加水煮烂；将酸枣仁、五味子捣烂，与麦冬同入砂锅内，加水适量同煮约30分钟，去渣取汁。将大麦仁放入锅内，加水适量煮粥，待粥将煮成时，加入莲子、龙眼肉和煎好的药汁，煮熟即可。

【关键词】脾胃气阴两虚。

【按】麦冬与五味子配伍，有较好的滋阴宁心安神功能；大麦仁、莲子、龙眼肉、酸枣仁补气健脾，宁心安神。本药膳方对脾胃气虚、阴津不足证甲状腺功能亢进症均有辅助治疗作用。

（11）芪枣甲鱼汤

【组成】甲鱼1只（约500克），黄芪25克，大枣15克，黄酒、生姜、精盐各适量。

【功能主治】补气养阴，健脾养血。

【烹调技巧】将甲鱼宰杀，用沸水烫后揭开甲壳，取肉切块，甲壳捣碎，同黄芪、大枣共入砂锅中，加适量的水烧开。加入黄酒、精盐、生姜，用小火炖2小时，至甲鱼肉烂即可。

【关键词】脾胃气阴两虚。

【按】黄芪大补元气，大枣补气养血。甲鱼肉、甲壳同用，滋阴补肾，清热散结。以上三味合用，对脾胃气阴两虚证甲状腺功能亢进症有辅助治疗作用。

（12）鲜莲子鸡丁

【组成】鸡脯肉300克，鲜莲子100克，水发香菇20克，玉兰片15克，熟火腿10克，1个鸡蛋的蛋清，清汤

100克，料酒10克，精盐、味精、水淀粉各适量，鸡油10克，熟猪油100克。

【功能主治】补益脾胃。

【烹调技巧】将鸡脯肉去筋切丁，用蛋清和水淀粉汆好；把香菇、玉兰片、火腿切成小菱形块。将鲜莲子汆一下，凉后去皮去心，再用开水汆一下，沥去水分备用；将鸡丁用热油炸至七成熟，沥去油，再放入配料及味精、料酒、盐少许，用水淀粉勾芡，淋上鸡油，出锅时加入鲜莲子，翻炒两下即可。

【关键词】脾胃气阴两虚。

【按】鲜莲子可健脾胃，生津液，为补脾药中的一味清补之品；鸡脯肉性平，味甘，具有补肾养心、滋阴润燥作用，且含优质蛋白及多种维生素，且易于消化吸收，是理想的营养品。

（13）桑椹桂圆粥

【组成】鲜桑椹50克，龙眼肉30克，大枣5枚，天门冬15克，五味子5克，粳米50克。

【功能主治】滋阴益气，养血宁神。

【烹调技巧】将上5味药洗净，入粳米，加水适量，粥熟即成。

【关键词】肝肾阴虚。

【按】龙眼肉、大枣补气健脾；桑椹、天门冬、五味子滋阴养血，宁心安神。以上五味与粳米一起煮粥，对甲状腺功能亢进症出现头晕手颤、心悸不宁、口咽干燥、舌质红苔少的患者有显著疗效。

（14）龟甲炖黑豆汤

【组成】龟甲250克，黑豆50克，精盐适量。

【功能主治】滋阴补肾。

【烹调技巧】将龟甲用水冲洗干净，黑豆洗净晾干稍砸碎，一同入锅；加适量的水和精盐，用旺火烧开后，转用小火熬煮至豆烂即成。

【关键词】肝肾阴虚。

【按】龟甲为龟科动物乌龟的腹甲，善于滋阴补肾，潜阳健胃，对肝肾阴亏之证颇为适宜；黑豆性平，味甘，也具有滋阴益肾之功效；与龟甲同炖后，对肝肾阴虚证甲状腺功能亢进症患者尤为适宜。

（15）桑椹芹菜煮黑豆

【组成】黑豆30克，旱芹菜30克，桑椹15克。

【功能主治】滋阴平肝。

【烹调技巧】将黑豆、芹菜、桑椹洗净，放入锅中，加适量的水，共煮至黑豆烂即成。

【关键词】肝肾阴虚。

【按】桑椹味甘，性微寒，可用于各种肝肾虚损、阴血不足引起的证候，《本草求真》认为“甘能除热养阴”；黑豆协助桑椹滋养肝肾；芹菜能平肝清热，有降压、抗甲亢等作用，旱芹的药用价值优于水芹，与桑椹、黑豆配伍后，对肝肾阴虚证甲亢患者颇为适宜。

（四）按摩调理

【调理时机】经常操作。

【保健穴位】见附录，1.（4）人迎，（5）水突；2.（6）乳中，（7）期门；6.（1）幽门；9.（7）足三里。

【操作视频】见附录，视频4，视频5，视频12，视频13，视频33，视频60。

三、痛风

（一）什么叫痛风

痛风是体内嘌呤代谢紊乱，尿酸（嘌呤的氧化代谢产物）产生过多或排出减少所致。当血尿酸浓度过高时，尿酸即以钠盐的形式沉积在关节滑膜、软组织和肾脏中，引起组织的异物炎性反应。血尿酸增高的原因可分为原发性和继发性两大类。痛风好发于男性及绝经期女性，男性多于女性，男女比例为20：1。

（二）如何自我诊断

关节疼痛急性发作是急性痛风的典型表现，好发于肢体远端关节。

中医痛风从病因上来看，外因主要是风、寒、湿、热之邪侵袭人体，痹阻经络，可见于湿热痹阻证、痰湿阻滞证；内因则是由于正气不足或劳累过度，素体虚弱，或病后气血不足，外邪乘虚而入。

1. 实证

（1）湿热痹阻

【临床表现】关节灼热疼痛，皮肤红肿，痛不可触，局部肿胀变形、灼热麻木，活动不便，足沉重、痿软无力，屈伸不利，触之局部灼热，喜欢凉的，可伴发热怕风，口渴烦躁，小便少而黄。

（2）痰湿阻滞

【临床表现】关节肿胀，甚则关节周围漫肿，局部酸麻疼痛，或见“块瘰”硬结不红，伴有肢体困重，视物模糊，面足浮肿，胸部、胃部满闷。

2. 虚证

肝肾亏损

【临床表现】长期关节痛，反复发作，或疼痛呈游走性，或酸楚重着，甚则关节变形，活动不利，浑身不适，腰背酸痛，精神疲惫、乏力，气短容易出汗，面色差等。

（三）按词索剂

1. 实证

（1）百合薏苡仁粥

【组成】干百合、薏苡仁、粳米各50克。

【功能主治】清热化湿，宣痹止痛。

【烹调技巧】将干百合、薏苡仁、粳米洗净后放锅中煮粥，每日分中、晚两次服完，连服，症状改善后仍需坚持，每周至少1～2次，以防痛风复发。

【关键词】湿热痹阻。

【按】百合味甘，性微寒，具有润肺止咳、清心安神之功效。薏苡仁味甘、淡，性微寒，具有利水渗湿，健脾止泻，除痹，清热等功效。薏苡仁在食疗中运用较为广泛，常用来作利尿方、清热方、祛风方的主味。用它来治疗痛风，既可以发挥其利尿作用，排出更多的尿酸，又可以利用其祛风除痹的功效，改善痛风患者关节炎的症状。二者合用，加入粳米，作为痛风患者的主食，既可以为痛风患者提供必需的热能需求，又能很好地发挥其食疗食养作用，是痛风患者的食疗佳品。

（2）苍术薏苡仁粥

【组成】苍术（米泔浸炒）15克，川牛膝15克，薏苡仁90克，石膏（生）24克。

【功能主治】祛风除湿，清热宣痹。

【烹调技巧】将全部用料洗净，放入瓦锅内，加清水适量，文火煮2～3小时成粥，即可食用。每日1次，随量食用。

【关键词】湿热痹阻。

【按】苍术性温，味辛、苦，经米泔浸炒之后，苦燥之性味得到缓减，芳香运脾，祛风除湿。薏苡仁性微寒，味甘、淡，祛湿除痹，配伍苍术能增加运脾化湿之力。川牛膝味甘、微苦、性平，活血通经，消肿止痛，通利关节。石膏性大寒，味辛、甘，配伍苍术则共奏清热宣痹之效。此方适用于风湿性关节炎、痛风性关节炎等属于湿热痹阻者。

（3）鸡血藤木瓜豆芽汤

【组成】鸡血藤30克，木瓜20克，黄豆芽250克，猪油、盐少许。

【功能主治】清热化湿，宣痹止痛。

【烹调技巧】将鸡血藤、木瓜洗净，同放入砂锅内，煎汁去渣。放入黄豆芽、猪油同煮汤，熟后再加盐；喝汤吃菜。

【关键词】湿热痹阻。

（4）豆腐兔肉紫菜汤

【组成】嫩豆腐250克，兔肉50克，紫菜25克，植物油、盐、黄酒、葱花、淀粉各适量。

【功能主治】清热化湿，宣痹止痛。

【烹调技巧】将嫩豆腐切块，兔肉洗净切片，加油、盐、黄酒、淀粉拌匀。紫菜撕成小片洗净。锅内倒入1大碗清水，先下豆腐、食盐，烧沸后倒入兔肉片，煮片刻，放入葱花、紫菜，稍煮一下，拌匀即可。喝汤吃菜，佐餐服食，连用10日为1个疗程。

【关键词】湿热痹阻。

（5）笋片熘白菜

【组成】竹笋、白菜、姜、葱、植物油、味精、料酒、白糖各适量。

【功能主治】清热解毒，利尿除烦。

【烹调技巧】将竹笋切片，白菜切条，入沸水略焯捞出。炒锅内放植物油少许，烧至七成热时放入姜、葱、清水少许；烧沸后入白菜、竹笋共煮，煮沸后调入味精、料酒、白糖拌匀，放温即可食用。

【关键词】湿热痹阻。

【按】竹笋清热解毒，利尿消肿；白菜清热除烦，解毒利尿。

（6）秦艽煲瘦肉

【组成】秦艽25克，猪瘦肉50克。

【功能主治】清热化湿，宣痹止痛。

【烹调技巧】将猪瘦肉洗净、切块，与洗净的药材共入煲内，加适量水，文火煮至肉烂，即可食用。喝汤食肉，随量服食。

【关键词】湿热痹阻。

（7）桑枝鸡

【组成】老桑枝50克，绿豆30克，鸡肉250克，盐、姜等适量。

【功能主治】清热化湿，宣痹止痛。

【烹调技巧】将鸡剖开，取肠杂、洗净；桑枝洗净、切段，同绿豆放入锅内，加水适量，清钝至肉烂。以盐、姜等调味，即可食用。饮汤食肉，量自酌。

【关键词】湿热痹阻。

（8）木瓜陈皮粥

【组成】木瓜、陈皮、丝瓜络、川贝母各5克，粳米50克，冰糖适量。

【功能主治】化痰除湿，舒筋通络。

【烹调技巧】将前4种原料洗净，木瓜、陈皮、丝瓜络先煎，去渣取汁；加入粳米、川贝母（切碎）煮至米烂粥稠，加冰糖适量即成。佐餐食用，随量服食。

【关键词】痰湿阻滞。

（9）薏苡仁山药汤

【组成】薏苡仁50克，山药20克，梨（去皮）200克，冰糖适量。

【功能主治】化痰除湿，舒筋通络。

【烹调技巧】将薏苡仁、山药、梨洗净，加适量水，武火煮沸后文火煎1～1.5小时，去渣留汁；加冰糖调味即可。随量饮用。

【关键词】痰湿阻滞。

（10）橘皮饮

【组成】橘皮（干、鲜均可）15～20克，杏仁15克，老丝瓜络10克，白糖适量。

【功能主治】化痰除湿，舒筋通络。

【烹调技巧】将前3种原料洗净，放入锅中，加适量水，共煮15分钟；澄清后加少许白糖即可。代茶饮，可四季常服。

【关键词】痰湿阻滞。

（11）陈皮牛肉丝

【组成】牛里脊肉500克，陈皮10

克，鲜橙汁20毫升，油、蛋清、淀粉、葱、姜、糖、盐、味精、酱油适量。

【功能主治】化痰除湿，舒筋通络。

【烹调技巧】先将牛肉切丝，用蛋清搅拌，放入淀粉，搅匀备用；鲜陈皮切丝，放开水中焯去苦味。油热后，将牛肉丝炒至八成熟，放入盘中；留底油，然后放入少许葱末、姜末，煸出香味后放入酱油、牛肉丝，在锅中煸炒几下。再将鲜橙汁、陈皮丝放入锅里，然后放少量糖、盐、味精，翻炒后加入淀粉汁，即可食用。佐餐食用，随量服食。

【关键词】痰湿阻滞。

（12）木瓜煲带鱼

【组成】生木瓜250克，鲜带鱼250克，陈皮6克，葱花、味精、精盐、麻油少许。

【功能主治】化痰除湿，舒筋通络。

【烹调技巧】先将生木瓜去皮洗净，切片备用；将带鱼去鳃及内脏，洗净（勿将带鱼表层银白色油脂洗去）切成3.5厘米长的小段，备用。油烧至六成热，投入葱花，共炒，出香味后即投入带鱼段，煸炸时适时翻动，加清汤或清水适量，大火煮沸，放入木瓜片，改用小火同煲至带鱼肉、木瓜片熟烂，加精盐、味精，拌匀，淋入少许麻油即成。佐餐当菜，随意服食，食带鱼肉，嚼食木瓜片，饮汤汁。

【关键词】痰湿阻滞。

2. 虚证

（1）牛膝粥

【组成】牛膝茎叶15克，粳米100克。

【功能主治】补肝肾，益气血。

【烹调技巧】牛膝加水200毫升，煎至100毫升，去渣留汁，入粳米，再加水约500毫升，煮成稀粥。每日早晚温热顿服，10日为1个疗程。

【关键词】肝肾亏损。

（2）首乌粥

【组成】何首乌粉30克，粳米50克，白糖适量。

【功能主治】补益肝肾，健脾和胃。

【烹调技巧】先将粳米加水煮粥，粥半熟时调入何首乌粉，边煮边搅匀，至黏稠时即可，加白糖调味。早晚分食。

【关键词】肝肾亏损。

（3）菟丝子羊脊骨汤

【组成】羊脊骨（连尾）1根，肉苁蓉25克，菟丝子15克，调料适量。

【功能主治】补益肝肾，舒筋通络。

【烹调技巧】将菟丝子用酒浸泡3日，晒干，捣末。肉苁蓉酒浸一宿。羊脊骨洗净、斩块。将肉苁蓉和羊脊骨一起放入锅中，加清水适量，文火煮2～3小时，调入菟丝子末，调味即可。

空腹随量饮用。

【关键词】肝肾亏损。

（4）山药枸杞炖鹿茸饮

【组成】鹿茸片、山药各35克，枸杞子20克，生姜、大枣、米酒少许。

【功能主治】补益肝肾，舒筋通络。

【烹调技巧】将山药、枸杞子、生姜和大枣洗净，与米酒、鹿茸片一起放入炖盅内，加开水适量，文火隔水炖2小时，去渣留汁，调味即可。随量饮用。

【关键词】肝肾亏损。

（5）寄生黄鳝

【组成】黄鳝（约250克），芦根25克，桑寄生25克，油、盐适量。

【功能主治】补益肝肾，舒筋通络。

【烹调技巧】将黄鳝剖开洗净，去肠杂，同芦根和桑寄生一起放入砂锅中，加适量清水，再加少许油、盐调味，待至出味，即可食用。喝汤吃肉，每日1次。

【关键词】肝肾亏损。

（6）天麻杜仲炖猪肉

【组成】天麻、杜仲各15克，猪肉100克。

【功能主治】补肾养肝，疏通经络。

【烹调技巧】将天麻、杜仲用纱布包好，与猪肉共炖熟，放温去药包食猪肉。此菜炖制时，用砂锅煲制口感更好。

【关键词】肝肾亏损。

【按】天麻具有祛风湿、通经络之功效，且止痛，杜仲具有补肝肾、强筋骨之效。

（四）按摩调理

【调理时机】经常操作。

【保健穴位】见附录，2.（1）中府，（7）期门；6.（1）幽门，（2）章门；7.（8）肾俞；9.（5）太溪。

【操作视频】见附录，视频7，视频13，视频33，视频34，视频47，视频58。

四、类风湿性关节炎

（一）什么是类风湿性关节炎

类风湿性关节炎是一种病因复杂的人体自身免疫性疾病，主要临床表现为外周关节以慢性、对称性、多滑膜关节炎和关节外病变等。寒冷、潮湿、疲劳、营养、遗传、创伤等常与本病发生有关。该病好发于手、腕、足和踝等小关节，呈对称分布，常反复发作。发病年龄多在40 ～ 60岁，女性是男性的2倍。

（二）如何自我诊断

起初发病缓慢，常有疲倦乏力，体重减轻，低热和手足麻木、刺痛等前驱症状。随后发生某一关节疼痛、僵硬，以后关节逐渐肿痛，周围皮肤发热，温度高于正常关节。晨僵是类风湿关节炎的首要症状，早上起来患者会发现关节不灵活，起床活动后晨僵减轻或消失。

类风湿性关节炎属中医“痹证”“历节”等范畴。辨证首先要分清虚实，发病之初多为实证，或为风邪偏盛，或为寒湿入络，或为湿热痹阻，久病虚证为多，常见肝肾两虚。

1. 风邪偏盛

【临床表现】全身关节游走窜痛，或屈伸不利，或见寒热表证。

2. 寒湿入络

【临床表现】畏寒怕冷，肢体关节疼痛较甚；痛有定处，得热则缓，遇寒加剧；局部不红，触之不热，痛难屈伸，活动受限。

3. 湿热痹阻

【临床表现】恶风发热，关节红、肿、热、痛，活动受限，晨僵，得热加剧，遇凉稍解，口渴欲饮，尿赤便干。

4. 肝肾两虚

【临床表现】肢节疼痛久延不愈，四肢关节屈伸不利，晨起关节僵硬，甚而手足拘挛，兼头晕耳鸣，腰膝冷痛。

（三）按词索剂

（1）防风葱白粥

【组成】防风15 ~ 20g，葱白2根，粳米50 ~ 100g。

【功能主治】祛风除湿，通经宣痹。

【烹调技巧】将防风、葱白用水煎，煮取药汁备用。将粳米熬制成粥，在粥快熟时加入药汁，再一起熬。每日2次，趁热服食。

【关键词】风邪偏盛。

（2）防风桂枝薏苡仁粥

【组成】防风15克，桂枝10克，薏苡仁30克，生姜10克，大米150克。

【功能主治】利湿通络，祛风散寒。（适用于肢体关节酸痛重者，尤以下肢为甚者。）

【烹调技巧】将防风、桂枝、生姜水煎，去渣取汁；后将薏苡仁、大米煮粥，粥将成时加入药汁，略煮即成。每日1剂，分2次服食。

【关键词】风邪偏盛。

（3）白芷羊肉汤

【组成】白芷25克，羊腿肉100克，黄酒、姜、葱、精盐适量。

【功能主治】祛风散寒。

【烹调技巧】将白芷洗净备用，羊腿肉洗净，切小块，开水浸泡2小时，捞起再洗净，置锅中，加黄酒、姜、葱、精盐，开水煮开，去浮沫；再加白芷，急火煮开5分钟，改文火煮30分钟，分次食用。

【关键词】风邪偏盛。

（4）五加皮炖母鸡

【组成】五加皮50g，老母鸡1只（去头、足及内脏）。

【功能主治】祛风除湿，温经通脉。

【烹调技巧】将五加皮、老母鸡洗净，加水炖熟，取汤及鸡腿。每日随量佐餐食用。待症状减轻，隔3 ~ 5日再服1剂。

【关键词】风邪偏盛。

（5）木香瘦肉

【组成】精猪肉250g（切片），青木香100g，盐、味精、葱适量。

【功能主治】祛风除湿，治历节风痛。

【烹调技巧】将精猪肉、青木香洗净，加水煮熟，以盐、味精、葱调味，每日随量佐餐食。

【关键词】风邪偏盛。

（6）川乌粥

【组成】制川乌2克，姜汁10滴，粳米30克，蜂蜜（食品）适量。

【功能主治】温经散寒，除痹止痛。

【烹调技巧】将川乌研末，粳米洗净，同放入瓦锅，加适量水，用文火煮2 ~ 3小时，待米熟烂后加入生姜汁和蜂蜜，搅匀，再煮1 ~ 2沸即可。每日1剂，空腹趁热食用。

【关键词】寒湿入络。

【按】患者有热性疼痛，在发热期间者及孕妇忌服。本方不可与半夏、瓜蒌、贝母、白及、白蔹等中药同服。

（7）薏苡仁干姜粥

【组成】薏苡仁50g，白糖50g，干姜9g。

【功能主治】温经散寒，除湿止痛。

【烹调技巧】先将薏苡仁、干姜加水适量煮烂成粥，再调白糖服食。每日1次，连服1个月。

【关键词】寒湿入络。

（8）当归生姜羊肉汤

【组成】当归20 ~ 30克，生姜30克，羊肉500克，调料适量。

【功能主治】祛寒通络。

【烹调技巧】将羊肉洗净切块，生姜切薄片，当归洗净后用纱布捆好，一齐放入砂锅中，加水后先用武火煮沸，再用文火煨1.5 ~ 2小时，直至羊肉熟烂为止。取出当归和姜片，适当加一点盐和其他调料，即可喝汤吃肉。

【关键词】寒湿入络。

【按】当归是常用的补血药材，有活血养血补血的作用，生姜则能解表发汗，温中散寒，两者配以温补的羊肉，可起到驱寒、温中、补气血的作用。

（9）黄芪桂枝蛇肉汤

【组成】蛇1条，生黄芪60克，桂枝9克，当归12克，调料适量。

【功能主治】温经散寒，除痹止痛。

【烹调技巧】将蛇去头、皮及肠杂（蛇胆另服），与黄芪、当归、桂枝一齐放入砂锅内，加适量清水，文火煮2小时，至蛇肉熟烂为度，调味即可。喝汤食肉，随量食用。

【关键词】寒湿入络。

（10）菊花鳝鱼

【组成】鳝鱼2条（约250克），菊花5克，白糖30克，番茄酱30克，干淀粉100克，黄酒、白醋、盐、葱、姜、湿淀粉、麻油、蒜泥、花生油适量。

【功能主治】疏风散寒，祛湿通络。

【烹调技巧】将鳝鱼宰杀，去内脏、骨、皮，切块，加黄酒、盐、葱、姜浸渍，蘸上淀粉。将番茄酱、白糖、白醋、湿淀粉、菊花混合，加水调成芡汁。烧锅内油烧热，将鳝鱼抖散入锅，炸至金黄色，捞出装盘，锅内留少量余油，投入蒜泥煸炒出香味，倒入芡汁，烧沸后淋入麻油，起锅浇在鱼上即成。佐餐食用，随量服食。

【关键词】寒湿入络。

（11）附片蒸羊肉

【组成】制附片9克，鲜羊腿肉500克，肉清汤250毫升，料酒15克，葱节6克，姜片6克，胡椒粉、味精、盐适量，熟猪油（油食品）30克。

【功能主治】蠲痹散寒，益气活血。

【烹调技巧】将洗净的羊肉，放入锅中，加适量水煮熟，捞出沥干，切成2厘米×5厘米×0.2厘米左右的肉块，与制附片一起放入大碗中，并放料酒、熟猪油、姜片、葱节、肉清汤，隔水蒸3小时左右。吃时撒上适量葱花、味精、胡椒粉调味即可。食肉饮汤，佐餐食用，随量服食。

【关键词】寒湿入络。

（12）薏苡仁丝瓜粥

【组成】薏苡仁100克，薄荷15克，豆豉50克，丝瓜100克。

【功能主治】清热除湿，宣痹通络。

【烹调技巧】将薄荷、豆豉用清水洗净，放火锅内，加1500毫升常温纯净水，滚开后用文火煎约10分钟，滤汁去渣；将薏苡仁洗净、丝瓜洗净切片，倒入锅内，注入药汁，煮至薏苡仁烂熟，即可食用。食时可酌加糖或盐调味，空腹服，当日服完。

【关键词】湿热痹阻。

（13）车前子薏苡仁粥

【组成】车前子15克，蚕沙9克，薏苡仁30克，白糖适量。

【功能主治】清热除湿，宣痹通络。

【烹调技巧】将车前子和蚕沙分别装入棉布袋内，扎紧棉布袋口，放入锅内，注入适量的清水煮沸半小时。取出棉布袋，将薏苡仁加入汁液中煮成粥，调入适量白糖，搅拌均匀即可食用。每日1次，10日为1个疗程。

【关键词】湿热痹阻。

（14）防己桑枝粥

【组成】防己12克，桑枝30克，薏苡仁60克，赤小豆60克。

【功能主治】清利湿热，宣通经络。

【烹调技巧】把全部用料清洗干净，放入瓦锅中，加适量的水，文火慢煮2～3小时，即可成粥。

【关键词】湿热痹阻。

（15）土茯苓乌蛇汤

【组成】乌梢蛇250克，土茯苓150克，赤小豆100克，生姜20克，大枣8枚，调味品适量。

【功能主治】清热除湿，宣痹通络。

【烹调技巧】将乌梢蛇剥皮，去内脏，放入滚开水中煮熟，剔肉去骨；将赤小豆、土茯苓、大枣（去核）、生姜用清水淘洗干净。将全部用料置于清水锅内，武火煮沸，转用文火煲3小时左右，汤成调好味即可。每周2次，喝汤食肉。

【关键词】湿热痹阻。

（16）木瓜茯苓汤

【组成】木瓜25克，茯苓25克。

【功能主治】清利湿热，通络止痛。

【烹调技巧】将木瓜、茯苓分别洗净切成小块、小片，同置锅中，加清水250毫升，大火煮开3分钟，转换文火煮20分钟，滤渣取汁，分次饮用。

【关键词】湿热痹阻。

【按】木瓜祛风湿，通络脉；茯苓利湿健脾。本方适用于湿热痹阻证，伴四肢疼痛如裹者。

（17）干骨节草瘦肉汤

【组成】猪瘦肉100克，干骨节草15克，食盐适量。

【功能主治】清热除湿，宣痹通络。

【烹调技巧】将干骨节草与猪瘦肉用清水洗净，同放于大砂锅中，加清水适量，小火慢炖2小时，加入适量食盐调味即可。喝汤食肉，每日1次。

【关键词】湿热痹阻。

（18）防己桑枝煨母鸡

【组成】防己12克，桑枝30克，薏苡仁60克，赤小豆60克，老母鸡1只，调料适量。

【功能主治】清热除湿，宣痹通络。

【烹调技巧】将前4种材料洗净，放入纱布袋。将老母鸡去毛及内脏，洗净，将药袋塞入鸡膛，置于砂锅中，加水适量，文火煨烂。去纱布袋，调好味后即可食用。喝汤食肉，1只可食用3日。

【关键词】湿热痹阻。

（19）知母炖鹌鹑

【组成】熟地黄20克，知母20克，鹌鹑1只，调味品适量。

【功能主治】清热除湿，宣痹通络。

【烹调技巧】将鹌鹑宰杀，去毛、爪及内脏，切成小块，与以上中药材一起放入炖盅，加水及调味品适量，隔水文火炖3小时左右即成。佐餐食用，随量服食。

【关键词】湿热痹阻。

（20）何首乌粥

【组成】何首乌60克，粳米60克，大枣20克，红糖适量。

【功能主治】补肝益肾，养血祛风。

【烹调技巧】先将何首乌用清水洗干净煎取浓汁，去渣，将粳米和大枣一起放入砂锅内煮粥，待将成时，用红糖适量调味，再煮1～2分钟，即可食用。

【关键词】肝肾两虚。

（21）乌豆粥

【组成】黑大豆500克，食用油5克，大米1500克，白糖5克，生姜末适量。

【功能主治】补益肝肾。

【烹调技巧】将黑大豆浸泡24小时，将食用油和大米一起入锅，煮至米烂时下豆，并添加白糖、生姜末适量，每日当粥吃。

【关键词】肝肾两虚。

（22）壮阳狗肉汤

【组成】狗肉500克，菟丝子10克，附片3克，葱、姜各10克，绍酒、食盐、味精适量。

【功能主治】益肾壮阳，祛寒除湿。

【烹调技巧】将一整块狗肉下水焯透，捞出，切成2厘米左右见方的小块，下锅后放入姜片煸炒，绍酒烹入，与包好的菟丝子、附片一齐入大砂锅内，以食盐、味精、葱调味，大火烧沸后，小火炖约2小时至肉熟烂，即可。每日1次，可配餐食用，可分3日食用。

【关键词】肝肾两虚。

（23）双鞭壮阳汤

【组成】牛鞭（最好是黄牛鞭）500克，狗鞭200克，姜、葱、料酒、精盐等。

【功能主治】暖肾壮阳，散寒止痛。

【烹调技巧】将牛鞭在开水中持续浸泡5小时，然后顺尿道剖成两半，冲洗干净；将洗净的狗鞭，一齐放入温油中浸泡，以微微小火炸酥，捞起，于开水锅中泡洗干净。将二者放入锅内，加入姜、葱、料酒等，注入清水500毫升，于锅内蒸煮约2小时，分次食用。

【关键词】肝肾两虚。

（24）猪肉鳝鱼羹

【组成】黄鳝250克，猪肉糜100克，杜仲15克，葱、姜、料酒、醋、胡椒粉、香菜等调味品适量。

【功能主治】补肝肾，益气血，祛风通络。

【烹调技巧】将杜仲煎水去渣取汁备用，洗净黄鳝，用开水略烫，将其外皮上的黏物刮去，切段。将猪肉糜放油锅内煸炒，加适量清水及杜仲汁，放入葱、姜、料酒、鳝鱼段，大火煮沸后改用文火煮至黄鳝熟烂，加适量醋、胡椒粉等调好味，起锅，最后撒上香菜即可。佐餐食用。

【关键词】肝肾两虚。

（25）鹿茸鸡

【组成】当年的公鸡1只，鹿茸3～6克。

【功能主治】补益肝肾。

【烹调技巧】将公鸡、鹿茸一齐在锅内焖熟，不放油盐。吃肉喝汤，分两日食用。可根据自身情况每隔7日或半月吃1次。

【关键词】肝肾两虚。

【按】夏天及关节红肿疼痛者勿用。适用于类风湿性关节炎属于肝肾不足者。

（四）按摩调理

【调理时机】经常操作。

【保健穴位】见附录，1.（2）风池；4.（2）阳池，（4）三阳络；7.（1）命门，9.（2）京骨，（3）昆仑。

【操作视频】见附录，视频2，视频20，视频22，视频40，视频55，视频56。

第五节 血液病

一、缺铁性贫血

（一）什么是缺铁性贫血

缺铁性贫血是指体内用来制造血红蛋白的贮存铁已被消耗殆尽，红细胞生成障碍所致的贫血，多见于婴幼儿、育龄妇女、老年人及营养不良者等。缺铁性贫血的原因：一是铁的需要量增加而摄入不足，二是铁吸收障碍，三是铁丢失过多。

（二）如何自我诊断

缺铁性贫血患者一般有疲乏无力、精神萎靡、烦躁易怒、头晕、头痛、耳鸣、心悸、气短等症状。儿童表现为生长发育迟缓，注意力不集中，智力低下。

中医学中缺铁性贫血根据症状可分为血虚、气血两虚、阴阳两虚、脾胃虚弱、心脾两虚、肝肾阴虚、脾肾阳虚。

1. 血虚

【临床表现】面色苍白或萎黄，口

唇、爪甲、黏膜淡白，头晕眼花，气短心慌，食欲不振。

2. 气血两虚

【临床表现】面色萎黄或苍白，口唇、爪甲、黏膜淡白，神疲乏力，少气懒言，出汗多，头晕心慌，手足麻木。

3. 阴阳两虚

【临床表现】面色萎黄，爪甲、口唇、黏膜淡白，头晕心慌，神疲倦怠，四肢冷，腰膝酸软，心中、手心、足心烦热，毛发干枯，遗精，盗汗，月经不调。

4. 脾胃虚弱

【临床表现】面色萎黄或苍白，唇甲颜色浅淡，形体消瘦，神疲乏力，食欲不振，脘腹胀闷，或伴牙龈出血，或见月经量多，大便不调。

5. 心脾两虚

【临床表现】面色萎黄，唇甲苍白，头发黄而稀疏，心慌，睡眠不好，气短不愿多说话，声音无力甚至低微，头晕眼花，神情疲惫，食欲差。

6. 肝肾阴虚

【临床表现】面色苍白，两颧骨处泛红，夜间汗出，毛发干枯，指甲白容易脆裂，耳鸣，目干涩，腰膝酸软，发育迟缓，口舌干燥，皮肤不润泽，甚至四肢震颤抽动。

7. 脾肾阳虚

【临床表现】面色苍白，爪甲、口唇、黏膜淡白，头发黄而稀少，发育迟缓，精神萎靡，怕冷，消瘦或浮肿，少气不愿说话，腰膝酸冷，头晕耳鸣，失眠多梦，食欲差，大便稀，或排便都是未消化的食物。

（三）按词索剂

（1）鸭血菠菜粥

【组成】鸭血100克，鲜菠菜适量，粳米100克，调料适量。

【功能主治】养血补血。

【烹调技巧】将鸭血切成小块放沸水中稍煮，捞出，菠菜放入沸水中，略烫一下，捞出后切细，粳米加水煮粥，待粥成时放入鸭血、菠菜，调味即可。作早晚餐服食，可常食。

【关键词】血虚。

（2）阿胶粥

【组成】阿胶15克，糯米80克，红糖适量。

【功能主治】养血补血。

【烹调技巧】先将糯米煮粥，待粥成时放入粉碎的阿胶粉，边煮边搅匀，阿胶融化后调入红糖即可。每日1剂，分2次服用。

【关键词】血虚。

（3）猪血豆腐汤

【组成】猪血50克，豆腐60克，胡萝卜10克，葱、姜、盐、味精适量，高汤500毫升。

【功能主治】养血补血。

【烹调技巧】将猪血、豆腐分别切成0.5厘米厚、2.5厘米宽、4厘米长的条，葱、姜洗净切末，胡萝卜切丝。炒锅加热，放油，油热再放入葱、姜末炒香，倒入高汤，烧开后放入切好的猪血、豆腐条、胡萝卜丝，烧开约3～5分钟后加入味精、盐，即可食用。

【关键词】血虚。

（4）补肝血片

【组成】黄芪30克，当归15克，山楂片10克，猪（羊）肝250克，鸡蛋1个，笋片、黄瓜片各50克，淀粉、精盐、酱油、料酒、油适量。

【功能主治】养血补血。

【烹调技巧】将猪（羊）肝去筋切成薄片，加入鸡蛋、淀粉、精盐，上浆，笋片焯水备用。黄芪、当归、山楂加水浓煎至50毫升，加酱油、盐、料酒兑成滋汁备用。炒锅置旺火烧热，加油烧至六七成热时，下肝片滑开至熟，捞出去油。原锅留少许油，把葱姜末煸一下，再加入肝片、笋片、黄瓜片，加入滋汁，颠翻炒匀，勾芡，淋上明油即可。佐餐食用。

【关键词】血虚。

（5）阿胶大枣木耳粥

【组成】阿胶15克，大枣10枚，黑木耳10克，糯米50g。

【功能主治】益气补血。

【烹调技巧】将阿胶捣碎备用。将黑木耳用温水泡发，洗净。大枣去核。将黑木耳、大枣与糯米煮粥，将熟时加入阿胶，搅化即可。每日早、晚餐温热服食。

【关键词】气血两虚。

【按】黑木耳益气补血，是各种食物中含铁量最高的。阿胶能促进骨髓造血功能，明显提高红细胞和血红蛋白含量；大枣养血补气，阿胶补血。此粥适用于气虚、血虚头晕及缺铁性贫血等患者。

（6）赤豆粥

【组成】糯米100克，赤豆50克，大枣10枚。

【功能主治】益气养血。

【烹调技巧】将三物洗净，共放锅中加适量清水煮粥。每日早晚食用，或作点心服食。

【关键词】气血两虚。

（7）木耳枣肉汤

【组成】黑木耳20克，大枣10枚，鸭肉60克。

【功能主治】益气养血。

【烹调技巧】将三味共煮汤食用，每日2次。

【关键词】气血两虚。

（8）芹菜爆炒猪肝

【组成】猪肝250克，芹菜300克，酱油5克，白糖、精盐、油适量。

【功能主治】益气养血。

【烹调技巧】将猪肝去筋膜，洗净切成薄片，加盐适量搅匀，待用。芹菜洗净，切段。将油锅烧至六成油温，投入猪肝，待变色后，倒入漏勺沥油。锅中留油少许，投入芹菜，旺火煸炒，待熟前加入酱油、白糖、精盐，再倒入猪肝，翻炒几下，立即出锅。

【关键词】气血两虚。

【按】每100克猪肝含铁25毫克，每100克芹菜含铁8.2毫克。本菜谱富含铁质和叶酸，是有贫血倾向的女性和婴幼儿日常食补的佳品。

（9）牛蹄筋花生糯米粥

【组成】牛蹄筋、花生米各50克，糯米50～80克。

【功能主治】补益阴阳。

【烹调技巧】将牛蹄筋洗净，切成小块，与花生米、糯米一起，加水适量煮粥，煮至蹄筋及花生熟烂、汤稠即可。食粥吃蹄筋及花生。每日早晚各1次。

【关键词】阴阳两虚。

（10）当归生姜羊肉汤

【组成】当归50克，羊肉500克，生姜30克，料酒等调料适量。

【功能主治】温阳散寒养血。

【烹调技巧】将羊肉、当归、生姜均洗净，放入砂锅中，加料酒、清水适量，煮至羊肉熟烂，调味即可。吃羊肉喝汤。

【关键词】阴阳两虚。

（11）首乌参羊肉补血粥

【组成】羊肉500克，何首乌15克，太子参30克，龙眼肉20克，葱白、姜、绍酒、盐等调料适量。

【功能主治】益气温中，补肾养血。

【烹调技巧】将羊肉切丁，将太子参、龙眼肉、何首乌装入洁净的纱布袋扎紧口，加葱白、姜、绍酒、盐等调料适量，均放入砂锅内，加清水没过料，先用大火烧沸后，去浮沫，以文火煨至羊肉烂熟，捞去药包及葱姜即可。佐餐食用。

【关键词】阴阳两虚。

（12）红参粳米粥

【组成】红参15克（切片），龙眼肉15克，粳米80克。

【功能主治】健脾益气。

【烹调技巧】同煮粥食用。

【关键词】脾胃虚弱。

（13）黄芪鸡汁薏苡仁粥

【组成】黄芪30克，母鸡1只（1000克），薏苡仁30克，粳米100克调味品适量。

【功能主治】健脾益气。

【烹调技巧】将母鸡宰杀去毛及内

脏（切块），和黄芪放入锅加水煮成浓汤，用此浓汤和薏苡仁、粳米煮粥，调味食用。

【关键词】脾胃虚弱。

（14）鸭血菠菜汤

【组成】新鲜菠菜500克，鸭血300克，盐、味精适量。

【功能主治】健脾益气。

【烹调技巧】将菠菜洗净，用开水烫一下，切段。将猪血洗净，切小块先放入铁锅内加水煮开，然后加入菠菜一起煮汤，熟后根据个人口味调味。每日或隔日一次，连服2～3次。

【关键词】脾胃虚弱。

【按】鸭血价廉物美，堪称“养血之王”。中医认为菠菜性凉，味甘，能养血、止血、敛阴、润燥。因此此汤具有补铁养血之功效。

（15）菠菜炒豆干

【组成】菠菜300克，豆干100克，素油、料酒、盐、味精、姜、葱、湿淀粉、鲜汤各适量。

【功能主治】健脾益气。

【烹调技巧】将菠菜择洗干净，锅中加水1000毫升，油5克，大火烧开，放入菠菜烫一下，捞出，过凉水，沥水，切段；豆干切丝；葱、姜洗净、切末。炒锅加热，放油，油热放葱姜末炝锅，放菠菜、豆干煸炒、烹入料酒，加入鲜汤，再放盐、味精，最后用湿淀粉勾芡，翻炒出锅，即可食用。

【关键词】脾胃虚弱。

（16）鸡血藤煲鸡蛋

【组成】鸡血藤30克，鸡蛋2个。

【功能主治】健脾益气生血。

【烹调技巧】将鸡血藤洗净后与鸡蛋同放锅内，加水300毫升，鸡蛋熟后去壳取蛋，再煎10分钟。吃蛋饮汤，可常食。

【关键词】脾胃虚弱。

（17）大枣阿胶粥

【组成】阿胶粉10克，大枣8枚，糯米80克。

【功能主治】养血止血。

【烹调技巧】将阿胶捣碎；大枣去核与糯米煮粥，粥成时入阿胶粉稍煮，搅令烊化即成。日早晚餐温服。

【关键词】心脾两虚。

（18）参枣汤

【组成】党参15克，大枣10枚。

【功能主治】健脾益气生血。

【烹调技巧】上两味水煎2次，去渣合汁。每日2次，吃枣喝汤。

【关键词】心脾两虚。

（19）归参炖母鸡

【组成】当归15克，党参15克，母鸡1只（约1500克），各种佐料适量。

【功能主治】健脾益气，养血生血。

【烹调技巧】将当归、党参放入鸡腹，置砂锅中，加各种佐料及清水，先用旺火煮沸，再用小火煨炖至鸡肉熟烂即可。食肉喝汤，佐餐食用。

【关键词】心脾两虚。

（20）神仙鸭

【组成】鸭1只（约2000克），人参3克，龙眼肉20克，莲子50克，大枣10枚，盐、酱油、料酒各适量。

【功能主治】补气健脾养血。

【烹调技巧】将鸭去毛、内脏，剁去脚，洗净沥干。人参切片，莲子用水泡胀后去表皮、去心，大枣去核，龙眼肉洗净。用盐5克、酱油50毫升、料酒30毫升混匀后搽在鸭表面和腹内。将人参、龙眼肉、莲子、大枣混合后，填入鸭腹，放在砂锅中，上笼用武火蒸至鸭熟即可。每周1次，佐餐食用。

【关键词】心脾两虚。

（21）猪肝菠菜粥

【组成】猪肝、粳米各100克，菠菜150克，葱花、姜片、盐各适量。

【功能主治】补肝肾养血。

【烹调技巧】将猪肝切片，菠菜洗净去根切段，粳米加水熬成薄粥，然后放入猪肝和菠菜，加少许葱花、姜片及盐调味，至猪肝熟即可。可作早晚餐或点心服食。

【关键词】肝肾阴虚。

（22）当归枸杞猪肝粥

【组成】当归15克，枸杞15克，猪肝60克，粳米100克，调料适量。

【功能主治】滋阴养血。

【烹调技巧】将上四种食材共煮粥调味食用。

【关键词】肝肾阴虚。

（23）多子汤

【组成】枸杞子10克，女贞子15克，桑椹子20克，韭菜子10克，五味子6克，金樱子15克，补骨脂10克，菟丝子10克。

【功能主治】滋养肝肾。

【烹调技巧】将上物加水煎，代茶饮。每日1剂，不拘时饮服。

【关键词】肝肾阴虚。

（24）龙眼肉鹌鹑蛋

【组成】龙眼肉12克，鹌鹑蛋4个，红糖15克。

【功能主治】补血和血。

【烹调技巧】将鹌鹑蛋打碎，和龙眼肉、红糖放置碗中调匀，加水100～200毫升放在饭上蒸熟。每日早晨1次，可常食。

【关键词】肝肾阴虚。

（25）鸡蛋羊腰糯米粥

【组成】鸡蛋1个，羊腰1只，糯米50克，调料适量。

【功能主治】补肾健脾。

【烹调技巧】将羊腰去筋膜切片，鸡蛋打碎加入调料拌匀，糯米煮粥，将成时加入鸡蛋、猪腰稍煮即可。可作早晚餐或点心服食。

【关键词】脾肾阴虚。

（26）黄芪鸡汁粥

【组成】母鸡1只（重1000～1500克），黄芪30克，粳米80～100克。

【功能主治】益气血，填精髓。

【烹调技巧】将母鸡剖洗干净，煎浓鸡汁，将黄芪煎汁，每次以粳米80～100克加入鸡汁和药汁煮粥。早晚趁热食用。

【关键词】脾肾阴虚。

（27）龙眼肉大枣汤

【组成】龙眼肉20克，大枣30克，黑豆60克。

【功能主治】健脾益肾。

【烹调技巧】将龙眼肉、大枣、黑豆一起煎汤。

【关键词】脾肾阴虚。

（28）参杞羊肉

【组成】羊肉1000克，党参20克，枸杞子30克，菟丝子10克，砂仁5克，牛膝15克，陈皮3克，山楂3克，酱油、糖、黄酒、葱、姜、味精各适量。

【功能主治】益气温阳补血。

【烹调技巧】上述食材除羊肉外，入砂锅加水煎煮30分钟后，倒出药汁。将羊肉切成小块，加酱油、糖、黄酒、葱、姜、味精等调料，腌渍入味，放入锅中，加药汁及清水适量，煮沸后，文火慢慢煨至羊肉烂熟即可食用。佐餐食用。

【关键词】脾肾阴虚。

（四）按摩调理

【调理时机】经常操作。

【保健穴位】见附录，6.（1）幽门，（2）章门，（3）腹哀，（5）中脘，（9）关元。

【操作视频】见附录，视频33，视频34，视频35，视频36，视频39。

二、血小板减少性紫癜

（一）什么是血小板减少性紫癜

血小板减少性紫癜是由血小板减少所引起的以皮肤、黏膜、内脏及其他组织的出血为特征的疾病。分为原发性或特发性血小板减少性紫癜；继发性或症状性血小板减少性紫癜。急性型多见于儿童，多有病毒感染史；慢性型多见于成年女性，相对较轻。

（二）如何自我诊断

如果出现针尖大小出血点，散在分布于躯干和四肢，不伴瘙痒，有的出现皮下瘀斑，或鼻出血、牙龈出血，化验血常规血小板数量减少，就该警惕血小板减少性紫癜的可能了。

中医根据血小板减少性紫癜临床表

现辨证，可将其分为气血亏虚、肝肾阴虚、脾肾阳虚及气机郁滞等证。

1. 气血亏虚

【临床表现】皮肤黏膜有瘀点、瘀斑，斑色淡红，清稀不显，时发时愈，稍劳尤甚，面色萎黄，乏力，头晕。

2. 肝肾阴虚

【临床表现】皮肤黏膜紫斑较多，斑色紫红，下肢尤甚，低热颧红，头晕，五心烦热，盗汗，口干。

3. 脾肾阳虚

【临床表现】病程较长，皮肤黏膜有瘀斑、瘀点，斑色淡红，形寒肢冷，腰酸便溏，小便清长。

4. 气机郁滞

【临床表现】皮肤黏膜有瘀斑、瘀点，以面部口唇部多见。心烦易怒，胸闷善太息，两胁胀满，或五心烦热，或食少纳呆，妇女月经不调。

（三）按词索剂

（1）花生枣泥薏苡仁粥

【组成】花生米20粒，大枣10枚，粳米50克，薏苡仁30克，白糖适量。

【功能主治】益气摄血。

【烹调技巧】将花生米下锅加水煮六成熟，大枣煮烂，取出大枣，去皮、核，与花生均碾成泥，与煮好的薏苡仁粳米粥调合，加入白糖略煮即可。早晚餐食用，或作点心食用。

【关键词】气血亏虚。

（2）党参旱莲粥

【组成】党参8克，旱莲草8克，粳米50克，白糖适量。

【功能主治】补气摄血，滋阴清热。

【烹调技巧】先将党参切片炖熟；旱莲草煎汤去渣，与淘洗干净的粳米一同入锅，加水适量，先用旺火烧开，再转用文火熬煮成粥，加入党参、白糖服食。每日1剂，分早晚服食。

【关键词】气血亏虚。

（3）猪皮花生芝麻汤

【组成】猪皮50克，带皮花生米30克，黑芝麻2克，红糖适量。

【功能主治】益气养血摄血。

【烹调技巧】将猪皮洗净切成小块，与带皮花生一同加水适量，小火煎煮，至皮烂汤汁稠厚，加红糖调味，撒上黑芝麻。分2次趁热食用。

【关键词】气血亏虚。

（4）龙眼肉花生藕节汤

【组成】龙眼肉30克，花生米15克，藕节50克。

【功能主治】益气健脾，收敛止血。

【烹调技巧】将上三味洗净后加

适量水煎煮，至花生熟烂即可。每日1次，分3次食完。

【关键词】气血亏虚。

（5）红糖糯米鲶鱼

【组成】鲶鱼约400克，糯米150克，绍酒10克，红糖10克，姜汁5克，精盐。

【功能主治】补气养血。

【烹调技巧】蒸糯米成饭。用绍酒、精盐、姜汁浸渍鲶鱼10分钟。将适量糯米饭塞入鱼腹中，剩余的糯米饭盛入蒸碗内，放上鲶鱼，盐与红糖撒在蒸碗内，入笼蒸熟即可。佐餐食用。

【关键词】气血亏虚。

（6）大枣藕节炖兔肉

【组成】兔肉200 ~ 300克，藕节10克，大枣10 ~ 15枚，姜、糖适量。

【功能主治】补中益气，养血摄血。

【烹调技巧】将上三种食材放砂锅内煮烂，加姜、糖适量调好味即可。每日1剂，早晚服食。

【关键词】气血亏虚。

（7）黄芪黑豆炖鲶鱼

【组成】黑豆50克，鲶鱼2条，黄芪20克。

【功能主治】益气摄血。

【烹调技巧】将鲶鱼洗净，与黑豆、黄芪在瓦锅内文火炖熟。佐餐食用。

【关键词】气血亏虚。

（8）玄参枸杞地黄粥

【组成】玄参15克，枸杞子10克，生地黄50克，粳米100克，冰糖适量。

【功能主治】滋阴清热，凉血止血。

【烹调技巧】将玄参、生地黄用水煎，去渣留汁，入粳米煮，粥将成时，放入枸杞子，加冰糖适量，稍煮即成。每日1剂，分2次服食。

【关键词】肝肾阴虚。

（9）枸杞参枣鸡蛋汤

【组成】枸杞子10 ~ 15克，大枣5枚，西洋参3克，鸡蛋2个。

【功能主治】补气养血。

【烹调技巧】将前三味放入砂锅，一齐煮汤，鸡蛋煮熟后去壳取蛋，再煮片刻，吃蛋饮汤。每日或隔日服1次，连服6 ~ 7剂。

【关键词】肝肾阴虚。

（10）滋阴生津汤

【组成】鲜藕500克，生梨300克，生荸荠300克，生甘蔗100克，鲜生地80克。

【功能主治】养阴生津，凉血止血。

【烹调技巧】将上五味均洗净去皮去核，榨汁。每次饮1小杯，每日5 ~ 6次，可经常服用。

【关键词】肝肾阴虚。

（11）藕节枸杞大枣煎

【组成】藕节200克，枸杞子30

克，大枣30克。

【功能主治】滋阴降火止血。

【烹调技巧】将枸杞子与藕节一同加水煎汁浓缩至微黏稠，再放入破开的大枣，煎至枣熟，拣去藕节，装瓶备用。食用大枣及枸杞子，不拘量。可连食3～5个月。

【关键词】肝肾阴虚。

（12）乌梅藕片

【组成】嫩鲜藕300克，鲜乌梅肉100克，白糖30克。

【功能主治】清热养阴，止血散瘀。

【烹调技巧】将嫩藕洗净，去皮，切成圆片，浸入冷开水中。乌梅肉剁成茸，加水熬汁，煎成乌梅汁约150克时，加入白糖溶化。捞出藕片入盘，淋入浓稠糖浆拌均匀，使乌梅汁浸入藕片内即成。每日1剂，作点心食用。可连服3～5日。

【关键词】肝肾阴虚。

（13）茜草甲鱼滋阴降火汤

【组成】茜草12克，甲鱼1只，调料适量。

【功能主治】滋阴降火，宁络止血。

【烹调技巧】将甲鱼洗净，与茜草加水适量炖煮，至甲鱼熟透后，去茜草，调味即可。饮汤食肉，可每周1次。

【关键词】肝肾阴虚。

（14）参芪仙姜粥

【组成】黄芪18克，炮姜6克，党参12克，仙鹤草8克，粳米、红糖适量。

【功能主治】健脾益肾。

【烹调技巧】将前四味水煎取液，入粳米及红糖煮粥。每日1剂，适量服食。

【关键词】脾肾阴虚。

（15）芪姜羊骨粥

【组成】羊骨1000克，黄芪30克，大枣10枚，大米100克，生姜60克细盐、葱白、生姜各适量。

【功能主治】补肾气，强筋骨，健脾胃，也适用于再生障碍性贫血。

【烹调技巧】将羊骨打碎，与黄芪、生姜入砂锅煮10个小时后，加大枣煎汤，然后取汤代水同米煮粥，待粥将熟时，加入细盐、葱白，稍煮沸即可。温热空腹食用，两周为1疗程，宜于秋冬季食用。

【关键词】脾肾阴虚。

（16）大枣羊胫骨粳米粥

【组成】羊胫骨1根，大枣20枚，粳米80克，调料适量。

【功能主治】补脾养血，补肾益气。

【烹调技巧】先将羊胫骨洗净敲碎，加水适量煎取汤汁，去骨后与淘洗干净的粳米和去核的大枣一同入锅，先用旺火烧开，再转用文火熬煮成稀粥，调味后即可食用。

【关键词】脾肾阴虚。

（17）羊脊骨汤

【组成】羊脊骨（连尾）1根，肉苁蓉12克，菟丝子10克，葱、姜、盐适量。

【功能主治】补肾阳，益精血，健脾胃。

【烹调技巧】将羊脊骨碎成块；菟丝子酒浸3日晒干，捣末，肉苁蓉酒浸一夜，刮去粗皮；用水适量，放入羊脊骨与苁蓉，同炖至熟透，调入菟丝子末及调味品。此为1日量，分2次空腹食之。

【关键词】脾肾阴虚。

（18）花生衣党参汤

【组成】花生红衣10克，大枣10枚，党参10克。

【功能主治】健脾，益气摄血。

【烹调技巧】把以上三味用砂锅加水煮成汤，弃掉花生衣和党参渣，吃枣喝汤。此为1日量，分2次食用。

【关键词】脾肾阴虚。

（19）淮山鳝鱼补血汤

【组成】淮山药80g，鳝鱼200g，葱、姜、蒜、油、料酒、酱油、醋、白糖、味精等适量。

【功能主治】补肾益气，止血。

【烹调技巧】将鳝鱼洗净，从喉部剪一刀，放血，再从喉部插入，顺长轴剪至尾部，取出内脏，洗净，用沸水冲烫后，洗去黏液，切段，放入盘内；将料酒、酱油、姜丝、醋、味精腌渍入味，将山药去皮切片，放入热煲中。炒锅上火烧旺，放入菜油待七成熟时，下鳝鱼段煎至两面呈黄色，倒出沥油，原锅留少许油，在火上烧热，将蒜片、姜片煸至金黄色，倒入鳝鱼段、料酒、白糖、酱油，烧上色后，加入醋烧沸，用微火炸酥入味；烧酥的鳝鱼段转用大火烧至汤仅剩1／4时，撒入味精，淋上麻油，用勺搅匀，见卤黏光亮，紧包鳝鱼段时，起锅盛入煲中的淮山药上，加盖略烧片刻即可食用。

【关键词】脾肾阴虚。

（20）逍遥粥

【组成】柴胡12克，白芍10克，川芎10克，佛手3克，香橼3克，粳米30克，冰糖适量。

【功能主治】疏肝解郁，活血化瘀。

【烹调技巧】将柴胡、白芍、川芎、佛手、香橼以水煎煮，去渣留汁，入粳米煮粥，粥将成时加入冰糖适量，稍煮即成。每日1剂，分2次服用。

【关键词】气机郁滞。

（21）郁金蜜膏

【组成】郁金200克，蜂蜜适量。

【功能主治】行气解郁，活血消瘀。

【烹调技巧】将郁金加水适量浸泡、煎煮，每煮30分钟取煎液1次，加温水再煎，共取3次，合并煎液，以小火煎熬成稠膏时，加等量蜂蜜，至沸停火，待冷装瓶备用。每日2次，每次1汤匙，以沸水冲化顿服。

【关键词】气机郁滞。

（22）参附饼

【组成】香附20克，丹参30克，面粉200克，白糖适量。

【功能主治】疏肝理气，活血化瘀。

【烹调技巧】水煎香附、丹参，去渣留汁，加白糖适量搅匀。用药汁和面，依常法做饼即可。每日1剂，分2次食用。

【关键词】气机郁滞。

（四）按摩调理

【调理时机】缓解期。

【保健穴位】见附录，5.（1）膈俞，（2）脾俞；8.（1）环跳，（2）带脉，（4）血海。

【操作视频】见附录，视频29，视频30，视频48，视频49，视频51。

三、白细胞减少症

（一）什么是白细胞减少症

白细胞减少症属于常见血液病。外周血液中白细胞计数持续低于4×10^9/L时，统称白细胞减少症。

（二）如何自我诊断

临床上可无症状，易患感冒，或有头晕、乏力、低热、食欲减低、失眠多梦、畏寒、心慌等症状。积极寻找病因如感染、结缔组织病、血液系统疾病、药物因素、理化因素等。

白细胞减少症在中医学上根据临床症状可分为肝肾阴虚、气阴两虚、脾肾阳虚、心脾两虚等证。

1. 肝肾阴虚

【临床表现】头晕目眩，倦怠，耳鸣，面色少华，心烦失眠，消瘦，腰膝酸软，遗精，夜间多汗，月经不调。

2. 气阴两虚

【临床表现】面色晦暗或苍白无光泽，头昏目花，少气懒言，倦怠疲乏，心慌失眠，手足心热，耳鸣腰酸，劳倦乏力，容易出汗，夜间汗出。

3. 脾肾阳虚

【临床表现】面色苍白，精神不振，失眠，头昏，倦怠气短，食欲不振，大便稀黏，或天一亮即拉肚子，小便量多色淡，怕冷四肢凉，腰部酸楚，阳痿，女子白带多而稀。

4. 心脾两虚

【临床表现】头晕目眩，神疲乏力，失眠多梦，饮食减少，腹胀便稀，面色萎黄无光泽。

（三）按词索剂

（1）紫河车粥

【组成】鲜紫河车半个，瘦鸭肉200克，生姜8片，糯米100克，葱、盐等适量。

【功能主治】滋阴，补肝肾。

【烹调技巧】将胎盘的筋膜血管挑开，去瘀血后与瘦鸭肉洗净切块，生姜切丝，与粳米一齐煮为粥，粥熟后加葱、盐及少许调味品。每周服食2～3次，连服20次。

【关键词】肝肾阴虚。

（2）枸杞羊骨粥

【组成】枸杞子30克，羊骨500克，黑豆3把，大枣10枚，粳米50克，调料适量。

【功能主治】滋阴，补肝肾。

【烹调技巧】将羊骨敲碎，入锅熬制后与枸杞子、黑豆、大枣、粳米一同入砂锅内加水煮粥，调味服食。

【关键词】肝肾阴虚。

（3）滋阴乌鸡汤

【组成】乌骨鸡1只，生地150克，玄参10克，茯苓10克，饴糖150克。

【功能主治】滋阴，补肝肾。

【烹调技巧】乌骨鸡1只去毛及内脏，于鸡腹中放入生地、玄参、茯苓、饴糖，置盆中放于蒸锅蒸熟，食肉饮汤。

【关键词】肝肾阴虚。

（4）红杞乌参鸽蛋汤

【组成】枸杞子30克，乌参（海参）2只，鸽蛋8个，食盐5克，绍酒30克，胡椒面3克，酱油10克，花生油300克，猪油、鸡汤、普通汤、生姜、葱、淀粉各适量。

【功能主治】补肾益精。

【烹调技巧】将海参用凉水泡胀后，将内壁膜抠干净，用普通汤焯两遍，洗净，用刀尖在腹壁切成菱形花刀，注意不要切透。鸽蛋加冷水文火煮熟，捞出放入凉水内，去壳备用。在烧热的炒锅内注入花生油，将鸽蛋滚满干淀粉，放入油锅中炸成金黄色，待用。炒锅烧热注入猪油50克，待油温八成热时下葱、姜煸炒，随后倒入鸡汤，煮2～3分钟去葱、姜，再加入酱油、绍酒、胡椒面和海参，烧沸后去浮沫，移文火上煨40分钟，加入鸽蛋、枸杞子，再煨10分钟，佐餐食用。

【关键词】肝肾阴虚。

（5）沙参大枣粥

【组成】沙参粉25克，大枣5枚，粳米50克，莲子粉20克，白糖适量。

【功能主治】益气养阴。

【烹调技巧】将粳米、大枣入锅，煮粥至半熟，加入沙参粉、莲子粉，边煮边搅拌，至粥熟加入白糖即成。早晚分食。

【关键词】气阴两虚。

（6）太子参鸡肉饭

【组成】太子参20克，粳米1000克，鸡肉120克，红萝卜60克，豆腐60克，莲藕60克，酱油、黄酒适量。

【功能主治】益气养阴，健脾养血。

【烹调技巧】将太子参加水浓煎1小时，取浓汁1杯。鸡肉切碎，红萝卜切成细长片，莲藕切成圆片，与豆腐一起加入淘净的粳米中，再加酱油、黄酒、太子参汁适量，按常规方法煮熟即成。当主食，随意食用。

【关键词】气阴两虚。

（7）黄芪母鸡汤

【组成】生黄芪、麦冬、薏苡仁、鸡血藤各30克，大母鸡1只。

【功能主治】益气养阴。

【烹调技巧】将1只健康母鸡杀死，取其血与黄芪、麦冬、薏苡仁、鸡血藤和匀，并将其塞入去净鸡毛及鸡肋（留心、肝、肺及洗净的鸡内金）的鸡腹腔内后缝合腹壁，加适量的水，不加任何佐料，文火煮肉至熟，食肉喝汤，每隔3～4日吃1只。

【关键词】气阴两虚。

（8）炒胡萝卜酱

【组成】胡萝卜80克，鸡肉300克，豆腐干1块，海米10个，猪油30克，葱末、姜末、黄酱、料酒、味精、酱油、香油各适量。

【功能主治】补气养阴。

【烹调技巧】将胡萝卜切成小丁，用熟猪油炸透。鸡肉和豆腐干分别切丁，海米泡透，备用。将锅用武火加热，倒入熟猪油，放入肉丁炒，炒至肉丁内的水分已尽，颜色变浅时，放入葱末、姜末和黄酱，不断翻炒，待炒到肉中有酱味时，加入料酒、味精和酱油，豆腐干切丁，稍炒后加入胡萝卜、豆腐丁和海米，再炒后淋上香油，炒匀即可。佐餐食用。

【关键词】气阴两虚。

（9）首芪鸭肉（鳖、羊肉）

【组成】生黄芪120克，熟附子10克，首乌20克，500克左右鸭肉。

【功能主治】益气养阴，补益心脾肝肾。

【烹调技巧】清炖食肉喝汤，10日1次。

【关键词】气阴两虚。

【按】若偏阳虚即怕冷，四肢凉，倦怠乏力者不去附子，改鸭肉为羊肉，偏阴虚即手足心热，耳鸣腰酸，夜间汗出者去熟附子，鸭肉改为甲鱼。多食易消化，忌食辛辣、煎炒等食物，忌烟酒。

（10）黑木耳枸杞大枣粥

【组成】黑木耳30克，枸杞子10克，大枣20克，粳米100克，精盐、红糖适量。

【功能主治】健脾益肾。

【烹调技巧】黑木耳水发后撕成小块，大枣沸水泡洗后去核切丁，加精盐渍20分钟，木耳与粳米同煮成粥，调入枣丁、枸杞子、红糖，再煮20分钟。做早晚餐或点心服用。

【关键词】脾肾阳虚。

（11）鹿茸黄鳝汤

【组成】黄鳝300克（去肠骨），瘦鸭肉100克，鹿茸3克，山药30克，调料适量。

【功能主治】健脾益肾。（适用于面色苍白，腰膝酸软者。）

【烹调技巧】将上述食材加水蒸至熟烂，调味即可。

【关键词】脾肾阳虚。

（12）黄芪煨牛肉

【组成】黄芪30克，大枣10枚，牛肉500克，黄酒、精盐、生姜、酱油、味精、大茴香各适量。

【功能主治】温肾健脾。

【烹调技巧】将牛肉洗净，切成小块。黄芪煎汁去渣。大枣洗净去核。将牛肉、大枣放入砂锅，倒入黄芪汁和适量清水，加入黄酒、精盐、生姜、酱油、味精、大茴香，用大火烧沸，转用小火炖至熟烂即成。当菜佐餐，随意食用。

【关键词】脾肾阳虚。

（13）龙马童子鸡

【组成】海马1只（约25克），仔公鸡1只，虾仁50克，葱段、姜块、料酒、盐、味精、豆粉、清汤各适量。

【功能主治】补肾壮阳。

【烹调技巧】将仔公鸡洗净用沸水焯去血水，剁成小块分装在数个小碗内（每碗约125克），将海马、虾仁用温水洗净，浸泡10分钟，等份放在鸡肉上。加少量葱段、姜块、料酒、盐及清汤适量，上笼蒸熟。鸡出笼后，拣去葱段、姜块，把鸡扣入碗中，原汤倒在勺内，烧开去浮沫，用味精、盐调味，豆粉芡收汁，浇在鸡面上即成。佐餐食用。

【关键词】脾肾阳虚。

（14）香炸山药红薯圆

【组成】鲜山药300克，红薯300克，黑芝麻50克，糯米粉250克，鸡蛋2个，干豆粉30克，白糖300克，菜油1000克。

【功能主治】补益肝肾。

【烹调技巧】将鸡蛋打散，加干豆粉，调成稀蛋糊，黑芝麻洗净待用。将山药、红薯上笼用武火蒸熟后剥去皮，晾凉，捣成泥状，放在碗内，加白糖、糯米粉拌匀，做成一个个直径约3厘米大的圆子，粘上蛋糊，滚上芝麻。将锅置火上，倾入菜油，待油温烧至八成热时下入山药圆，炸至浮起，沥去油，装盘。佐餐食用。

【关键词】脾肾阳虚。

（15）山药茯苓葡萄粥

【组成】鲜山药100克，茯苓30克，莲子肉50克，葡萄干50克，白糖适量。

【功能主治】益气养血。

【烹调技巧】将鲜山药去皮，洗净后切片，与洗净的莲子肉、茯苓、葡萄干同入锅中，煮成粥状，调入白糖即成。早晚分食。

【关键词】心脾两虚。

（16）参枣米饭

【组成】西洋参15克，大枣15枚，粳米250克，白糖50克。

【功能主治】益气养血，健脾宁心，升白细胞。

【烹调技巧】将西洋参入锅，加水煮30分钟，留煎汁备用。将粳米淘净，入锅，加西洋参汁及清水适量，大枣洗净去核，与白糖同时放入锅中，煮成米饭。当主食，随意食用。

【关键词】心脾两虚。

（17）龙眼莲子汤

【组成】龙眼、莲子、小红枣各20个，糯米100克。

【功能主治】健脾宁心。（对心悸气短、夜寐欠安、胃纳不佳最宜。）

【烹调技巧】上四味煮粥，粥熟即成。

【关键词】心脾两虚。

（18）地黄甜鸡

【组成】鲜生地250克，母鸡1只，饴糖50克，龙眼肉30克，大枣5枚，白糖适量。

【功能主治】健脾宁心，益气养血。

【烹调技巧】将母鸡由背部颈骨至尾部剖开，去内脏、爪、翅尖，洗净，入沸水锅内略焯片刻，捞出待用。将生地切成约0.5厘米见方的颗粒，龙眼肉撕碎，与鲜生地混合均匀，再用饴糖调拌后塞入鸡腹内，将鸡腹部向下置于钵子中，大枣去核放在钵子内，灌入米汤，封口后上笼旺火蒸2 ~ 3小时，待其熟烂取出，加白糖调味即成。佐餐食用。

【关键词】心脾两虚。

（四）按摩调理

【调理时机】急性期、缓解期均可操作，配合艾灸关元穴效果更佳。

【保健穴位】见附录，2.（1）中府，（7）期门；6.（1）幽门，（2）章门，（7）神阙，（9）关元；9.（7）足三里。

【操作视频】见附录，视频7，视频13，视频33，视频34，视频37，视频39，视频60。

第六节

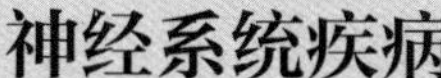

神经系统疾病

一、神经衰弱

（一）什么是神经衰弱

神经衰弱是由于长期的精神压力和情绪紧张，出现的精神易兴奋和脑力易疲乏的现象。

（二）如何自我诊断

常见症状为乏力，易疲劳，对光、声音等刺激过度敏感；精力不足，反应迟钝，注意力不易集中，记忆力减退，工作学习效率降低；头痛，头昏，舌、指、眼睑震颤，肌肉酸痛等。入睡困难，多梦，睡眠浅，早醒及醒后疲乏感；烦躁、易激惹及焦虑、抑郁及疑病观念。

中医认为本病的发生与心、脾、肝、肾关系密切，是由思虑劳倦、内伤心脾、心脾不足、肾精虚衰而发，主要分为虚证和实证两大类证。虚证多为心脾两虚和肝肾阴虚，实证多为肝气郁结和气滞痰郁，具体临床表现如下。

1. 心脾两虚

【临床表现】多思善疑，头晕神疲，心悸胆怯，失眠健忘，腹胀纳呆，面色不华，倦怠乏力，女子月经量少。

2. 肝肾阴虚

【临床表现】精神抑郁，夜卧不安，情绪不宁，胸部满闷，胁肋胀痛，痛无定处，脘闷嗳气，不思饮食，大便不调，女子月经不调。

3. 肝气郁结

【临床表现】精神不振，郁郁不乐，胸闷叹息，胁胀不舒，月经不调。两胁作病，脘闷食减，头晕目眩，神疲欲寐。

（三）按词索剂

（1）三味粳米粥

【组成】炒酸枣仁10克，白术15克，茯苓3克，粳米50克。

【功能主治】健脾养心，补益气血。

【烹调技巧】将锅置火上，加入适

量清水，加入食材，小火煮粥，米烂粥稠即可食用。

【关键词】心脾两虚。

【按】酸枣仁味酸，性平，有安神敛汗除虚烦的作用，可治心跳不安、虚汗不止、失眠等；白术味苦，性微温，可治脾胃虚热、脘腹胀满、倦怠无力等；茯苓健脾化湿，可助脾气健运。

（2）当归猴头汤

【组成】猴头菌150克，当归30克，嫩鸡肉250克，葱、姜及食盐、绍酒、胡椒面等调味料适量，小白菜心100克，清汤750克。

【功能主治】补脾益气，养血安神。

【烹调技巧】将猴头菌洗净，用温水泡30分钟后捞出切片。油热，投入当归、姜、葱、鸡块共煸炒后，放入食盐、绍酒、发猴头菌的水和少量清汤，用武火烧沸后再用文火烧约1小时，下入猴头菌片再煮半小时，撒入胡椒面和匀。先捞出鸡块放在碗底部，再捞出猴头菌片盖在上面。汤中下入小白菜心，略煮片刻倒入碗内即成。

【关键词】心脾两虚。

【按】猴头菌性平，味甘，具有利五脏、助消化的功效；当归味甘、辛，性温；归肝、心、脾经，甘温质润，长于补血，为补血之圣药；鸡肉味甘，性微温，能温中补脾，益气养血，补肾益精；小白菜性平，味甘，微寒，具有清热解烦，利尿解毒等功效。

（3）胡萝卜炒雉鸡肉

【组成】胡萝卜150克，雉鸡肉100克，调味料适量。

【功能主治】健脾温中，益气养血。

【烹调技巧】将胡萝卜去皮、洗净、切成小块，雉鸡肉洗净切片，用生粉调味料拌。起油锅炒雉鸡肉，将熟铲起。再起油锅炒胡萝卜，放少许清水，加盖略煮，倒入雉鸡肉同炒至熟，调味即可。

【关键词】心脾两虚。

【按】胡萝卜性平，味甘，健脾化滞，宽中下气；雉鸡肉味甘，性微温，能温中补脾，益气养血。

（4）地黄枣仁粥

【组成】生地黄30克，酸枣仁12克，粳米80克。

【功能主治】益气养阴，清热除烦。

【烹调技巧】将酸枣仁洗净、捣碎，与生地黄同放入砂锅中，加入适量水煎煮30分钟，去渣取汁，以药浓煮粳米，粥熟即成。

【关键词】肝肾阴虚。

【按】生地黄性寒，味甘、苦，归心、肝、肾经，能清热凉血，养阴生津；酸枣仁味酸，性平，有安神敛汗、除虚烦的作用，可治心跳不安、虚汗不止、失眠等症；粳米性平，味甘，能益气和胃。

（5）枸杞百合甲鱼汤

【组成】活甲鱼1只，枸杞子50克，鲜百合30克，葱、姜少许。

【功能主治】滋阴潜阳，补虚扶正。

【烹调技巧】将甲鱼去除内脏及头，洗净切成小块，放入砂锅内，加入枸杞、鲜百合、葱、姜，清水适量，旺火煮开，文火炖至烂熟。

【关键词】肝肾阴虚。

【按】甲鱼性平，味甘，能滋阴，补虚，凉血，软坚；枸杞子味甘，性平，滋补肝肾，明目。

（6）三味鸡蛋

【组成】枸杞子25克，远志10克，大枣3枚，鸡蛋1只。

【功能主治】补虚劳，益气血，健脾胃，养肝肾。

【烹调技巧】将鸡蛋煮熟去壳，枸杞子、远志、大枣用清水洗净，与煮熟的鸡蛋一起小火煮15分钟，吃蛋饮汤。

【关键词】肝肾阴虚。

【按】枸杞子味甘，性平，滋补肝肾，明目；远志味苦、辛，性微温，能安神益智，祛痰开窍；大枣则能补中益气，养血安神。

（7）橘红茯苓粥

【组成】橘红15克，茯苓10克，粳米100克，油、盐各少许。

【功能主治】理气开郁，化痰和胃。

【烹调技巧】将橘红、茯苓洗净，放入锅内，加适量水煎煮取汁，加入粳米煮成稀粥，加油、盐少许调味。

【关键词】肝气郁结。

【按】橘红能燥湿化痰，理气消食；粳米性平，味甘，能益气和胃，茯苓可健脾化湿。

（8）玫瑰花陈皮烤羊心

【组成】羊心1个，鲜玫瑰花70克（干品15克），陈皮2克，食盐适量。

【功能主治】理气解郁，疏达肝气。

【烹调技巧】将玫瑰花、陈皮洗净，放小锅内，加入食盐和适量清水煮10分钟，待冷备用；将羊心洗净，切小块，用竹签穿好，蘸玫瑰陈皮盐水反复在火上烤炙至熟即可。

【关键词】肝气郁结。

【按】羊心能解郁，补心；陈皮理气健脾；玫瑰花性温，味甘、微苦，入肝、脾二经，具有理气解郁之功。三者合之则疏肝理气。

（9）陈皮猪脑汤

【组成】陈皮3克，猪脑1具，盐、味精各适量。

【功能主治】疏肝理气，解郁除烦。

【烹调技巧】将猪脑洗净，与陈皮一同放入锅内，加适量清水，隔水炖熟，加入盐、味精等调味即成，隔日服1次。

【关键词】肝气郁结。

【按】陈皮味辛、苦，性温，归

脾、胃、肺经，能理气和中，燥湿化痰；猪脑性寒，味甘，益虚劳，补骨髓，健脑。

（四）按摩调理

【调理时机】经常操作。

【保健穴位】见附录,1.（1）百会；2.（5）大包,（6）乳中,（7）期门；4.（3）内关,（6）曲池。

【操作视频】见附录，视频1，视频11，视频12，视频13，视频21，视频24。

二、阿尔茨海默病

（一）什么是阿尔茨海默病

阿尔茨海默病是发生于老年期或老年前期的一种神经系统退行性疾病。其致病原因至今尚未明确，可能与年龄、遗传、脑外伤因素而导致脑萎缩有关。

（二）如何自我诊断

轻度记忆力减退，忘记熟人的名字，不记得刚刚发生的事；难以处理复杂问题，对工作或家务漫不经心，计算能力减退，不能独立进行购物；思维能力下降，情感淡漠，常多疑，性格改变；对所处的地理位置定向困难。

中医学认为，阿尔茨海默病虽病变部位在脑，却与诸脏腑功能失调密切相关，主要临床表现如下：

1. 髓海不足

【临床表现】对周围环境、人物、地点、时间的认识能力、判断力减退，神情呆钝，语不达意或静而少言，头晕耳鸣，倦怠思卧，腰膝酸痛。

2. 脾肾两虚

【临床表现】神情呆钝，少言，少动，倦怠乏力，形寒肢冷，面色苍白，腰膝酸软，腹胀便溏或五更泄泻，食欲不振或完谷不化。

3. 痰浊阻窍

【临床表现】神情呆钝，喃喃自语或言语颠倒或静而少言，精神抑郁或强哭强笑，倦怠思卧，头身困重，脘闷腹胀，痞满不适，口多痰涎，面白少华，不思饮食。

（三）按词索剂

（1）粟米杞肉粥

【组成】粟米80克，猪肉50克，枸杞子30克，姜丝、盐、味精、麻油各适量。

【功能主治】补肾益肝，益智。

【烹调技巧】将粟米淘净，猪肉洗净切片，加入清水800毫升，烧开后，再将枸杞子洗净和姜丝、盐共同放入锅中，慢熬成粥，下味精，淋麻油即可。

【关键词】髓海不足。

【按】粟米能和中益肾，除热解毒；枸杞子则具有补肾益精，养肝明目，补血安神之功；猪肉性平，味甘、咸，能补虚，滋阴，养血，润燥。

（2）核芝桑叶茸（民间方）

【组成】核桃仁、黑芝麻各15克，鲜桑叶60克，白糖适量。

【功能主治】补肾固精，养血填髓。

【烹调技巧】将核桃仁、黑芝麻、鲜桑叶分别洗净沥干，共捣成茸状，加入白糖适量，拌匀，临睡前温开水送服10克。

【关键词】髓海不足。

【按】核桃仁味甘，性温，入肾、肺经，能补肾固精；黑芝麻味甘，性平，归肝、脾、肾经，补益肝肾，养血益精；鲜桑叶能疏散风热，清肝明目。

（3）猪心朱砂汤

【组成】猪心2个，朱砂0.5克。

【功能主治】养心安神，益智补髓。

【烹调技巧】用刀将猪心切几个小口，把朱砂放入，炖熟后喝汤吃心。

【关键词】髓海不足。

【按】猪心能补心安神；朱砂甘寒，归心经，能镇心安神，清热解毒。

（4）牛骨髓粥

【组成】牛骨髓、黑芝麻各15克，红衣花生10克，糯米100克，白糖适量。

【功能主治】补髓填精，补中益智。

【烹调技巧】糯米加水1000毫升，烧开后，加入红衣花生、牛骨髓和黑芝麻，慢熬成粥，下白糖调匀。

【关键词】脾肾两虚。

【按】牛骨髓能补肾益髓；红衣花生可补益气血；黑芝麻味甘，性平，归肝、脾、肾经，补益肝肾，养血益精；粳米性平，味甘，能益气和胃。

（5）核桃鱼托

【组成】鱼肉300克，刀切馒头200克，鲜核桃肉100克，香菜15克，鸡蛋3个，干淀粉、葱姜末、食盐、味精、黄酒、油各适量。

【功能主治】补肾健脾。

【烹调技巧】将鱼肉去皮去骨，用刀斩成细茸，放在碗里，加盐、蛋清、酒、味精、葱姜末、干淀粉，拌匀上劲，制成鱼馅；将鲜核桃肉剥皮，放入温油锅中炸熟；将馒头切成4厘米长、2.5厘米宽、0.5厘米厚的长方片。在每一片的上面平铺一层鱼馅，馅上加1块核桃肉、1叶香菜，成生坯鱼托；锅内放油，烧至五成热时，将鱼托逐一放入锅内炸，并用筷子不断地翻动，至鱼托被炸热，呈金黄色后，捞出装盆。

【关键词】脾肾两虚。

【按】核桃仁味甘，性温，入肾、肺经，能补肾固精；鱼肉能补脾和中；鸡蛋性温，味甘，有滋阴、宁心安神的作用。

（6）凤梨汁

【组成】凤梨1个。

【功能主治】补脾益气。

【烹调技巧】将凤梨削皮，挖眼，洗净后切碎，榨汁，常饮。

【关键词】脾肾两虚。

【按】凤梨具有补气养血，健脾益胃的功效。

（7）胡麻叶大米粥

【组成】胡麻叶30克，大米100克。

【功能主治】益气化痰，滋补肝肾。

【烹调技巧】将胡麻叶洗净，与大米同煮为粥，早晚服用。

【关键词】痰浊阻窍。

【按】胡麻叶味甘，性平，入肺、脾、肝、肾经，能润燥滑肠，滋养肝肾；大米性平，味甘，能益气和胃。

（8）海带豆腐汤

【组成】海带100克，豆腐200克，姜片、盐、味精、麻油各适量。

【功能主治】健脾利湿，泻热化痰。

【烹调技巧】将海带洗净切丝，加水600毫升，烧开后，将水豆腐切成小方块，和姜片一起放入，煮半小时，下盐、味精，淋麻油。

【关键词】痰浊阻窍。

【按】海带性寒，味咸，能消痰软坚，泄热利水；豆腐系黄豆制成，黄豆性平，味甘，能健脾宽中，利水除湿。

（9）蒜苗鹌鹑蛋

【组成】蒜苗150克，鹌鹑蛋16个，香肠50克，植物油、香油、盐、味精、水淀粉各少许。

【功能主治】理气化湿，调和脏腑。

【烹调技巧】将鹌鹑蛋用冷水下锅煮熟，捞出浸入冷水冷却，去壳；把香肠切成指甲般小片，待用；锅烧热，用植物油煸炒蒜苗，加盐和味精，煸至断生即装盆；原锅下鲜汤100克，放入鹌鹑蛋及香肠，加盐和味精烧沸，勾芡，淋入香油，盛在绿叶菜中间。

【关键词】痰浊阻窍。

【按】蒜苗温中下气，调和脏腑；鹌鹑蛋味甘，性平，能补益气血，强身健脑。

（四）按摩调理

【调理时机】经常操作。

【保健穴位】见附录，1.（1）百会；4.（9）小海；6.（5）中脘；7.（1）命门，（8）肾俞；9.（4）照海。

【操作视频】见附录，视频1，视频27，视频36，视频40，视频47，视频57。

三、坐骨神经痛

（一）什么是坐骨神经痛

坐骨神经痛是由多种原因引起的，以坐骨神经分布区域的疼痛为主要表现。分布区域为臀部、大腿后侧、小腿后外侧、足背外侧，以单侧较多见。坐骨神经痛可分为原发和继发两种。原发性坐骨神经痛即坐骨神经炎，是坐骨神经本身发生的病变，多与感染、受凉有关；继发性坐骨神经痛是由其邻近组织病变，如腰椎间盘突出（最常见），腰椎骨性关节病等压迫坐骨神经根所引起。多见于孕妇及中老年人。

（二）如何自我诊断

既往常有上呼吸道感染病史。疼痛发生于一侧腰部、臀部及大腿后侧，向小腿后外侧及足背部放射，不伴有腰、背部疼痛，常呈持续性，疼痛呈烧灼样、刀割样，下肢无力、麻木酸胀。躺卧时，患肢上抬大于70°时，腿部疼痛加重，夜间加重。

坐骨神经痛属于中医学“痹症”的范围，认为是由于正气虚损，气血失调，风寒湿三气杂至侵犯机体，流注经络，气血阻塞不通，致使筋脉拘急而痛，临床上主要分为以下几证。

1. 风寒湿阻络

【临床表现】下肢拘急疼痛，或沿腰腿外侧放射，或沿腰腿后侧放射。局部常有冷感，入夜尤甚，遇寒加剧，得热则舒，或肢体重着不移，伴肌肤不仁。

2. 瘀血阻络

【临床表现】病程久长，反复发作或跌仆损伤，疼痛剧烈，痛如针刺或疼痛麻木，患肢不可屈伸，按压腰腿后外侧之穴点，多有明显之压痛，舌质暗紫或有瘀斑点。

3. 湿热闭阻

【临床表现】下肢腰腿拘急疼痛，呈烧灼样剧烈胀痛，伴有口渴、心烦、尿赤等。

4. 肝肾亏虚

【临床表现】腰腿酸软乏力，筋脉时有牵引拘急，步履困难，过劳则疼痛加重，卧时痛减，烦躁盗汗，头晕耳鸣，面赤，夜尿频多，大便干结。

（三）按词索剂

（1）五加皮糯米大枣粥

【组成】五加皮30克，糯米500克，大枣30克。

【功能主治】祛风除湿。

【烹调技巧】将五加皮、大枣洗净，加水泡透，煎煮。每30分钟取汁1次，共取2次。将煎液与糯米共烧煮，做成粥。

【关键词】风寒湿阻络。

【按】五加皮具祛风湿，补肝肾，强筋骨之功效；糯米性平，味甘，能益气和胃；大枣补益气血，调和药味。

（2）清炒山药片

【组成】山药200g，姜、蒜、盐、油各少许。

【功能主治】祛湿健脾。

【烹调技巧】先将山药去衣洗净后切片，用油爆炒，近熟后加姜、蒜、盐调味。

【关键词】风寒湿阻络。

【按】山药能和中养胃，平补肺、脾、肾三脏。

（3）三色汤

【组成】黄豆芽100克，姜丝20克，胡萝卜1个，植物油、白醋、湿淀粉、鸡汤、食盐、麻油、味精各适量。

【功能主治】祛风除湿，活血通络。

【烹调技巧】将油锅烧热，下黄豆芽煸炒几下，放入白醋炒至八分熟，出锅备用；将锅内放入鸡汤，加入姜丝，烧开后把胡萝卜丝入锅，再次滚开后，将黄豆芽、盐入锅，再用湿淀粉勾芡，淋上麻油，出锅即成。

【关键词】风寒湿阻络。

【按】黄豆芽味甘，性凉，入脾、大肠经，具有清热利湿、消肿除痹之功。

（4）桃仁大枣粥

【组成】桃仁10克，大枣、粳米适量。

【功能主治】活血化瘀，补脾益气。

【烹调技巧】将桃仁煮熟，去皮尖，取汁和粳米同煮粥，亦可将桃仁捣烂成泥，加水研汁去渣，加粳米、大枣煮粥。

【关键词】瘀血阻络。

【按】桃仁性平，味苦、甘，归心、肝、大肠经，能活血祛瘀，润肠通便；粳米性平，味甘，能益气和胃。

（5）丹参酒

【组成】丹参50克，白酒500毫升。

【功能主治】活血化瘀，通络。

【烹调技巧】将丹参洗净，剪碎，加白酒，封瓶口浸泡15日，每日振摇1次。午、晚各饮20毫升，常饮。

【关键词】瘀血阻络。

【按】丹参能活血调经，祛瘀止痛，凉血消痈；适量的酒可活血通筋。

（6）鸭血木瓜豆芽汤

【组成】鸭血60克，木瓜10克，黄豆芽300克，猪油、盐少许。

【功能主治】活血祛瘀，清热消痹。

【烹调技巧】将鸭血、木瓜洗净，一起放入砂锅内，煎汁去渣，放入黄豆芽和猪油同煮汤，熟后再加盐。

【关键词】瘀血阻络。

【按】鸭血入肝经，补血；木瓜味酸，性温，归肝、脾经，能舒筋活络，化湿和胃；黄豆芽味甘，性凉，入脾、大肠经，具有清热利湿、消肿除痹之功。

（7）茯苓薏苡仁粥

【组成】茯苓12克，川牛膝15克，薏苡仁90克，生石膏24克。

【功能主治】清热化湿，宣痹止痛。

【烹调技巧】将全部用料洗净，放进瓦锅内，加清水适量，煮2～3小时成粥，即可食用。

【关键词】湿热闭阻。

【按】茯苓味甘、淡，性平，归心、肺、脾、肾经，既可祛邪，又可扶正，利水而不伤正气；川牛膝性平，味甘、微苦，归肝、肾经，能逐瘀通经，通利关节；薏苡仁味甘、淡，性微寒。能利水渗湿，健脾止泻，祛湿除痹。

（8）秦艽煲鸭肉汤

【组成】秦艽30克，鸭肉200克。

【功能主治】清热除湿，宣痹止痛。

【烹调技巧】将鸭肉洗净、切块，与洗净的药材共入锅内，加适量水，文火炖至肉烂，即可喝汤食肉。

【关键词】湿热闭阻。

【按】秦艽味苦、辛，性微寒，归胃、肝、胆经，能祛风湿，舒筋通络，清虚热；鸭肉性平，凉润，能补虚，滋阴，养血，润燥。

（9）九香虫炒肉丝

【组成】九香虫30克，鲜嫩丝瓜250克，调味料少许。

【功能主治】清热除湿，通络。

【烹调技巧】将九香虫洗净，丝瓜刮去青皮、切块。起油锅将九香虫、丝瓜炒熟，调味即可。

【关键词】湿热闭阻。

【按】九香虫性温，味咸，能行气止痛，温肾助阳；丝瓜能清热化痰，凉血解毒，解暑除烦，通经活络。

（10）黑豆小麦粥

【组成】黑豆30g，小麦90克。

【功能主治】滋阴补肾，除痹。

【烹调技巧】将黑豆、小麦共入锅内，加清水适量，文火煲粥。

【关键词】肝肾亏虚。

【按】黑豆味甘，性平，为清凉性滋补强壮药，它具有祛风除热、调中下气、解毒利尿、补肾养血之功能；小麦味甘，性凉，入心、脾、肾经，养心除烦，健脾益肾，除热止渴。

（11）苁蓉羊脊骨汤

【组成】羊脊骨（连尾）1根，肉苁蓉30克，菟丝子12克，调味品适量。

【功能主治】补益肝肾，舒筋通络。

【烹调技巧】将菟丝子酒浸3日，晒干，捣末；肉苁蓉酒浸一晚；羊脊骨洗净、斩块。将肉苁蓉、羊脊骨放入锅中，加适量清水，文火煮两三个小时，调入菟丝子末，调味即可。

【关键词】肝肾亏虚。

【按】羊脊骨有滋阴清热、养肝明目、补钙益气、壮阳补肾之功；肉苁蓉味甘、咸，性温，归肾、大肠经，能补肾阳，益精血，润肠通便；菟丝子味辛、甘，性平，归肝、肾、脾经，能补阳益阴，固精缩尿，明目，止泻。

（12）兔肉豆腐滋补煲

【组成】嫩豆腐200克，兔肉100克，植物油、盐、黄酒、淀粉、葱花各适量。

【功能主治】健脾益气，滋补肝肾。

【烹调技巧】将嫩豆腐、兔肉洗净切块，加油、盐、黄酒、淀粉拌匀。清水倒入锅内1大碗，先下豆腐、盐，烧沸后倒入切好的兔肉块，放葱花，文火煮20分钟即可。

【关键词】肝肾亏虚。

【按】豆腐系黄豆制成，黄豆性平，味甘，能健脾宽中，利水除湿；兔肉能补中益气，壮肝肾。

（四）按摩调理

【调理时机】经常操作。

【保健穴位】见附录，8.（1）环跳，（2）带脉，（3）足五里，（5）曲泉，（6）箕门。

【操作视频】见附录，视频48，视频49，视频50，视频52，视频53。

第七节 泌尿生殖系统疾病

一、慢性肾小球肾炎

（一）什么是慢性肾小球肾炎

慢性肾小球肾炎是原发于肾小球的一组免疫性疾病。临床特点为起病隐匿，病程冗长，有一段时间没有任何症状，称为无症状期，尿常规检查显示有不同程度的蛋白尿、血尿及管型尿。慢性肾小球肾炎发病率较高，多见于青中年男性。但随着病情的发展，患者可于数年或者数十年后出现肾功能衰竭，是引起慢性肾功能衰竭的主要原因。

（二）如何自我诊断

大多数患者均有不同程度的水肿，

轻者表现在面部、眼睑和组织松弛部。大多数患者会出现高血压，可呈持续性升高，也可呈间歇性，如果血压控制不好，肾功能恶化较快，表现为头晕、头痛、失眠、记忆力减退、视盘水肿。肾功能出现异常，伴有不同程度的贫血，多数与肾内促红细胞生成素减少有关系，至终末期肾炎，则出现严重贫血。

1. 肺肾气虚

【临床表现】面浮肢肿，面色萎黄，疲劳无力，易感冒，腰腿疼，舌淡，苔白润，边有齿痕，脉细弱。

2. 脾肾阳虚

【临床表现】面色苍白，浮肿明显，畏寒怕冷，腰脊疼或胫疼脚软，足跟痛，神疲乏力，纳呆便溏，阳痿，早泄，遗精，月经失调，舌质暗淡，舌体胖有齿痕，脉沉细迟无力。

3. 肝肾阴虚

【临床表现】眼睛干涩或视物不清，头晕耳鸣，腰酸腿疼，梦遗，月经失调，五心烦热，咽干口燥，舌红少苔，脉弦数或细数。

4. 气阴两虚

【临床表现】面色无华，少气乏力，易感冒，午后低热或手足心热，口干咽痛，咽部暗红，舌偏红少苔，脉细弱。

（三）按词索剂

（1）鸡肠饼

【组成】公鸡肠2 ~ 3只，面粉250克，葱3根，食盐适量。

【功能主治】补肾气，缩小便。

【烹调技巧】将葱去须，洗净切葱花，将鸡肠剪开，用粗盐擦洗净，焙干研粉（或剁烂）；把全部用料放小盆内，加清水适量，食盐少许，合揉成面团，烙制成小薄饼。随量食用。

【关键词】肺肾气虚。

（2）黄芪粥

【组成】黄芪60克，粳米100克，红糖少许。

【功能主治】补气利尿。

【烹调技巧】将黄芪切成薄片，粳米淘洗干净。将黄芪放入锅内，加清水适量，用中火煮沸后，去渣取药汁。将粳米放锅内，加药汁、清水适量，用武火烧滚后，转用文火煮至全米烂成粥，调入红糖，每日2次，早、晚各1次。

【关键词】肺肾气虚。

【按】黄芪味甘，性温，能补气固表，利水消肿。舌质红者忌服。

（3）党参芡实猪腰汤

【组成】党参30克，芡实20克，猪

腰子（猪肾）1个，食盐、酒适量。

【功能主治】补肾益气利湿。

【烹调技巧】将猪腰子洗净切片，用清水漂洗，将党参、芡实放锅里加水熬汁。将猪腰子和药液放入砂锅里，用文火炖1小时，加食盐和酒调味后，即可食用。

【关键词】肺肾气虚。

【按】党参味甘，性平，归脾、肺经，益气养血。芡实味甘、涩，性平，归脾、肾经，益肾固精，健脾除湿。猪腰以脏补脏，补肾固精，利尿。

（4）苁蓉羊肾羹

【组成】羊肾2个，肉苁蓉30克，葱1根。

【功能主治】补肾益精壮阳。肾病后及肾病属肾虚者，症见面色无华，腰膝冷痛，耳目不聪，夜多小便，筋骨无力，或阳痿遗精，或不孕等。

【烹调技巧】将肉苁蓉用酒浸1夜，去皱皮，切细；羊肾切开去脂膜，洗涤切细；葱去须洗净切葱花。把肉苁蓉和羊肾放入锅内，加清水适量，煎半小时，放少许湿生粉、葱花，调味煮沸即可。随量空腹食用或佐餐。

【关键词】脾肾阳虚。

（5）荔枝鸡肠汤

【组成】干荔枝肉15个，雄鸡肠1具，生姜、葱白少量。

【功能主治】暖脾固肾，缩尿止遗。肾病属脾肾阳虚者，症见面色苍白，神疲腰疼，不思饮食，畏寒肢冷，小便清长，或遗尿遗精，舌淡苔白，或浮肿脉沉细。

【烹调技巧】（洗净鸡肠）水煎服。

【关键词】脾肾阳虚。

（6）刀豆子焖猪腰

【组成】刀豆子12粒，猪腰1个，油、盐适量。

【功能主治】温肾补中，散寒泄浊。肾病日久不愈属脾肾阳虚者，症见腰膝疼痛，小便清长或混浊，肢冷乏力，食欲不振或腹胀等，以及肾虚遗精。

【烹调技巧】将刀豆子洗净，猪腰切开去脂膜，洗净切小块。起油锅，放刀豆子、猪腰略炒，加清水适量，武火煮沸后，文火焖至刀豆子稔，放盐调味即可。随量食用或佐餐。

【关键词】脾肾阳虚。

（7）海参鸭肉汤

【组成】老鸭肉150克，海参30克，生姜2片，葱1根油及调味品适量。

【功能主治】补肝肾，滋阴液。肾病及肝而成肝肾阴虚者，症见腰膝酸软，头目眩晕，耳鸣耳聋，盗汗遗精，口干咽燥或五心烦热等。

【烹调技巧】将生姜洗净，葱去须洗净切段，鸭肉洗净切片；海参水发后洗净切薄片。油盐起锅，放清水适量，煮沸后放鸭肉、海参，武火煮沸后，文火煮1小时，放姜葱煮沸，调味汤即可。随量饮汤食肉。

【关键词】肝肾阴虚。

（8）山药汤圆

【组成】生山药150克，糯米粉250克，白糖适量，胡椒粉少许。

【功能主治】补肾益阴。治疗肾病日久属精亏肾寒者，症见面色苍白，腰膝乏力，精神倦怠，头晕目眩，或遗精滑泄等。

【烹调技巧】将生山药洗净蒸熟去皮，加白糖、胡椒粉，压拌调匀成泥馅；用清水调糯米粉，做成粉团作汤圆皮，包成汤圆，煮熟即可。随量食用。

【关键词】肝肾阴虚。

（9）蚌肉炖老鸭

【组成】蚌肉60克，老鸭150克，生姜2片。

【功能主治】滋阴补肾，行水除烦。肾病日久属肝肾阴亏、阴虚内热者，症见面热潮红，眩晕头痛，烦热失眠，腰疼乏力，或有遗泄，或有水肿等。

【烹调技巧】将蚌肉洗净，老鸭肉洗净斩件，生姜洗净。把全部用料一齐放入炖盅内，加开水适量，炖盅加盖，文火隔开水炖2小时，调味即可。随量饮汤食肉。

【关键词】肝肾阴虚。

（10）黄精生地鸡蛋汤

【组成】鸡蛋4只，黄精、生地各100克，白蜜适量。

【功能主治】补脾益肾，颐润养颜。用于脾肾阴亏，精津不足，肌肤失养，颜面枯槁，发枯脱落或发白、面皱，或肾虚腰痛者等。

【烹调技巧】将黄精、生地洗净，切小片；鸡蛋煮熟，去壳。把黄精、生地、鸡蛋放入锅内，加清水适量，武火煮滚后，改文火煲30分钟，放凉，饮用前下白蜜调成甜汤。

【关键词】气阴两虚。

（11）枸杞龙眼肉炖乳鸽

【组成】乳鸽（细嫩的白鸽）2只，枸杞子50克，龙眼肉100克，生姜1片，调味品适量。

【功能主治】滋阴补虚，益气祛湿。

【烹调技巧】将乳鸽宰净，去肠杂、脚，斩件；将枸杞子、龙眼肉、生姜均洗净。把全部用料放入炖盅内，加滚水适量，盖好，隔滚水文火炖3小时，调味供食用。

【关键词】气阴两虚。

【按】乳鸽、枸杞子、龙眼肉合用，能补血安神。

（12）鸭肉芡实扁豆汤

【组成】老母鸭1500克，白扁豆

90克，芡实60克，黄酒2匙，植物油适量。

【功能主治】益肝肾，补气虚，润肌肤。

【烹调技巧】将老母鸭洗净，取肉切块，下热油锅中煸炒3分钟，调入黄酒，加冷水浸没，上火烧开，放入细盐，慢炖2小时，倒入扁豆和芡实，再煨1小时离火。佐膳食，2 ~ 3日内吃完。

【关键词】气阴两虚。

【按】老母鸭甘寒，补脾益气，利湿清热；扁豆味甘，性微温，能补益脾气，化湿止泻；芡实味甘、涩，性平，益肾固精，健脾除湿。

（四）按摩调理

【调理时机】缓解期。

【保健穴位】见附录，7.（1）命门，（2）京门，（4）上髎，（6）中髎，（5）次髎，（7）下髎，（8）肾俞。

【操作视频】见附录，视频40，视频41，视频43，视频44，视频45，视频46，视频47。

二、肾盂肾炎

（一）什么是肾盂肾炎

肾盂肾炎是由致病微生物引起的肾盂和肾实质炎症。其临床表现为发热寒战、恶心呕吐、腰痛，尿频、尿急、尿痛等症状。如果肾盂肾炎不及时治疗，可造成慢性肾衰竭，严重者可危及生命。

（二）如何自我诊断

急性肾盂肾炎多发生于育龄期的妇女。常可有腰痛，并伴有寒战、发热、头痛、恶心呕吐等全身症状，以及尿频、尿急、尿痛等膀胱刺激征。体格检查肾区有叩击痛，血常规可见白细胞计数增高，一般没有高血压或肾功能检查异常。尿液混浊，可有肉眼血尿，尿常规显示大量白细胞或脓细胞，可有少许红细胞及管型，蛋白少许至中等量。

慢性肾盂肾炎多呈隐匿发展过程，通常没有明显的尿路感染症状。常见的表现为间歇性地出现症状性菌尿、尿频、排尿不适，可有轻度腰部酸痛或间歇性低热。在肾小管间质损害方面可能出现尿浓缩功能减低，出现多尿、夜尿、易于脱水。

依据临床表现，急、慢性肾盂肾炎证情有实证，有虚证。实证以膀胱湿热、热灼血络、砂石结聚、气滞不利为主，虚证以脾肾两亏为主，故应分清虚实，掌握缓急，兼顾治疗。

1. 膀胱湿热

【临床表现】小便频数短涩、灼热刺痛，尿色黄赤，少腹拘急疼痛等。

【关键词】尿急、尿痛、少腹疼痛。

2. 热灼血络

【临床表现】小便热涩刺痛，尿色深红，或夹有血块，疼痛满急等。

【关键词】小便涩痛，尿色深红。

3. 肝郁气滞

【临床表现】郁怒之后，小便涩滞，淋沥不宣，少腹胀满疼痛等。

【关键词】郁怒后小便涩滞。

4. 脾肾两虚

【临床表现】小便混浊，乳白或如米泔水，上有浮油，置之沉淀，或者伴有絮状凝块物，或混有血块。

【关键词】小便混浊。

5. 脾气亏虚

【临床表现】小便淋沥不已，时作时止，遇劳而发，腰膝酸软，神疲乏力，病程缠绵。

【关键词】小便淋沥不已，遇劳即发。

（三）按词索剂

（1）清炒车前

【组成】车前草500克，花生油适量，盐少许。

【功能主治】清热利湿，通淋利尿。适宜于由膀胱湿热引起小便频数短涩、灼热刺痛，尿色黄赤，少腹拘急疼痛；即肾盂肾炎急性期。

【烹调技巧】烧油至沸，放入车前草，拌炒均匀，加佐料，即可食用。

【关键词】尿急、尿痛、少腹疼痛。

（2）海带绿豆甜汤

【组成】海带60克，绿豆80克，白糖适量。

【功能主治】清热通淋，凉血止血。适用于热灼血络引起的小便热涩刺痛，尿色深红，或夹有血块，疼痛满急。

【烹调技巧】将海带浸透，洗净切丝，将绿豆洗净。把全部用料一齐放入锅内，加清水适量，武火煮沸后，文火煮至绿豆发黄，放白糖调甜汤，再煮沸即可，随量饮用。

【关键词】小便涩痛，尿色深红。

【按】汤中海带性寒，味咸，能清热利水，软坚散结。绿豆性凉，味甘，能清热解毒，利湿。白糖味甘，性凉，能解毒利尿。合用为汤，共奏清热利湿，利尿通淋之功。

（3）蚯蚓米仁黄豆

【组成】蚯蚓干30克，米仁30克，牛膝10克，黄豆200克，玫瑰花30g。

【功能主治】理气疏导，通淋利尿。

适用于肝郁气滞引起的小便涩滞，淋沥不宣，少腹胀满疼痛。

【烹调技巧】蚯蚓、米仁、牛膝、玫瑰花加水适量同煎汤后，加入黄豆，待水烧干为止，取出黄豆，晾干，贮瓶待用。每次食黄豆20 ~ 30粒，每日3次。

【关键词】郁怒后小便涩滞。

（4）酒炒螺蛳

【组成】螺蛳500克，白酒适量。

【功能主治】清热利湿，分清泄浊。适用于脾肾两虚引起的小便淋痛，或小便白浊，或水肿或渴饮等。

【烹调技巧】将螺蛳洗净，放锅内炒熟，加白酒和清水少量，煮至酒水将干即可。挑出螺蛳肉蘸调料，1次吃完，并饮余下的酒液。

【关键词】小便混浊

（5）韭菜炒鸡蛋

【组成】韭菜60克，鸡蛋2个，油、盐适量。

【功能主治】补脾益肾。病日久属脾肾虚寒，精亏血少者，症见面色无华，不思饮食，腰膝疼冷，尿多，遗精等。

【烹调技巧】将韭菜洗净，切碎，将鸡蛋去壳放盐搅匀，再放入韭菜拌匀。起油锅，铺开放鸡蛋韭菜，移动锅，翻转鸡蛋韭菜再煎，煎熟即可。随量食用或佐餐。

【关键词】小便淋沥不已，遇劳即发。

（四）按摩调理

【调理时机】缓解期。

【保健穴位】见附录，7.（1）命门，（2）京门，（4）上髎，（6）中髎，（5）次髎，（7）下髎，（8）肾俞。

【操作视频】见附录，视频40，视频41，视频43，视频44，视频45，视频46，视频47。

三、肾结石

（一）什么是肾结石

肾结石是指晶体物质在肾脏的异常聚积所致，为泌尿系统的常见病、多发病。男性发病多于女性，多发生于青壮年，其中草酸钙结石最常见。

（二）如何自我诊断

可以长期无明显症状，或仅有轻度肾区不适或酸胀感；或有疼痛、血尿、排石史，若结石梗阻引起严重肾积水时，可在腰部或上腹部扪及包块。小结石未排出或者直径在0.8厘米以下而肾功能良好并且无感染者，可用中药做成膳食，以促进结石排出体外。肾结石可出现以下主要的临床症状。

症状1：突然发作的肾绞痛，可没有任何先驱症状，但疼痛发作时如刀割般难以忍受，但个别患者结石虽然很大，但无临床表现；有时疼痛呈放射性，可向下腹部、腹股沟、大腿内侧放射。

【关键词】肾绞痛、钝痛。

症状2：血尿是肾结石常见的症状之一，大多数疼痛发作时镜检呈血尿，肉眼血尿少见；但也有部分患者不发生血尿。

【关键词】血尿。

症状3：少尿、无尿，结石通过尿道时可有尿流堵塞及尿道内刺痛感，结石排出后尿流即恢复通畅，患者顿感轻松舒适。

【关键词】少尿、无尿、尿道刺痛。

（三）按词索剂

（1）车前天星饮

【组成】生车前草50克，满天星30克，白糖50克，淘米水适量。

【功能主治】清热利尿，止痛排石。

【烹调技巧】将满天星、车前草洗净，用纱布包好，放入淘米水内浸泡1小时，绞出绿汁，加入白糖即可食用。

【关键词】肾绞痛、钝痛。

（2）金钱赤豆生鱼汤

【组成】金钱草30克，赤小豆100克，生鱼1条，葱20克，姜15克，绍酒20毫升，盐5克。

【功能主治】清热利湿，解毒消肿排石。

【烹调技巧】将金钱草洗净，用布包好；赤小豆洗净去杂质；生鱼洗净去磷及内脏；葱切段，姜拍松备用；将盐和绍酒抹在生鱼上，放入葱、姜、赤小豆及布包金钱草，加水1000毫升；放武火烧沸，再用文火炖熬1小时即可。

【关键词】血尿。

（3）金钱草粥

【组成】新鲜金钱草60克，粳米50克，冰糖15克。

【功能主治】利水通淋排石。

【烹调技巧】将金钱草洗净，水煎取汁，将粳米淘洗干净，倒入药汁，加水适量，煨煮成粥，入冰糖搅拌溶化，随量服食。

【关键词】少尿、无尿、尿道刺痛。

（四）按摩调理

【调理时机】缓解期。

【保健穴位】见附录，6.（2）章门，（8）大横；7.（1）命门，（2）京门，（8）肾俞。

【操作视频】见附录，视频34，视频38，视频40，视频41，视频47。

第八节

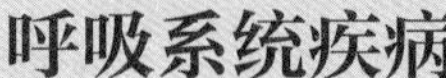

呼吸系统疾病

一、感冒

（一）什么是感冒

感冒可分普通感冒和流行性感冒。通常所说的感冒是指“普通感冒”，又称“伤风”、急性鼻炎或上呼吸道感染。而流行性感冒是一种常见的急性上呼吸道病毒性感染性疾病，多由鼻病毒、副流感病毒、呼吸道合胞病毒、埃可病毒、柯萨奇病毒、冠状病毒、腺病毒等引起。

（二）如何自我诊断

普通感冒起病较急，早期症状可有咽部干痒或灼热感，鼻塞，流涕，开始为清水样，2 ～ 3日后变稠；可伴有咽痛，一般无发热及全身症状，或仅有低热、头痛等，一般经5 ～ 7日痊愈。流行性感冒发病突然，体温骤升，发热寒战，头痛，干咳，咽喉痛，全身不适，肌肉和关节疼痛明显。

中医症状分类如下：

症状1：恶寒重，发热轻，无汗头痛，肢节酸痛，鼻塞。

【关键词】无汗头痛，周身酸痛。

症状2：发热明显，微恶风，汗出不畅，咳嗽，咽痒或红肿疼痛，鼻塞，流黄浊涕。

【关键词】发热，汗出，咽痒。

症状3：身热，微恶风，汗少，肢体酸疼，头昏重胀痛，或口中黏腻，胸闷，恶心，腹胀，多发生在暑湿季节。

【关键词】头昏蒙，恶心腹胀，有季节性。

症状4：恶寒较甚，发热无汗，头痛，咳痰无力，平时感觉身体疲乏无力，气短懒言，容易反复发作。

【关键词】感冒反复发作，平时容易疲劳。

症状5：身热，微恶风寒，少汗，头痛身沉，心烦，口干咽燥，干咳少痰，咽痒，鼻干涕黏。

【关键词】口干咽燥，干咳少痰。

（三）按词索剂

（1）羌防红茶散

【组成】羌活、防风、紫苏各12g，

红茶10g。

【功能主治】辛温发汗解表。

【烹调技巧】筛去药物中的杂质，以100℃的沸水冲泡，代茶饮，频服。

【关键词】无汗头痛，周身酸痛。

（2）生姜红糖茶

【组成】生姜9克，红糖12克，红茶10克。

【功能主治】辛温发汗解表。

【烹调技巧】将生姜切末，把生姜、红糖、红茶放入碗中，以100℃沸水冲泡，趁热服，服后宜卧床覆被，以微微汗出为度。

【关键词】无汗头痛，周身酸痛。

（3）桑菊薄荷豉饮

【组成】桑叶、菊花各9克，薄荷、淡豆豉各6克，芦根15克（鲜者加倍）。

【功能主治】辛凉解表。

【烹调技巧】将诸料用水煎，或用开水沏，1日内分数次饮服或代茶饮。

【关键词】发热，汗出，咽痒。

（4）荆芥防风粥

【组成】荆芥10克，防风12克，薄荷5克，淡豆豉8克，粳米80克，白糖20克。

【功能主治】辛凉解表。

【烹调技巧】将荆芥、防风、薄荷、淡豆豉放入砂锅内煎沸6 ~ 7分钟，取汁去渣。再将粳米淘洗干净，加清水煮粥，待粥熟时，倒入药汁，同煮成稀粥，加白糖而成。每日2次，每次适量，2 ~ 3日为1疗程。

【关键词】发热，汗出，咽痒。

（5）香薷饮

【组成】香薷10克，厚朴5克，白扁豆5克，砂糖少许。

【功能主治】发汗解表，化湿和中。

【烹调技巧】将香薷、厚朴剪碎，白扁豆炒黄捣碎，放入保温杯中，以100℃沸水冲泡，盖严温浸1小时加糖。代茶饮，频服。

【关键词】头昏蒙，恶心腹胀，有季节性。

（6）神仙粥方

【组成】糯米30克，生姜片10克，葱白6克，米醋20毫升。

【功能主治】益气补虚，散寒解表。

【烹调技巧】用砂锅加水煮糯米、生姜片，米将熟时入葱白，煮至米熟，再加米醋，入内和匀。趁热喝粥，以微微汗出为佳。

【关键词】感冒反复发作，平时容易疲劳。

（7）黄芪瘦肉方

【组成】黄芪50克，猪瘦肉适量。

【功能主治】益气补血，预防感冒。

【烹调技巧】黄芪炖猪瘦肉。

【关键词】感冒反复发作，平时容

易疲劳。

（8）鸭蛋清饮

【组成】鸭蛋清2个，葱白4段，红糖50克。

【功能主治】养阴清热，发汗解表。

【烹调技巧】先将葱白及红糖，用两茶杯水煮一、二沸，倒入盛鸭蛋清的碗中，搅匀即成。分两次热服。

【关键词】口干咽燥，干咳少痰。

（四）按摩调理

【调理时机】起病初期。

【保健穴位】见附录，1.（2）风池，2.（1）中府，9.（7）足三里。

【操作视频】见附录，视频2，视频7，视频60。

二、急性支气管炎

（一）什么是急性支气管炎

急性支气管炎是由病毒或细菌等病原体感染所致的支气管黏膜炎症。往往继发于上呼吸道感染之后，常为肺炎的早期表现。本病多同时累及气管、支气管，故正确命名为急性气管支气管炎。临床以咳嗽、伴（或不伴）支气管分泌物增多为主要特征。

（二）如何自我诊断

部分患者起病前有急性呼吸道感染史，如急性上呼吸道感染，肺炎等；多在寒冷季节发病，会出现咳嗽、咳痰等症状；感染或受寒后症状加剧，痰量增多；偶有痰中带血，一般不致大量咯血。急性支气管炎常年可以发作，尤其秋冬季节较多。

中医症状分类如下：

症状1：咳嗽声重气急，咳痰稀薄色白，可伴有鼻塞、流清涕、头痛，肢体酸楚；或见恶寒、发热、无汗等表证。

【关键词】咳嗽伴鼻塞流清涕，咳痰稀薄色白。

症状2：咳嗽频剧，气粗或咳声嘶哑，咳痰黏稠或黄，伴鼻塞流黄涕，或见恶风身热。

【关键词】咳嗽伴鼻塞流黄涕，咳痰黏稠或黄。

症状3：干咳，喉痒，咽喉干痛，唇鼻干燥，无痰或者痰少而黏，不易咳出，或痰中带有血丝，口干。

【关键词】咳嗽伴痰少而黏，不易咳出。

症状4：咳嗽反复发作，咳声重浊痰多，因痰而咳，痰出咳平，痰黏腻或稠厚成块，色白，早晨或食后咳甚痰多，进甘甜油腻食物加重。

【关键词】咳嗽反复发作，痰多。

症状5：咳嗽，气息粗促，或喉中

有痰声，痰多质黏或稠黄，或有热腥味，或咯血痰，胸胁胀满，咳时引痛，面赤，或有身热，口干而黏，欲饮水。

【关键词】咳嗽痰多质黏或稠黄，喉中有痰声。

症状6：上气咳逆阵作，咳时面赤，口干口苦，常感痰滞咽喉而咯之难出，量少质黏，或如絮条状，胸胁胀痛，咳时引痛，症状可随情绪波动而增减。

【关键词】上气咳逆阵作，随情绪波动而增减。

症状7：干咳，咳声短促，痰少质黏，或痰中带血，或声音逐渐嘶哑，口干咽燥，或午后潮热，颧红。

【关键词】干咳，口干咽燥，午后潮热，颧红。

（三）按词索剂

（1）麻杏止嗽粥

【组成】麻黄9克，杏仁10克，甘草5克，粳米100克，红糖适量。

【功能主治】疏风散寒，宣肺止咳。

【烹调技巧】将麻黄、杏仁、甘草加适量水煎煮，煮沸约5分钟后，过滤去渣取汁备用；将粳米洗净，加适量水煮为稀粥，至粥熟后，倒入药汁，加入红糖，再稍煮后即可。趁热服食，每日1剂，分2次食完。连服2～3日即可。

【关键词】咳嗽伴鼻塞流清涕，咳痰稀薄色白。

（2）杏苏姜糖饮

【组成】杏仁10克，苏叶12克，生姜6克，半夏10克，橘皮10克，红糖20克。

【功能主治】疏风散寒，宣肺止咳。

【烹调技巧】首先将药物浸泡1小时，然后水煎2次，将2次煎好的药液混匀，约300毫升，加入红糖，再熬，将糖熬化后即可食用。

【关键词】咳嗽伴鼻塞流清涕，咳痰稀薄色白。

（3）枇杷饮

【组成】枇杷叶10克，鲜芦根10克。

【功能主治】清肺泻热，润燥止咳。

【烹调技巧】将枇杷叶去毛，洗净烘干，鲜芦根切片，一同入锅加水适量，用武火煮沸，再用文火熬煮20～30分钟即可食用。

【关键词】咳嗽伴鼻塞流黄涕，咳痰黏稠或黄。

（4）沙参粥

【组成】沙参30克，粳米100克，冰糖适量。

【功能主治】润肺生津，止咳化痰。

【烹调技巧】先将沙参用清水浸泡至软，切成片，加适量水煎煮，烧沸10分钟后，过滤去渣取汁；将粳米洗净，加入适量水煮成稀粥，待粥熟后，倒入药汁，加入冰糖，再煮片刻即可。温热服食，每日1剂，分2次食完。

【关键词】咳嗽伴痰少而黏，不易咳出。

（5）杏仁粥

【组成】杏仁20克，粳米100克，白糖150克。

【功能主治】健脾祛湿，祛痰止咳。

【烹调技巧】先将杏仁用温水浸泡，去皮尖。捣如泥，加入水3000毫升，再研取汁；另将粳米洗净，与杏仁汁同入锅煮至极烂，加入白糖搅匀，即可起锅。早晚佐餐食用，可连用10日。

【关键词】咳嗽反复发作，痰多。

（6）冰糖蒸梨

【组成】梨1个，冰糖20克。

【功能主治】润肺止咳。

【烹调技巧】将梨洗净去皮，切成小块，去掉梨核，将冰糖均匀撒入梨碗中，置蒸笼中蒸熟即可。服用梨汁，可温服，每日1个，连吃2～3日。

【关键词】咳嗽伴痰少而黏，不易咳出。

（7）法夏淮山粥

【组成】淮山药30克，法半夏9克，粳米30克，调料适量。

【功能主治】燥湿化痰，和胃止呕。主治痰湿咳嗽。

【烹调技巧】将法半夏洗净，用布袋装好；淮山药洗净；把粳米洗净，与药袋、淮山药一齐用放入锅内，加清水适量，文火煮成稀粥，去药袋，调味即可。随量食用。

【关键词】咳嗽反复发作，痰多。

（8）枇杷罗汉果粥

【组成】鲜枇杷叶30～60克（干品15克），罗汉果1个，粳米30～60克，调料适量。

【功能主治】清热降气，化痰止咳。

【烹调技巧】先取枇杷叶刷去背面绒毛，洗净，切细，用布袋装好，缝合；将罗汉果洗净，打烂；把粳米洗净，与药袋、罗汉果一齐放入锅内，加清水适量，煮成稀粥，去药袋，调味供用。随量食用。

【关键词】咳嗽痰多质黏或稠黄，喉中有痰声。

（9）川贝麦冬梨汁饮

【组成】川贝母12克，麦冬12克，梨1个，冰糖适量。

【功能主治】润肺止咳，生津止渴。

【烹调技巧】将梨洗净去皮，去核，切成小块，与川贝母、麦冬、冰糖一并放入碗中，隔水蒸熟后即可服用，食梨饮汁。

【关键词】干咳，口干咽燥，午后

潮热，颧红。

（四）按摩调理

【调理时机】发作期。

【保健穴位】见附录，9.（6）跗阳，（7）足三里。

【操作视频】见附录，视频59，视频60。

三、慢性支气管炎

（一）什么是慢性支气管炎

慢性支气管炎是指气管、支气管黏膜及周围组织慢性非特异性炎症。临床以咳嗽、咳痰为主要症状，每年发病持续3个月，并连续2年或2年以上。需要进一步排除其他具有咳嗽、咳痰、喘息症状的疾病（如肺结核、肺脓肿、心脏病、心功能不全、支气管扩张、支气管哮喘、慢性鼻咽炎、胃食管反流等）。

（二）如何自我诊断

咳嗽、咳痰、喘息或气急。早期多无异常体征，急性发作期可在背部或双肺底部听到干、湿啰音，咳嗽后可减少或消失。如合并哮喘可闻及广泛的哮鸣音并伴呼气期延长。

慢性支气管炎中医有实证和虚证之分。实证为慢性支气管炎急性发作期和慢性迁延期；虚证为临床缓解期。

症状1：咳嗽气急，甚则喘逆，咳吐白色清稀泡沫痰，无汗恶寒，身体疼痛、沉重，甚则肢体浮肿。

【关键词】咳喘伴咳吐白色清稀泡沫黏痰。

症状2：咳嗽声浊，痰白而黏，胸脘满闷，纳差腹胀，大便溏薄，舌胖淡，边有齿痕。

【关键词】咳喘伴胸脘满闷，纳差腹胀，大便溏薄。

症状3：咳声短促，甚则气逆，痰少不易咳出，口咽干燥，甚至胸痛，或有形寒身热等表证。

【关键词】咳喘伴痰少不易咳出，口燥咽干。

症状4：咳嗽气短，声低，神疲乏力，自汗纳差，胸脘痞闷，大便溏薄，遇风寒则咳嗽气喘发作或加重。

【关键词】咳喘伴声低乏力，疲劳易感。

症状5：咳喘久作，呼多吸少，活动后加重，痰稀色白，畏寒肢冷，腰膝酸痛，苔白而滑，脉细弱无力，肾阴虚者，则午后颧红，五心烦热，咽干口燥。

【关键词】咳喘伴呼多吸少，腰膝酸软。

（三）按词索剂

（1）姜汁牛肺糯米饭

【组成】牛肺200克，生姜汁15毫升，糯米适量。

【功能主治】散寒温肺，止咳化痰。

【烹调技巧】将牛肺洗净，切块，加糯米文火焖熟，起锅时加入生姜汁即成。每日2次热食，连用半月。

【关键词】咳喘伴咳吐白色清稀泡沫黏痰。

（2）二子饮

【组成】炒白芥子6克，炒萝卜子9克，橘皮6克，炙甘草6克。

【功能主治】祛痰利气，燥湿化痰。

【烹调技巧】将四种原料，同入锅中煎煮30分钟，去渣。温汤服，每日1剂，早晚2次服，连用5日。

【关键词】咳喘伴胸脘满闷，纳差腹胀，大便溏薄。

（3）银杏石韦炖冰糖

【组成】银杏10粒，石韦30克，冰糖15克。

【功能主治】祛痰止咳，清肺生津。

【烹调技巧】取银杏，去壳、衣，捣破，与石韦放入砂锅中，加水600毫升，煎煮至200毫升，去渣，加入冰糖，熔化。温服，每次100毫升，每日2次，饭后服。

【关键词】咳喘伴痰少不易咳出，口燥咽干。

（4）人参橘皮苏叶核桃汤

【组成】人参9克，橘皮10克，苏叶6克，核桃6个，砂糖50克。

【功能主治】补气健脾，化痰平喘。

【烹调技巧】将人参嚼碎，橘皮洗净，苏叶洗净，核桃去壳，与糖一起入锅，加入水300毫升，煎至250毫升。每2日1剂，代茶饮汤，分3次服，连用3剂，病重者可1日1剂，连用5日。

【关键词】咳喘伴声低乏力，疲劳易感。

（5）百合杏仁粥

【组成】鲜百合50克，南杏仁30克，粳米50克，白糖适量。

【功能主治】润肺止咳，清心安神。

【烹调技巧】将杏仁去皮、尖，打碎，同鲜百合、粳米共煮为稀粥。

【关键词】咳喘伴呼多吸少，腰膝酸软。

（6）冬虫夏草炖水鸭

【组成】水鸭肉250克，冬虫夏草10克，大枣4枚，调料适量。

【功能主治】补肾益精，养肺止咳。

【烹调技巧】将冬虫夏草、大枣

（去核）洗净；水鸭活杀，去毛、肠脏，取鸭肉洗净，斩件；把全部用料一齐放入炖盅内，加开水适量，文火隔开水炖3小时，调味即可。随量饮汤瘦肉。

【关键词】咳喘伴呼多吸少，腰膝酸软。

（四）按摩调理

【调理时机】缓解期。

【保健穴位】见附录，2.（1）中府，（2）云门，（3）周荣，（5）大包；3.（1）天泉，（2）极泉。

【操作视频】见附录，视频7，视频8，视频9，视频11，视频15，视频16。

四、支气管哮喘

（一）什么是支气管哮喘

支气管哮喘是由多种细胞（如嗜酸性粒细胞、T淋巴细胞、肥大细胞、中性粒细胞、气道上皮细胞等）和细胞组分参与的以气道慢性炎症为特征的慢性炎症，与气道高反应性相关。

（二）如何自我判断

典型的支气管哮喘，发作前常常有先兆症状：打喷嚏、流涕、咳嗽、胸闷等。

严重者可被迫采取坐位或呈端坐呼吸。咳嗽或咳大量白色泡沫痰，甚至出现发绀等，但一般可自行缓解或用平喘药物治疗后缓解。

临床上还存在非典型表现的哮喘，如咳嗽变异性哮喘，患者在无明显诱因下咳嗽2个月以上，夜间及凌晨常发作，运动、冷空气等情况诱发加重，抗生素或镇咳、祛痰药治疗无效，使用支气管解痉剂或皮质激素后有效，但需排除引起咳嗽的其他疾病。

支气管哮喘中医可分如下症状。

症状1：哮鸣喘息，胸闷气急，痰白清稀，或伴恶寒发热，身痛。

【关键词】哮喘伴恶寒身痛，痰白清稀。

症状2：喉中哮鸣如吼，气粗息涌，胸闷，痰黄黏稠，伴发热恶寒。

【关键词】哮喘伴气粗息涌，痰黄黏稠。

症状3：畏寒，自汗，气短声低，极易感冒，每因气候变化而诱发。

【关键词】哮喘因季节气候变化，平素气短易感。

症状4：常咳嗽痰多，食少脘痞，便溏，倦怠。

【关键词】哮喘痰多兼疲乏倦怠。

症状5：平时气短，动则喘促，腰酸肢软，畏寒肢冷，面色苍白。

【关键词】哮喘伴腰膝酸软，怕冷。

（三）按词索剂

（1）麻姜甘草粥

【组成】麻黄5克，干姜、甘草各3克，葱白2根，大米100克，猪肺汤及清水各适量。

【功能主治】散寒解表，化痰平喘，温肺化饮。

【烹调技巧】将诸药煮沸10分钟后去渣取汁备用；另将大米煮粥，待粥熟时调入药汁及猪肺汤，再煮片刻即成。

【关键词】哮喘伴恶寒身痛，痰白清稀。

（2）白果麻黄甘草汤

【组成】白果6克，麻黄、甘草各1.5克。

【功能主治】止咳平喘去痰。

【烹调技巧】水煎去渣饮汤。

【关键词】哮喘伴恶寒身痛，痰白清稀。

（3）粳米桑白皮地骨皮汤

【组成】粳米50克，桑白皮10克，地骨皮10克，甘草3克。

【功能主治】清肺泻热平喘。

【烹调技巧】先将桑白皮、地骨皮、甘草煎汤，去渣后加入粳米，文火煮至米熟。

【关键词】哮喘伴气粗息涌，痰黄黏稠。

（4）百合茶

【组成】茶叶、百合各等量。

【功能主治】清肺泻热，止咳平喘。

【烹调技巧】将二者洗净，共同煮茶。

【关键词】哮喘伴气粗息涌，痰黄黏稠。

（5）麻黄根炖羊肺

【组成】麻黄根50克，羊肺1具，盐少许。

【功能主治】敛肺止咳平喘。

【烹调技巧】取新鲜羊肺洗净，和麻黄根一同加水炖煮，放盐少许调味，熟后，取出羊肺，切成条块，佐餐食用。

【关键词】哮喘因季节气候变化，平素气短易感。

（6）银杏糯米大枣粥

【组成】银杏8枚，大枣10枚，糯米50克。

【功能主治】温中益气，补肺定喘。

【烹调技巧】上三味加水适量煮粥服。

【关键词】哮喘痰多兼疲乏倦怠。

（7）核桃大米粥

【组成】核桃仁30克，大米100克。

【功能主治】温阳健脾，纳气归肾。

【烹调技巧】将核桃仁、大米用适量水熬煮成粥。

【关键词】哮喘伴腰膝酸软，怕冷。

（8）韭菜炒鸡蛋

【组成】鲜韭菜250克，鸡蛋4只，油、盐适量。

【功能主治】温中温肾止喘。

【烹调技巧】将新鲜韭菜洗净切碎；鸡蛋去壳打匀，加少许生油、食盐同炒熟，供膳。

【关键词】哮喘伴腰膝酸软，怕冷。

（四）按摩调理

【调理时机】稳定期和发作期均可操作。

【保健穴位】见附录，2.（1）中府，2.（2）云门，2.（3）周荣，2.（5）大包，3.（1）天泉，3.（2）极泉。

【操作视频】见附录，视频7，视频8，视频9，视频11，视频15，视频16。

第九节 癌症

一、肺癌

（一）什么是肺癌

肺癌为起源于支气管黏膜或腺体的恶性肿瘤，发病率和死亡率居所有恶性肿瘤之首。吸烟是引发肺癌最重要的致病因素。

（二）如何自我诊断

肺癌的临床表现比较复杂，症状、体征的有无、轻重以及出现的早晚，均取决于肿瘤发生部位、病理类型、有无转移及有无并发症等。

肺癌的症状大致可分为局部症状、全身症状、浸润和转移症状以及肺外症状等。局部症状常见咳嗽、痰中带血或咯血、胸痛、胸闷、气急、声音嘶哑等。全身症状可出现发热、消瘦和恶病质等。肺癌常见转移部位包括淋巴结、胸膜、脑、肝、肾上腺、骨等，肿瘤出现浸润转移时可出现相应的症状和体征。

中医症状分类如下。

症状1：干咳无痰，或痰少而黏，时有咯血，胸闷气急，咽干喑哑，心烦失眠，潮热盗汗，舌红或光剥，脉细数。

【关键词】干咳，咽干喑哑，潮热盗汗。

症状2：咳而无力，痰中带血，气

短声微，神疲乏力，面色苍白，恶风自汗，口干盗汗，舌质淡红，苔薄或无苔，脉细而弱。

【关键词】咳嗽无力，气短盗汗。

症状3：咳嗽不畅，咳痰不爽，胸闷气急，大便秘结，急躁易怒，面青唇暗，舌质紫暗，苔薄黄，脉弦涩。

【关键词】咳嗽不爽，易怒失眠。

症状4：久咳痰多，胸闷气短，疲乏无力，纳呆腹胀，大便溏薄，舌质淡胖，边有齿痕，苔白腻，脉濡或滑。

【关键词】痰多神疲。

症状5：咳嗽痰稀，胸闷气急，动则喘促，面色苍白，腰膝酸软，畏寒肢冷，头晕耳鸣，疲乏无力，舌淡苔白，脉沉细无力。

【关键词】咳嗽气短怕冷。

（三）按词索剂

（1）西洋参银耳粥

【组成】西洋参3克，银耳25克，粳米50克。

【功能主治】滋阴益肺，润燥止咳。

【烹调技巧】将西洋参研末备用，银耳炖至熟烂后放入淘净的粳米，再加适量清水煮成稀粥，煮好后兑入西洋参粉，搅匀即可。

【关键词】干咳，咽干喑哑，潮热盗汗。

（2）沙参天冬炖鸭汤

【组成】南沙参5克，天门冬3克，鸭肉100克。

【功能主治】润肺生津止咳。

【烹调技巧】将沙参、天门冬用纱布包好与鸭肉一同炖至熟烂，去渣，吃鸭肉喝汤。

【关键词】干咳，咽干喑哑，潮热盗汗。

（3）杏仁贝母糊

【组成】贝母15克，杏仁50克，冰糖或蜂蜜少许。

【功能主治】清肺止咳，化痰解毒。

【烹调技巧】将贝母、杏仁分别筛去浮灰等杂物，然后磨成细粉，或捣成细末状，和冰糖一起，加清水文火煮成糊状即成。

【关键词】咳嗽痰多。

（4）雪梨鱼腥草

【组成】梨250克，鱼腥草60克，白糖适量。

【功能主治】清热解毒，止咳化痰。

【烹调技巧】将生梨洗净，连皮切成碎块，弃去核心。将鱼腥草用水800毫升浸透后以大火烧开，再用文火煎30分钟，弃去药渣，留下澄清液500毫升。把梨置于药液内，加入适量白糖后，文火烧煮，待梨完全煮烂后，即可食用。

【关键词】咳嗽，痰多黄稠。

(5)西洋参麦冬炖水鸭

【组成】西洋参10克，麦冬30克，水鸭肉100克，调料适量

【功能主治】益气养阴。

【烹调技巧】西洋参10克，麦冬30克，水鸭肉100克，加水共炖熟烂，调味饮汤吃鸭肉。

【关键词】咳嗽无力，气短盗汗。

(6)土茯苓郁金蜜饮

【组成】土茯苓60克，郁金30克，蜂蜜30克。

【功能主治】疏肝理气，化痰。

【烹调技巧】将土茯苓、郁金分别拣去杂质，洗净，晒干或烘干，切成片，同放入砂锅，加水浸泡片刻，浓煎30分钟，用洁净纱布过滤，去渣，收取滤汁放入容器，温热时调入蜂蜜，拌和搅匀即成。早晚2次分服。

【关键词】咳嗽不爽，易怒失眠。

(7)珠玉二宝粥

【组成】生山药60克，生薏苡仁60克，柿饼30克。

【功能主治】补肺止咳，健脾养胃。

【烹调技巧】先将山药、薏苡仁捣成粗渣，煮至烂熟，再将柿饼切碎，调入融化，随意服食。

【关键词】痰多神疲。

(8)核桃银耳炖海参

【组成】核桃20克，银耳10克，瘦猪肉100克，海参60克。

【功能主治】补肺益肾。

【烹调技巧】将核桃用开水浸泡后去皮，银耳浸开，瘦肉切丝，海参浸软切丝，将以上原料放入盅内炖1小时调味即可。

【关键词】咳嗽气短怕冷。

(四)按摩调理

【调理时机】术后30日以后的恢复期。

【保健穴位】见附录，2.(1)中府，(2)云门，(3)周荣；3.(1)天泉，(2)极泉；5.(4)肩井。

【操作视频】见附录，视频7，视频8，视频9，视频15，视频16，视频32。

二、膀胱癌

(一)什么是膀胱癌

膀胱癌是指发生于膀胱黏膜上的恶性肿瘤，是泌尿系统最常见的恶性肿瘤，也是全国十大常见肿瘤之一，占我国泌尿生殖系统肿瘤发病率的第一位。通常所讲的膀胱癌就是指膀胱尿路上皮癌，既往被称为膀胱移行细胞癌。

（二）如何自我诊断

膀胱癌可发生于任何年龄，甚至可发生于儿童。其发病率随年龄的增长而增加，高发年龄为50 ～ 70岁。男性膀胱癌的发病率为女性的3 ～ 4倍。有血尿、尿频、尿急、尿痛、排尿困难、下腹包块等症状。

中医症状如下。

症状1：腰痛，腰腹部坠胀不适，尿血，尿急，尿频，尿痛，发热消瘦，纳差，舌红苔黄腻，脉濡数。

【关键词】尿血伴湿热症状。

症状2：面色晦暗，腰腹疼痛，甚至腰腹部肿块，尿血，发热，舌质紫黯或有瘀点、瘀斑，苔薄白，脉涩。

【关键词】尿血伴瘀血症状。

症状3：腰痛腹胀，尿血，腰腹部肿块，纳差，呕恶，消瘦，气短，疲乏无力，便溏，畏寒肢冷，舌质淡，苔薄白，脉沉细。

【关键词】尿血伴脾肾两虚症状。

症状4：腰痛，腰腹部肿块，五心烦热，口干，小便短赤，大便秘结，形体消瘦乏力，舌质红，苔薄黄少津，脉细数。

【关键词】尿血伴阴虚内热症状。

（三）按词索剂

（1）薏苡仁芥菜猪小肚汤

【组成】薏苡仁100克，芥菜60克，猪小肚150克，陈皮6克，盐、生粉适量。

【功能主治】清热利湿，解毒通淋。

【烹调技巧】将猪小肚去净肥脂，切开，用盐、生粉拌擦，用水冲洗干净，放入锅内用开水煮15分钟，取出在冷水中冲洗；洗净薏苡仁、芥菜、陈皮。将全部用料放入锅内，加清水适量，武火煮沸后，文火煲3小时。调味供用。

【关键词】尿血伴湿热症状。

（2）赤小豆当归饮

【组成】赤小豆30克，当归15克。

【功能主治】清热利湿。

【烹调技巧】两味药水煎取液，频服。

【关键词】尿血伴湿热症状。

（3）莪术汤

【组成】莪术8克，三七8克，当归10克，大枣10枚，羊肉150克。

【功能主治】祛瘀止血，散结消癥。

【烹调技巧】将羊肉去油脂，洗净，斩块；三七切片；其他用料洗净。将全部用料放入锅内，加清水适量，文火煮2小时。调味食用。

【关键词】尿血伴瘀血症状。

（4）瞿麦血竭儿茶蜜饮

【组成】血竭10克，瞿麦15克，儿茶10克，白芷8克，蜂蜜30克。

【功能主治】活血止痛，利尿通淋。

【烹调技巧】先将瞿麦、白芷、血竭分别拣去杂质洗净，晾干或晒干，白芷切成片，血竭研成粗末，与瞿麦同放入砂锅，加水浸泡片刻，大火煮沸，调入儿茶，拌匀，煎煮30分钟，用洁净纱布过滤，去渣，收取滤汁放入容器，待其温热时兑入蜂蜜，拌和均匀即成。早晚分2次服。

【关键词】尿血伴瘀血症状。

（5）杜仲脊骨水蛇汤

【组成】杜仲15克，猪脊骨300克，水蛇肉250克，盐适量。

【功能主治】补肾益髓，滋阴补虚。

【烹调技巧】猪脊骨斩断成块。水蛇理净去皮、骨后与猪脊骨、杜仲一起加水适量，煎煮约2小时，去杜仲，和盐调味，饮汤食肉。

【关键词】尿血伴脾肾两虚症状。

（6）西洋参粥

【组成】西洋参（研末）3克，麦冬10克，生地20克，阿胶6克，粳米50克。

【功能主治】滋阴养血。

【烹调技巧】将麦冬、生地先水煎约30分钟，然后去渣取汁，入粳米煮，临熟时加西洋参末再煮成粥，趁热加入阿胶烊化、和匀，分2次热服。

【关键词】尿血伴阴虚内热症状。

（7）黄精炖肉

【组成】黄精30克，炙黄芪30克，猪瘦肉500克，调料适量。

【功能主治】气血双补。

【烹调技巧】将黄精、炙黄芪、猪瘦肉及调料同入锅，共炖至肉熟，饮汤吃肉及黄精。

【关键词】尿血伴阴虚内热症状。

（四）按摩调理

【调理时机】术后30日以后的恢复期。

【保健穴位】见附录，8.（1）环跳，（2）带脉；7.（4）上髎，（5）次髎，（6）中髎，（7）下髎，（8）肾俞。

【操作视频】见附录，视频43～视频49。

三、宫颈癌

（一）什么是宫颈癌

宫颈癌是最常见的妇科恶性肿瘤，原位癌的高发年龄为30～35岁，浸润癌为45～55岁。近年来其发病表现为年轻化的趋势。近几十年，宫颈细胞学筛查的普遍应用，使宫颈癌和癌前病变得以早期发现和治疗，宫颈癌的发病率和死亡率已经有明显下降。

（二）如何自我判断

早期宫颈癌常常没有明显症状和体征，宫颈可光滑或很难与宫颈柱状上皮异位相区别。颈管型患者因宫颈外观正常容易漏诊或误诊。随着病变发展，可出现阴道流血、排液；晚期会出现尿频、尿急、便秘、下肢肿痛、贫血等症状。妇科检查可见宫颈糜烂、溃疡或呈菜花状新生物。

中医症状如下。

症状1：情志抑郁或心烦易怒，口苦咽干，胸胁胀满，小腹时痛，白带增多，或有接触性出血，或不规则阴道出血，舌质暗或有瘀斑，舌苔薄白，脉弦或涩。

【关键词】情志抑郁或心烦易怒。

症状2：带下色黄量多，伴秽臭，或赤白相间，腹胀腰酸，胁痛，纳差，口干口苦，或伴低热，小便短赤，大便秘结，舌质红苔黄腻，脉滑数或弦数。

【关键词】带下色黄伴秽臭或赤白相间。

症状3：带下黏腻稀薄，似米泔水，量多腥臭味，月经量多或淋沥不断，伴腰酸腿软，神疲乏力，头晕目眩，胸闷心悸气短，小腹坠胀，纳差，大便溏泄，舌质淡，苔白腻，脉沉细。

【关键词】带下黏腻稀薄似米泔水，量多腥臭。

症状4：月经量多或有不规则出血，血色暗伴腥臭，腰酸腿软，头晕耳鸣，五心烦热，口干口渴，便秘，溲黄，或伴低热，舌体瘦小，舌质红，脉细数或弦细而涩。

【关键词】经量多或不规则出血伴头昏耳鸣，五心烦热。

（三）按词索剂

（1）夏枯草海带鸽肉汤

【组成】白鸽1只，夏枯草15克，海带30克，调料适量。

【功能主治】解毒散结，调养肝肾。

【烹调技巧】将夏枯草洗净；海带浸泡后洗净，切丝；白鸽去毛、肠脏、脚爪，洗净，斩块。把夏枯草放入锅内，加清水适量，武火煮沸后文火煮30分钟，去渣；把海带、白鸽放入夏枯草水内，煮1小时，调味即可。随量饮用。

【关键词】情志抑郁或心烦易怒。

（2）山楂汁烧青鱼

【组成】山楂60克，红花5克，青鱼1条，植物油250毫升，红糖30克，白糖、醋、麻油、淀粉、大葱末、生姜末各适量。

【功能主治】行气散瘀。

【烹调技巧】先将山楂、红花加水煎汁，调入红糖备用。将青鱼洗净，用水将淀粉搅匀，抹在青鱼的两边，再用干淀粉抹一遍。将植物油放入锅中，烧至七八成热，放入青鱼，炸至金黄色，捞出装盘备用。取芝麻油放入锅中烧热，再放入山楂红花汁、少量醋和淀粉，勾成稀芡，稍稍搅和，加上生姜末、大葱末后出锅，浇在青鱼上即可食用。

【关键词】情志抑郁或心烦易怒。

（3）凤尾草海带汤

【组成】凤尾草30克（鲜品用60克），海带30克，食盐少许。

【功能主治】清热利湿，消肿解毒。

【烹调技巧】先将海带用水浸泡开，切段。将洗净的凤尾草和海带一并放入锅中，煎煮约40分钟，加食盐少许调味即可。

【关键词】带下色黄伴秽臭，或赤白相间。

（4）马鞭草煲白鳝

【组成】鲜马鞭草60克（如用干品则量减半），白鳝约250克，油、盐适量。

【功能主治】清热解毒，止带补虚。

【烹调技巧】将鲜马鞭草用纱布包好，白鳝去肠脏，将二物一起加水适量煮1小时余，去马鞭草，油盐调味，饮汤或佐膳。

【关键词】带下黏腻稀薄似米泔水，量多腥臭（脾虚，湿毒）。

（5）六花利湿茶

【组成】金银花、菊花、葛根花、鸡蛋花、槐花、木棉花各15克，土茯苓、生薏苡仁各30克，甘草6克，冰糖适量。

【功能主治】清热利湿解毒。

【烹调技巧】将全部药材浸入水中约10分钟，武火煮沸，文火煮40分钟左右，过滤出药渣，加适量冰糖即可。代茶饮。

【关键词】带下黏腻稀薄似米泔水，量多腥臭（脾虚，湿毒）。

（6）首乌生地乌鸡汤

【组成】何首乌60克，生地30克，乌鸡500克，三七12克，生姜5片，调料适量。

【功能主治】滋阴生津止血。

【烹调技巧】将乌鸡洗净切块备用，首乌、生地、三七洗净切片，将全部原料放入瓦煲内加水适量，文火煮2小时，调味即可，饮汤食肉。

【关键词】经量多或不规则出血伴头昏耳鸣，五心烦热。

（四）按摩调理

【调理时机】术后30日以后的恢复期。

【保健穴位】见附录，8.（2）带脉；7.（4）上髎，（5）次髎，（6）中髎，

（7）下髎；8.（3）足五里；9.（8）阴陵泉。

【操作视频】见附录，视频49，视频43，视频45，视频44，视频46，视频50，视频61。

四、胃癌

（一）什么是胃癌

胃癌是起源于胃黏膜上皮的恶性肿瘤，在我国各种恶性肿瘤中发病率居于首位。胃癌发病有着明显的地域性差别，在我国西北与东部沿海地区胃癌发病率比南方地区明显为高。其好发年龄在50岁以上，男女发病率之比为2 ∶ 1。胃癌可以发生于胃的任何部位，其中半数以上发生于胃窦部，胃大弯、胃小弯及前后壁均可以受累。

（二）如何自我诊断

多数早期胃癌患者无明显症状，少数人会有恶心、呕吐或是类似溃疡病等上消化道症状，难以引起足够的重视。随着肿瘤的生长，影响胃功能时才会出现较为明显的症状，但均缺乏特异性。进展期疼痛与体重减轻，晚期常可出现贫血、消瘦、营养不良，甚至恶病质等临床表现。

中医症状分类如下。

症状1：胃脘胀满，疼痛时作，常牵引两胁，纳食减少，呃逆颇频，嗳气吞酸，甚则呕吐，舌质淡暗，苔薄白，脉弦细或沉。

【关键词】胃部不适随情绪波动。

症状2：胃内灼热，嘈杂不舒，食后疼痛，纳食不香，口干欲饮，便干溲黄，五心烦热，舌质红或有裂纹，苔薄黄或花剥，脉弦细。

【关键词】胃内灼热，嘈杂不舒。

症状3：胃脘痞满，隐隐作痛，呕吐痰涎，食少纳呆，腹胀便溏，面色苍黄，喜卧懒言，舌质淡，苔厚腻，脉沉缓或濡软。

【关键词】胃部不适伴腹胀便溏。

症状4：胃脘刺痛，心下痞硬，或恶心纳呆，大便色黑，甚则呕血，肌肤甲错，面色晦暗，舌质紫暗或有瘀斑，脉沉细涩。

【关键词】胃痛伴瘀血阻滞症状。

症状5：胃脘疼痛，喜温喜按，恶心呕吐，或朝食暮吐，疲劳无力，畏寒肢冷，面色苍白，便溏浮肿，舌淡而胖，苔白而滑，脉沉细缓。

【关键词】胃痛伴畏寒肢冷乏力。

症状6：腹痛绵绵，纳呆恶心，乏力懒言，心悸气短，头晕目眩，自汗盗汗，虚烦不眠，舌质淡苔薄或光剥，脉沉细无力。

【关键词】腹痛伴乏力盗汗。

（三）按词索剂

（1）小茴香炒蛋

【组成】小茴香15克，鸡蛋2枚，盐、黄酒适量。

【功能主治】理气止痛。

【烹调技巧】将小茴香加盐炒至焦黄色，研成细末；将小茴香与鸡蛋拌和煎炒即成。每晚临睡前与温黄酒同食，每日1剂，4剂为1疗程。休息2 ~ 3日后再服1疗程。

【关键词】胃部不适随情绪波动。

（2）合欢佛手猪肚汤

【组成】合欢花12克，佛手片10克，鲜猪肚150克，生姜末10克，食盐、大蒜等适量。

【功能主治】疏肝养胃，行气止痛。

【烹调技巧】将合欢花、佛手片置于砂锅中，加入清水适量煎煮，煮沸约20分钟后，过滤去渣，取汁备用；将鲜猪肚洗净，切成条片，加生姜末、食盐、大蒜等略腌片刻，锅中将药汁煮沸后，倒入猪肚，煮2 ~ 3小时后即可服食。食猪肚饮汤。每日1剂，分2次食，连续服食5 ~ 7日。

【关键词】疼痛时作，牵引两胁。

（3）家常海参

【组成】水发海参500克，猪肉末100克，黄豆芽250克，蒜苗花50克，水淀粉15克，芝麻油15克，酱油25克，绍酒10克，猪油75克，豆瓣酱50克，盐0.5克，料酒适量。

【功能主治】益气养阴，清热润燥。

【烹调技巧】将海参洗净切厚片，入清汤锅内，加盐、绍酒，煮汤沸后，捞出海参沥干。将黄豆芽去根洗净，用油少许炒熟起锅盛盘中。锅内入猪油25克烧热，倒入猪肉末，加料洒、盐少许，炒熟后盛碗中。锅内入猪油50克烧热，加豆瓣酱炒至油呈红色，加入清汤250毫升烧沸，拣去豆瓣酱渣，倒入海参、肉末，加绍酒、酱油、蒜苗花，烧至汁浓时下水淀粉，亮油起锅浇在黄豆芽上。佐餐佳肴，随意食用。

【关键词】胃内灼热，嘈杂不舒。

（4）白茯苓粥

【组成】粳米30克，白茯苓粉30克，白糖适量。

【功能主治】健脾利湿。

【烹调技巧】将粳米淘洗干净置于锅内，加水适量煮粥，粥将熟时加入白茯苓粉同煮成稠粥，食前加白糖适量即可。每日2次，分早、晚餐温热服食，也可隔日服食。

【关键词】胃部不适伴腹胀便溏。

（5）丝瓜粥

【组成】丝瓜1条，粳米50克，白糖适量。

【功能主治】清热解毒，活血通络。

【烹调技巧】将丝瓜去皮、瓤后切小块，粳米淘净，同放锅中，加清水适量武火煮沸，文火煮至米烂成粥，加白糖即可。早、晚食用。

【关键词】胃痛伴瘀血阻滞症状。

（6）猴头菇炖章鱼

【组成】猴头菇250克，章鱼肉100克，葱白、姜丝、油、盐、酒各少许。

【功能主治】益气养血，温脾健胃。

【烹调技巧】将猴头菇用温水浸泡15分钟，挤净水切块；章鱼肉洗净切块。将二物共置锅内，加水适量煮沸，放入葱、姜、盐、酒、油适量，慢火炖熟。每日1次，连服15日，食量不限。

【关键词】腹痛伴乏力盗汗。

（7）蒸茄子馒头

【组成】嫩茄子2个，羊肉、羊脂、羊尾、奶酪、蒜泥、香菜末、陈皮末、葱花适量，香油、酱油、盐少许。

【功能主治】益气补血，清热解毒。

【烹调技巧】嫩茄子洗净去瓤备用。将羊肉、羊脂、羊尾切细，与蒜泥、葱花、陈皮末混合拌匀，放入茄子内，入锅蒸熟，下香菜末、奶酪、香油、酱油、盐调味即成。隔日1次，空腹食用。

【关键词】腹痛伴乏力盗汗。

（四）按摩调理

【调理时机】术后30日以后的恢复期。

【保健穴位】见附录，2.（1）中府；7.（1）命门；6.（1）幽门，（2）章门，（3）腹哀；9.（7）足三里。

【操作视频】见附录，视频7，视频40，视频33，视频34，视频35，视频60。

五、原发性肝癌

（一）什么是原发性肝癌

肝癌分为原发性肝癌和继发性肝癌。继发性肝癌主要来自肺、乳腺以及胃肠道肿瘤的转移；原发性肝癌则指肝细胞或肝内胆管细胞所发生的癌肿。

肝癌是癌症中恶性程度较高的一种，在我国比较多见，华东、华南地区发病率相对较高，年龄以30 ~ 50岁最多，男性患者明显多于女性。

（二）如何自我判断

半数以上患者肝区疼痛为其首发症状，多为持续性钝痛、刺痛或胀痛。肝大呈进行性，质地坚硬，边缘不规则，表面凹凸不平呈现大小结节或肿块。另外会有全身和消化道症状，如消瘦、乏力、食欲减退、腹胀等。

中医症状分类如下。

症状1：两胁胀满疼痛，脘腹胀满，嗳气泛酸，纳呆恶心，大便不调，舌质暗或舌质红有瘀斑，苔薄白，脉弦或涩。

【关键词】胁肋胀痛。

症状2：胁下刺痛，脘腹胀满或腹大如鼓，皮肤黄疸，口苦咽干，大便不调，舌质暗红有瘀斑，苔黄腻，脉弦滑而数。

【关键词】胁痛伴黄疸，腹大。

症状3：形体消瘦，腹大如鼓，纳差腹胀，大便溏泄，神疲乏力，胁下结块疼痛，舌淡黯边有齿痕，苔薄白，脉濡。

【关键词】腹大伴消瘦乏力。

症状4：症块膨隆，形体羸瘦，腹大如鼓，高热烦渴或潮热盗汗，鼻衄牙痛，头晕耳鸣，纳差呃逆，舌红少津，苔花剥或光亮无苔，脉弦细数。

【关键词】腹大伴潮热盗汗。

（三）按词索剂

（1）青皮橘皮粉

【组成】青柑皮50克，鲜橘皮100克。

【功能主治】宽胸理气，消痞散结。

【烹调技巧】青柑皮即未成熟的柑子的果皮，采集后切片或切丝，晒干，研成细粉。鲜橘皮需要洗净，晒干或烘干，研成细粉。将两种细粉混合均匀，装入瓶中，密闭保存。每次服10克，每日2次。

【关键词】胁肋胀痛。

（2）夏枯草芦根猪肉汤

【组成】夏枯草30克，芦根（鲜品）50克，猪腿肉200克，调料适量。

【功能主治】清热解毒，软坚散结。

【烹调技巧】将夏枯草洗净，鲜芦根洗净切段。把猪腿肉洗净，切块。把全部用料放入锅内，加清水适量，武火煮沸后文火煲1小时。调味服用。

【关键词】胁痛伴黄疸，腹大。

（3）龙眼猪骨炖乌龟

【组成】龙眼肉50克，猪脊骨连带髓250～500克，乌龟500克，盐、味精适量。

【功能主治】健脾生血，滋肾养阴。

【烹调技巧】将乌龟宰杀去肠脏，猪脊骨洗净切成段，龙眼肉去净核，三者一起放入锅内，加适量清水炖至肉脱骨，入盐、味精调味，佐餐随意食用。

【关键词】腹大伴潮热盗汗。

（4）补虚正气粥

【组成】炙黄芪30 ~ 60克，人参5 ~ 6克（或党参15 ~ 20克），粳米60 ~ 90克，白糖适量。

【功能主治】补气养血。

【烹调技巧】将炙黄芪、人参（或党参）切成薄片，置清水中浸泡半小时，然后用砂锅先后煎煮2次，滤出汁液。将2次滤液合在一起；将粳米淘洗干净，加入药液，若量少可再加清水，煮成稀粥，加入白糖，搅匀。每日早晚空腹温热食之。

【关键词】腹大伴消瘦乏力。

（5）灵芝甜酒

【组成】灵芝50克，粮食酒1000毫升，蜂蜜20克。

【功能主治】益气养血滋阴。

【烹调技巧】将灵芝浸入酒中，再加蜂蜜，密封，冷浸1个月后即可饮用。每日服25 ~ 50毫升。

【关键词】腹大伴消瘦乏力。

（6）枸杞甲鱼

【组成】枸杞子30克，甲鱼150克。

【功能主治】滋阴清热，散结凉血。

【烹调技巧】将枸杞子、甲鱼共蒸至熟烂即可，枸杞子与甲鱼汤均可食用。1次/周，不宜多食，尤其是消化不良者和失眠者不宜食；忌白酒、辣椒、母猪肉、韭菜、肥肉、油煎炸、坚硬的食物以及刺激性调味品。

【关键词】腹大伴潮热盗汗。

（四）按摩调理

【调理时机】术后30日以后的恢复期。

【保健穴位】见附录，2.（1）中府；6.（1）幽门，（2）章门；7.（1）命门，（2）京门，（3）至阳。

【操作视频】见附录，视频7，视频33，视频34，视频40，视频41，视频42。

六、直肠癌

（一）什么是直肠癌

直肠癌是指从齿状线至直肠乙状结肠交界处之间的癌病，是消化系统最常见的恶性肿瘤之一。直肠癌位置低，可通过直肠指诊及乙状结肠镜诊断。

（二）如何自我判断

早期直肠癌多数无明显症状。直肠癌生长到一定程度时会出现排便习惯改变、血便、脓血便、里急后重、便秘、腹泻等；大便逐渐变细，晚期则会有排便梗阻、消瘦甚至恶病质。肿瘤若侵犯膀胱、尿道、阴道等周围脏器时可出现尿路刺激症状、阴道流出粪液、骶部及会阴部疼痛、下肢水肿等症状。

中医症状分类如下。

症状1：里急后重，肛门灼热，大便频急带血或黏液，腹部隐痛，纳呆胸闷，舌质红，苔黄腻，脉滑数。

【关键词】里急后重，肛门灼热。

症状2：腹痛隐隐，肛门坠胀，腹泻便溏，大便带脓血，或大便困难，腰膝酸软，疲倦乏力，畏寒肢冷，舌淡胖，边有齿痕，苔薄而白，脉沉细。

【关键词】便溏，乏力。

症状3：大便困难，时伴脓血、恶臭难闻，肛门坠胀，可伴腹痛，心烦口渴，纳差腹胀，面色晦暗，形体消瘦，舌质暗红有瘀斑，苔黄厚，脉弦涩。

【关键词】大便困难伴脓血，恶臭。

症状4：面色黄白，疲倦乏力，心悸气短，头晕耳鸣，食少纳呆，大便艰涩，伴脓血恶臭，或大便失禁，脓水自出，恶臭难闻，舌淡苔白或无苔，脉沉细无力。

【关键词】面白乏力气短。

（三）按词索剂

（1）马齿苋粥

【组成】鲜马齿苋80～100克，粳米100克，冰糖少量。

【功能主治】清热解毒，健脾涩肠。

【烹调技巧】将鲜马齿苋洗净切细，粳米洗净，用清水适量煮粥温服，亦可和入少量冰糖调味。

【关键词】里急后重，肛门灼热。

（2）赤小豆鲫鱼羹

【组成】赤小豆30克，大鲫鱼1条（300～400克），生姜15克，油、盐适量。

【功能主治】清热利湿。

【烹调技巧】将赤小豆洗净，大鲫鱼剖净，生姜切片，上三物加清水适量炖至熟烂，以油、盐调味，饮汤或佐膳。

【关键词】里急后重，肛门灼热。

（3）补骨脂炖姜枣

【组成】补骨脂20克，生姜20克，大枣20枚。

【功能主治】温补脾肾。

【烹调技巧】将补骨脂洗净晒干磨成粉，生姜切片与洗净的大枣放入砂锅内同煮至枣烂，加补骨脂粉，搅拌均匀，再煨炖30分钟即可。

【关键词】便溏，乏力。

（4）三七土茯苓炖乌龟

【组成】乌龟一只（约250克），三七12克，土茯苓30克，生姜15克。

【功能主治】活血化瘀，祛湿解毒。

【烹调技巧】将乌龟剖去肠杂，洗净，用开水焯去血水，切块。将土茯苓洗净；三七洗净，切片或捣碎。把全部用料放入炖盅内，加开水适量，武火煮开，文火隔水炖2小时，调味即可。随意饮用。

【关键词】大便困难伴脓血，恶臭。

（5）大黄槐米饮

【组成】生大黄5克，槐米20克，蜂蜜20克，绿茶3克。

【功能主治】清热除湿凉血。

【烹调技巧】将生大黄洗净，切片，放入砂锅，加清水适量，煎煮2分钟取汁；将槐米、茶叶放入锅中，加清水适量，烧开，把大黄汁倒入，停火。稍温调入蜂蜜。

【关键词】大便困难伴脓血，恶臭。

（6）黄芪党参大枣粥

【组成】生黄芪50克，党参40克，炙甘草15克，粳米100克，大枣6枚。

【功能主治】补中益气，健脾养血。

【烹调技巧】将生黄芪、党参、炙甘草放入砂锅，加水浸泡1小时；武火烧开，再改文火熬煮30分钟，取药汁；将粳米、大枣淘洗干净，加入药汁，再加适量清水，烧开，再用文火将粳米煮烂即可食用。早晚食用。

【关键词】面白乏力气短。

（四）按摩调理

【调理时机】术后30日以后的恢复期。

【保健穴位】见附录，6.（1）幽门，（2）章门，（8）大横；7.（1）命门；8.（2）带脉。

【操作视频】见附录，视频33，视频34，视频38，视频40，视频49。

七、食管癌

（一）什么是食管癌

食管癌是最常见的消化道肿瘤，我国是世界上食管癌的高发地区之一。男性患者多于女性，发病年龄多在40岁以上。

（二）如何自我诊断

早期症状常常不明显，只在吞咽粗硬食物时可有不同程度的不适感觉，包括咽下食物时的哽噎感，胸骨后烧灼样、针刺样或者牵拉摩擦样疼痛。食物通过缓慢，并且有停滞感或异物感。哽噎停滞感常常通过吞咽水后缓解消失。临床表现时轻时重，进展缓慢。中晚期表现为进行性吞咽困难，先是难咽干的食物，继而是半流质食物，最后连水和唾液也不能咽下。

中医症状分类如下。

症状1：早期食管癌，症见吞咽困难，嗳气不适，胸胁苦闷，头晕目眩，舌苔薄白或薄黄，脉细弦。

【关键词】吞咽不畅，嗳气不适，胸胁苦闷。

症状2：中晚期食管癌，症见吞咽困难，胸背刺痛，烦躁口渴，大便干结，小便黄赤，面色瘀滞，肌肤甲错，舌质青紫或有瘀斑、瘀点，舌苔黄微腻，脉弦细而略数。

【关键词】吞咽困难，胸背刺痛，烦热口渴，大便燥结，小便黄赤。

症状3：症见咽干口燥，吞咽困难，形体消瘦，五心烦热，大便干结，小便黄，舌质暗红，舌苔黄薄，脉细数。

【关键词】吞咽不利，形体消瘦，内热心烦。

症状4：晚期食管癌，症见噎塞梗阻严重，痰涎渐盛，浊气上逆，时有呕恶，消瘦乏力，舌质暗，舌苔白腻或灰腻，舌胖、边有齿痕，脉滑细。

【关键词】噎塞梗阻严重，痰涎渐盛，浊气上逆，时有呕恶，消瘦乏力。

症状5：晚期食管癌，症见噎塞梗阻，形体消瘦无力，面色苍白，足跗浮肿，舌质淡白，苔薄白，脉虚细无力。

【关键词】噎塞梗阻，消瘦无力，面色黄白，足跗浮肿。

（三）按词索剂

（1）刀豆炒腰片

【组成】刀豆嫩荚150克，猪腰子1对，姜片、湿淀粉及盐、油等调料适量。

【功能主治】温脾肾，利肠胃，止呃逆。

【烹调技巧】将刀豆洗净横切成片。将猪腰子撕去膜衣，居中对剖，去除臊腺，用沸水冲淋后切成薄片，加酒、盐适量腌15分钟，拌上湿淀粉。温油中爆香姜片，入腰片滑熟盛起。刀豆入温油中炒透后加少量水煮沸，加少量调味品焖煮3分钟，下腰片炒匀，勾芡食用。

【关键词】吞咽不畅，嗳气不适，胸胁苦闷。

（2）豆根桃仁糖

【组成】北豆根60克，桃仁45克，山楂30克，生姜汁2汤匙，丁香粉5克，红糖250克。

【功能主治】解毒化痰，开郁散结，润燥降气。

【烹调技巧】将北豆根、桃仁、山楂加水煎两遍，去渣浓缩，加入红糖，以小火熬稠，加入姜汁、丁香粉调匀，再熬至拉丝而不粘手时停火。将糖倒在表面涂过食用油的大搪瓷盘中，待稍凉后，用刀将糖切成50块备用。随意含服，连用15～20日。

【关键词】吞咽不畅，嗳气不适，胸胁苦闷。

（3）海蛭鱼虱子散

【组成】海藻、水蛭、鱼虱子各等量，鲜韭菜汁、鲜牛奶各适量。

【功能主治】活血化瘀消癥。

【烹调技巧】将海藻、水蛭、鱼虱子焙干研末。韭菜汁与牛奶混合备用。每日3次，每次6克，牛奶韭菜汁送下，连服15日。

【关键词】吞咽困难，胸背刺痛，烦热口渴，大便燥结，小便黄赤。

（4）川贝白果粥

【组成】川贝母5克，白果50克，粳米100克，猪瘦肉60克，盐、味精适量。

【功能主治】滋阴润燥，消肿散结。

【烹调技巧】将川贝母打成粉；猪瘦肉切碎；白果去壳，除膜，水浸漂1日，备用。将粳米淘洗干净，放入砂锅内，加白果、猪瘦肉和适量的水煮至米烂粥成，加入川贝母粉，搅拌均匀，再稍煮片刻，可加盐、味精调味，温热服食。

【关键词】吞咽不利，形体消瘦，内热心烦。

（5）枸杞乌骨鸡

【组成】枸杞子30克，乌骨鸡100克，调料适量。

【功能主治】滋阴润燥，泻热散结。

【烹调技巧】将乌骨鸡宰杀后去内脏及头足，清洗干净，放入锅中，加入枸杞子及适量清水，煮至鸡熟烂，加入调料，打成匀浆，或加适量淀粉或米汤，调成薄糊状，煮沸即成。

【关键词】吞咽不利，形体消瘦，内热心烦。

（6）姜汁半夏山药粥

【组成】生姜汁100毫升，制半夏12克，山药50克，糯米适量，食盐适量。

【功能主治】健脾益气，去痰化饮。

【烹调技巧】将半夏煎汁，滤渣留汤备用。砂锅放清水煮沸，放入洗净的糯米和山药，熬煮至糯米开花后加入生姜汁和半夏汁。加食盐调味即可。

【关键词】噎塞梗阻严重，痰涎渐盛，浊气上逆，时有呕恶，消瘦乏力。

（7）虫草乌骨鸡汤

【组成】冬虫夏草3克，乌骨鸡100克，调料适量。

【功能主治】补虚益气，温补肾阳。

【烹调技巧】先将冬虫夏草洗净，用去油肉汤蒸半小时备用，乌骨鸡宰杀后，去毛及内脏，洗净，焯水。置入大汤碗中或汽锅内，加调料，与冬虫夏草同蒸至烂即可。可常服。

【关键词】噎塞梗阻，消瘦无力面色黄白，足跗浮肿。

（四）按摩调理

【调理时机】术后30日以后的恢复期。

【保健穴位】见附录，2.（1）中府；6.（1）幽门；7.（1）命门，（2）京门，（3）至阳，（8）肾俞。

【操作视频】见附录，视频7，视频33，视频40，视频41，视频42，视频47。

八、乳腺癌

（一）什么是乳腺癌

乳腺癌是发生于乳腺导管上皮组织的恶性肿瘤。乳腺癌患者中99%为女性，男性也可发病，仅占1%。

（二）如何自我诊断

早期乳腺癌往往不具备典型的临床症状和体征，不易引起重视，常常通过体检或乳腺癌筛查发现。大多数的乳腺癌患者以乳腺肿块首诊。乳头溢液若伴有乳腺肿块更应引起重视。皮肤病变有“酒窝征”“橘皮样改变”或在主癌灶的周围皮肤形成散在分布的质硬结节，即所谓的“皮肤卫星结节”。另外会有乳头回缩现象，1/3以上乳腺癌患者有腋窝淋巴结的转移，疾病初期可出现同侧腋窝淋巴结肿大，肿大的淋巴结质硬、散在、可以推动。随着病情的发展，淋巴结逐渐融合，并且与皮肤和周围组织粘连、固定。晚期可以在锁骨上和对侧腋窝摸到转移的淋巴结。

中医症状分类如下。

症状1：乳房结块，皮色如常，质地坚硬，神情抑郁，胸闷不适，舌苔薄白，脉弦缓或弦滑。

【关键词】乳房结块伴精神抑郁。

症状2：乳房结块，皮色青紫，形体多肥胖，面色晦暗，舌质紫暗或淡暗，舌有瘀斑，苔厚而白，脉弦而滑。

【关键词】乳房结块伴面色晦暗，皮色青紫。

症状3：乳房结块坚硬，伴有月经不调，婚后未生育或者生育过多，舌质淡红苔薄白，脉沉细。

【关键词】乳房结块伴月经不调。

症状4：岩肿溃烂，血水淋沥，臭秽难闻，色紫剧痛，舌质红，苔黄，脉弦数。

【关键词】岩肿溃烂，血水淋沥，臭秽不堪。

症状5：晚期乳岩，破溃外翻如菜花，不断渗出血水，疼痛难忍，舌淡红，苔薄白，脉沉细无力。

【关键词】破溃外翻如菜花，不断

渗流血水。

（三）按词索剂

（1）佛手甲鱼汤

【组成】佛手10克，白花蛇舌草30克，半边莲20克，大枣10枚，甲鱼1只（约500克，去肠杂洗净切块）。

【功能主治】疏肝理气，散结。

【烹调技巧】将前四味药用水浓煎2次，取汁300毫升和甲鱼炖熟食用。

【关键词】乳房结块伴精神抑郁。

（2）枸杞茉莉鸡

【组成】枸杞子15克，干茉莉花6克，约500克乌骨鸡1只，精盐适量。

【功能主治】理气开郁，养肝补虚。

【烹调技巧】将鸡宰后去毛及肠脏，将茉莉花用纱布包好，放入鸡腹中，缝住切口，然后将鸡及枸杞子放入锅内加水炖至烂熟，去掉茉莉花，调入精盐即成。

【关键词】乳房结块伴精神抑郁。

（3）桃仁二花粥

【组成】桃仁10克，红花6克，金银花15克，半枝莲30克，粳米150克，冰糖适量。

【功能主治】活血化瘀，解毒抗癌。

【烹调技巧】将桃仁、红花、金银花、半枝莲一并放入砂锅中，加适量水煎煮，煮沸约30分钟后，过滤去渣取汁备用；将粳米洗净，置锅中，加清水适量，放火上，先用武火煮沸后，再用文火慢煮，待粥熟后，倒入药汁与冰糖，再稍煮即成。每日1剂，分3次食完，连续服食5 ~ 7剂。

【关键词】乳房结块伴面色晦暗，皮色青紫。

（4）当归鲫鱼汤

【组成】当归15克，牛膝10克，木通10克，茯苓15克，赤小豆100克，鲫鱼1条（约500克），葱、蒜、姜、食油、盐、米醋适量。

【功能主治】活血化瘀，散结消癥。

【烹调技巧】将药材洗净包好，与鲫鱼一起炖2小时。食汤，每日1剂，分2次饮用。

【关键词】乳房结块伴面色晦暗，皮色青紫。

（5）淮杞西洋参炖海参

【组成】水发海参90克，西洋参10克，猪脊骨250克，淮山药65克，枸杞子12克，精盐、花生油各适量。

【功能主治】补气调经，益血抗癌。

【烹调技巧】先将西洋参另用纱布包好；将水发海参切成小块，与切块猪脊骨放入大炖盅内；放入淮山药、清水，水开后用小火炖1小时；放入西洋参片、枸杞子、花生油、精盐，再炖15分钟即成。分数次喝汤，吃海参。

【关键词】乳房结块伴月经不调。

（6）银花公英粥

【组成】鲜蒲公英60克，金银花50克，连翘30克，粳米100克。

【功能主治】清热解毒排脓。

【烹调技巧】将鲜蒲公英、金银花、连翘三味煎汤去渣，入粳米同煮为粥，宜稀不宜稠。

【关键词】岩肿溃烂，血水淋沥，臭秽不堪。

（7）菊叶三七猪蹄汤

【组成】菊叶、三七（鲜品）各20克，当归10克，王不留行8克，猪蹄250克，蜜枣5枚，生姜15克，调料适量。

【功能主治】益气养血，活血化瘀。

【烹调技巧】将猪蹄洗净，在沸水中煮2分钟，捞出，过冷水（即在冷开水中稍浸一下），斩块；将其他用料洗净（生姜拍烂）。将全部用料放入锅中，加清水适量，文火煮2.5 ~ 3小时。调味即可。

【关键词】破溃外翻如菜花，不断渗流血水。

（四）按摩调理

【调理时机】术后30日以后的恢复期。

【保健穴位】见附录，2.（1）中府，（3）周荣，（4）腋渊；3.（1）天泉，（2）极泉；6.（1）幽门。

【操作视频】见附录，视频7，视频9，视频10，视频15，视频16，视频33。

九、恶性淋巴瘤

（一）什么是恶性淋巴瘤

恶性淋巴瘤是一组起源于淋巴系统的恶性肿瘤的总称，主要临床表现是无痛性淋巴结肿大，并且全身各组织器官均可受累。淋巴瘤患者在发现淋巴结肿大前可同时出现发热、盗汗、形体消瘦、皮肤瘙痒等全身症状。

（二）如何自我诊断

原因不明的淋巴结进行性肿大发热，热证多不规则，热退时大汗淋漓。17% ~ 20%的霍奇金病患者，在饮酒后20分钟，病变局部可以发生疼痛。

中医症状分类如下。

症状1：淋巴结肿大，发热恶寒，疲劳乏力，潮热盗汗，口燥咽干，胸闷气短，尿黄便秘，舌红苔黄，脉滑数。

【关键词】风热血燥。

症状2：多为颈侧或腋下肿块，皮色如常，不痛不痒，质硬，伴有乏力腰酸、形寒肢冷、口淡纳呆，舌质淡苔白腻，脉沉迟。

【关键词】寒痰凝滞。

症状3：浅表淋巴结肿大，累累如串珠，皮色如常，时有窜痛，伴有胸闷胁胀，口苦咽干，性情急躁易怒或抑郁不舒，纳差乏力，舌淡红苔薄白，脉弦滑。

【关键词】气郁痰凝。

症状4：午后发热，胸闷气短，头重乏力，口淡不渴，浅表淋巴结肿大，融合成块，时有疼痛，舌暗红或有瘀斑，苔白腻，脉濡。

【关键词】痰热瘀阻。

症状5：多处淋巴结肿大，融合成块，发热盗汗，形体消瘦，疲劳乏力，腰膝酸软，纳差，腹胀满，胁下症块，胸闷气短，舌体瘦小，舌质暗红，舌苔少或花剥，脉细弦。

【关键词】肝肾阴虚。

（三）按词索剂

（1）紫菜百合汤

【组成】紫菜20克，百合30克，生姜5克，盐适量。

【功能主治】疏风润燥。

【烹调技巧】将紫菜、百合、生姜及适量盐共入锅内，加适量水煎煮，喝汤吃紫菜，每日1次。

【关键词】风热血燥。

（2）海带伴银牙

【组成】海带100克，绿豆芽300克，豆干100克，醋、白糖、味精、上等鱼露各适量。

【功能主治】化痰散结。

【烹调技巧】将海带浸泡干净去咸味，切细丝，绿豆芽掐去牙冠及根须，豆干切细丝，将砂锅放旺火上，倒入花生油适量，油烧热，将海带、豆干、绿豆芽放砂锅内，加适量清水，炒至熟加适量醋、白糖、味精、上等鱼露，翻炒片刻，即可起锅食用。

【关键词】寒痰凝滞。

（3）夏枯草川贝煲兔肉

【组成】夏枯草30克，川贝母10克，兔肉250克，盐适量。

【功能主治】理气化痰祛瘀。

【烹调技巧】将川贝母打碎，将夏枯草、川贝母用布包扎，兔肉切细块。将三物一起加水慢火煲约2小时，去夏枯草、川贝母，和盐调味服食。

【关键词】气郁痰凝。

（4）田七海带炖老鸭

【组成】田七6克，玉竹20克，海带50克，老鸭一只（约1500克），盐适量。

【功能主治】化痰消肿，祛瘀散结。

【烹调技巧】将田七打破，玉竹、海带洗净，海带切长方块，老鸭去毛及肠脏，纳田七、玉竹、海带入鸭腹内，用竹签缝紧，加水慢火炖3小时，去竹签，和盐调味，饮汤或佐膳。

【关键词】痰热瘀阻。

（5）枸杞松子肉糜

【组成】肉糜100 ~ 150克，枸杞子、松子各100克，黄酒、盐等调料适量。

【功能主治】滋补肝肾。

【烹调技巧】将加入黄酒、盐等调料的肉糜放入锅中，炒至半熟时，加入枸杞子、松子，再同炒即可，每日1次。

【关键词】肝肾阴虚。

（四）按摩调理

【调理时机】经常操作。

【保健穴位】见附录，2.（1）中府，（7）期门；4.（6）曲池；6.（1）幽门，（2）章门。

【操作视频】见附录，视频7，视频13，视频24，视频33，视频34。

第十节 外科疾病

一、骨折

（一）什么是骨折

骨折是指骨结构的连续性完全或部分断裂。常见于儿童及老年人，中青年人也时有发生。患者常常为一个部位骨折，少数可为多发性骨折。若经及时恰当处理，多数患者能够恢复原来的功能，少数患者可以遗留有不同程度的后遗症。

（二）如何自我诊断

中医辨证分为如下几类。

1. 气滞血瘀

【临床表现】刺痛，痛处固定不移，局部可见瘀斑、瘀点，呼吸及咳嗽时疼痛会加重。

【关键词】刺痛，痛处固定。

2. 筋骨不续

【临床表现】伤处肿痛减轻，骨折处尚未愈合。

【关键词】骨折处尚未愈合。

3. 肝肾不足

【临床表现】损伤后期可见伤处隐痛，绵绵不休，口干咽燥，心中烦热，头晕目眩，伴腰膝酸软，遗精。

【关键词】头晕目眩，腰膝酸软。

4. 气血亏虚

【临床表现】伤后症见少气懒言，

疲劳乏力，失眠多梦，心悸怔忡，纳食减少。

【关键词】少气乏力。

（三）按词索剂

（1）三七当归鸽子汤

【组成】三七10克，当归10克，肉鸽1只。

【功能主治】活血化瘀。适用于气滞血瘀引起的刺痛，痛处固定，局部可见瘀斑、瘀点，呼吸及咳嗽时疼痛加重。

【烹调技巧】将三七、当归、肉鸽共炖至熟烂，汤肉并进，每日1次，连续7～10日。

【关键词】刺痛，痛处固定。

（2）三七炖鸡

【组成】鸡1000克，三七15克，大枣20克，龙眼肉15克，盐4克。

【功能主治】续筋接骨，祛瘀生新。适用于筋骨不续引起的伤处肿痛减轻，骨折处尚未愈合。

【烹调技巧】将鸡放入滚开水中，大火煮3分钟，取出洗净。将三七洗净，切片；枣去核，洗净；龙眼肉洗净。将鸡、三七、大枣、龙眼肉放入器皿内，加入滚开水4杯或适量，中火煮40分钟；最后放入盐。

【关键词】骨折处尚未愈合。

（3）老母鸡汤

【组成】老母鸡1只，生姜2块，葱结2个，大枣数枚，灵芝2片，香菇2朵，盐、料酒适量。

【功能主治】补益肝肾。适用于肝肾不足引起的损伤后期症见伤处隐痛，悠悠不休，口干咽燥，心中烦热，头晕目眩，腰膝酸软，遗精。

【烹调技巧】将老母鸡用高压锅压20分钟，再拆散了入砂锅小火煨1～2个小时。加入生姜、葱结、料酒、大枣、灵芝、香菇，最后调盐。

【关键词】头晕目眩，腰膝酸软。

（4）当归炖鸡

【组成】母鸡1000克，当归20克，大葱5克，姜5克，盐3克，料酒5克，味精1克，胡椒粉1克。

【功能主治】益气养血。适用于气血亏虚引起的伤后症见少气乏力，失眠多梦，心悸怔忡，纳食减少。

【烹调技巧】将母鸡去毛，去内脏，将当归洗净后用纱布包好，放入鸡空腹腔内，加葱，姜，盐等上述调料，用小火炖烂，出锅时撒胡椒粉少许，去当归渣即成。

【关键词】少气乏力。

（四）按摩调理

【调理时机】术后30日以后的恢复期。

【保健穴位】见附录，需根据骨折部位，进行专业调理。

【操作视频】见附录。

二、软组织损伤

（一）什么是软组织损伤

软组织损伤指软组织或者骨骼肌肉受到直接或者间接暴力，或长期慢性劳损而引起的一大类创伤综合征。组织受创后可出现微循环障碍、无菌性炎症，导致局部肿胀疼痛。

（二）如何自我诊断

以患处肿胀、疼痛为主要临床表现。急性期可见局部渗血、水肿，疼痛剧烈。晚期可能出现肌肉、肌腱粘连，缺血性挛缩，关节周围炎，甚至能够引起关节僵直。

中医症状如下。

1. 急性期

【临床表现】局部肌肉突然疼痛，如针刺刀割，部位不移，按之疼痛加重，或关节活动受限，伤处可见肿胀青紫，或者皮损流血，舌质红苔黄，脉数。

【关键词】突然活动受限，肿胀。

2. 慢性期

【临床表现】急性损伤后日久不愈，局部隐隐作痛，活动不利，遇天气变化加重，或劳累则疼痛复发，甚则肌肉萎缩，关节强直，舌质紫黯或有瘀斑瘀点，苔薄白，脉涩。

【关键词】骨折日久，劳累后加重。

（三）按词索剂

（1）桃仁红花粥

【组成】桃仁12克，红花12克，粳米100克。

【功能主治】活血化瘀，消肿止痛。

【烹调技巧】将桃仁捣烂如泥，加水研汁去渣，以汁煮粳米、红花为稀粥。每日1～2次，连服10～15日。

【关键词】急性期突然活动受限肿胀。

（2）黄芪当归鸡

【组成】母鸡1只，黄芪60克，当归30克，桂枝12克，杜仲30克，姜、食盐适量。

【功能主治】补肝肾，通经络。

【烹调技巧】将黄芪、当归、杜仲、桂枝用纱袋装好，扎紧口，与鸡、姜同炖至鸡肉熟透。去纱袋，放食盐，食肉喝汤。可分4～5次服食。连服10～15日。

【关键词】骨折日久，劳累后加重。

（3）五仁粥

【组成】甜杏仁15克，桃仁15克，柏子仁15克，砂仁10克，米仁50克，糖适量。

【功能主治】润肺，活血，安神，健脾。

【烹调技巧】在五仁中加水1千克共煮成薄粥，入糖适量。每日服2次，3日服完。可连服。

【关键词】骨折日久，劳累后加重。

（四）按摩调理

【调理时机】恢复期。

【保健穴位】见附录，需根据损伤部位，进行专业调理。

【操作视频】见附录。

三、痔

（一）什么是痔

痔（俗称“痔疮”）是一种位于肛门部位的常见疾病，可发生于任何年龄，但随着年龄的增长，发病率会逐渐增高。而在我国，痔是最常见的肛肠疾病。

（二）如何自我诊断

痔主要表现为便血，便血的性质可为无痛性、间歇性；可有便后鲜血、便时滴血或手纸上带血；便秘、饮酒或进食刺激性食物后病情加重。

中医认为，本病可因感受外邪、饮食不当、情志失调、不良生活习惯、体虚病后等发病。其治疗原则一般以清热、凉血、消肿止痛为主。

1. 风伤肠络

【临床表现】大便带血、滴血或者喷射出血，血色鲜红；或伴有口干，大便秘结等。

【关键词】大便带血，血色鲜红。

2. 湿热下注

【临床表现】便血色鲜，血量较多，痔核脱出嵌顿，肿胀疼痛，或者糜烂坏死；口干不欲饮，口苦，小便黄等。

【关键词】痔核脱出嵌顿，肿胀疼痛，口干不欲饮。

3. 脾虚气陷

【临床表现】肛门坠胀，痔核脱出，需用手托还，便血，色鲜红或淡红，病程日久；伴面色少华，神疲乏力，纳少便溏。

【关键词】肛门坠胀，病程日久，神疲乏力。

（三）按词索剂

（1）香蕉空心菜粥

【组成】香蕉100克，空心菜100克，粳米50克，食盐或白糖适量。

【功能主治】清热凉血祛风。适用

于风热伤肠络引起的大便带血、滴血或喷射出血，血色鲜红；或伴口干，大便秘结。

【烹调技巧】空心菜取尖，香蕉去皮捣成泥，粳米煮至将熟时，放入空心菜尖、香蕉泥、食盐或白糖，同煮为粥。

【关键词】大便带血，血色鲜红。

（2）瘦猪肉蒸无花果

【组成】猪瘦肉100克，无花果60～100克，食盐适量。

【功能主治】健脾益气。适用于脾虚气陷引起的肛门坠胀，痔核脱出，需用手托还，大便带血，色鲜红或淡红，病程日久；面色少华，神疲乏力，纳少便溏。

【烹调技巧】把瘦肉、无花果同放碗中，加食盐、开水，置于锅中隔水蒸熟。

【关键词】肛门坠胀，病程日久，神疲乏力。

（四）按摩调理

【调理时机】经常操作。

【保健穴位】见附录，7.（4）上髎，（6）中髎，（5）次髎，（7）下髎；8.（2）带脉。

【操作视频】见附录，视频43，视频44，视频45，视频46，视频49。

四、骨质增生症

（一）什么是骨质增生症

骨质增生症多发生于中年以上的人群。一般认为由于人在中年以后体质虚弱及退行性变，长期站立或行走以及长时间保持某种姿势，导致肌肉的牵拉或撕脱、出血，血肿机化，形成的刺状或唇样的骨质增生。

（二）如何自我诊断

患病关节可呈持续性隐痛，也可表现为时轻时重。在活动时常常有关节摩擦音和关节不稳。

中医症状如下。

症状1：头晕目眩，耳鸣眼花，五心烦热，急躁易怒，腰酸背痛，肢体麻木，甚至活动受限，尿黄，便秘，舌红少津，脉细弦或细数。

【关键词】头晕耳鸣伴五心烦热、烦躁易怒。

症状2：面色苍白，手足不温，纳呆食少，腰膝酸软，肢体麻木，或有疼痛，尿频，腹胀便溏，月经紊乱或已闭经，舌质淡胖，苔薄白，脉沉弱无力。

【关键词】手足不温，便溏。

症状3：虚烦不得眠，头晕耳鸣，胸闷心悸，汗出，腰酸肢麻，下肢痿软，月经不调或已枯竭，舌红苔薄白，脉细无力。

【关键词】心悸乏力，腰膝酸软。

（三）按词索剂

（1）枸杞苁蓉粥

【组成】枸杞子30克，肉苁蓉20克，麦冬12克，粳米40克。

【功能主治】滋补肾阴。

【烹调技巧】将枸杞子、肉苁蓉、麦冬、粳米淘洗干净，加水适量，煎煮成粥。早晚各服1次，温食。

【关键词】头晕耳鸣伴五心烦热、烦躁易怒。

（2）补髓汤

【组成】甲鱼1只，猪脊髓200克，生姜、葱、胡椒粉、味精各适量。

【功能主治】滋阴补肾，填精补髓。

【烹调技巧】将甲鱼用开水烫死，去甲壳、内脏及头爪。取甲鱼肉放锅中，加入生姜、葱、胡椒粉，用文火将甲鱼肉煮透。再放入洗净的猪脊髓，煮熟加味精即成。

【关键词】头晕耳鸣伴五心烦热、烦躁易怒。

（3）羊肉萝卜汤

【组成】鲜精羊肉250克，草果3克，豌豆50克，胡萝卜150克，姜10克，香菜、胡椒、食盐、醋各适量。

【功能主治】温补脾肾。

【烹调技巧】先将羊肉洗净，切成2厘米见方小块。将豌豆择洗干净，胡萝卜切成3厘米见方小块，香菜洗净切段。再将羊肉、草果、豌豆、姜放入锅中，加水适量，文火煎熬1小时。放入胡萝卜，煮熟，再放入香菜、胡椒、食盐、醋即成。

【关键词】手足不温，便溏。

（4）淫羊藿炖猪心

【组成】猪心500克，淫羊藿50克，葱、生姜、食盐、花椒、白糖、味精、香油、卤汁各适量。

【功能主治】温肾补阳，养心安神。

【烹调技巧】将淫羊藿洗净，剪碎，加水适量，煎煮2次，收取药液约1500毫升。将猪心剖开，洗净，与药液、姜、葱、花椒同置锅内，煮至六成熟捞出猪心，稍凉。将猪心放入卤汁锅中，文火煮熟。另以卤汁、盐、白糖、味精、香油各适量加热成浓汁，将猪心片放入，拌匀即成。

【关键词】心悸乏力，腰膝酸软。

（四）按摩调理

【调理时机】经常操作。

【保健穴位】见附录,6.（9）关元；7.（3）至阳，（8）肾俞；9.（2）京骨，（3）昆仑。

【操作视频】见附录，视频39，视频42，视频47，视频55，视频56。

第十一节

妇产科疾病

一、月经不调

（一）什么是月经不调

月经不调也称月经失调，一组妇科病的总称，是指月经周期或出血量的异常，或是月经前、经期时的腹痛及全身症状，常与情绪异常、受寒、节食、嗜烟酒等有关。临床常见的有月经周期紊乱、经期延长，以及月经量过多或过少、痛经等。

（二）如何自我诊断

月经周期较以往提前7日以上，或延后7日以上，甚至40 ~ 50日一至，月经量基本正常，且连续出现2个月经周期以上者，为月经周期紊乱。如月经周期基本正常，但月经量明显增多或减少，且持续出现2个月经周期以上者，可考虑月经量异常。月经周期及经量基本正常，但行经时间超过7日但少于2周，且连续出现2个月经周期以上者，可考虑经期延长。以上均可伴有痛经。

中医症状分类如下。

症状1：月经周期多延后，经量少，血色淡，质稀薄，精神萎靡，疲乏无力，少气懒言，头晕眼花，心悸怔忡，面色萎黄，小腔空坠，不耐劳作，饮食无味，食少纳呆，舌质淡，边有齿痕，脉细。

【关键词】月经后期伴乏力懒言。

症状2：月经周期多延后，经量少，经血色暗，夹有血块，伴见形寒肢冷，小腹疼痛，或痛势绵绵，喜热喜暖，得温则舒，大便溏，小便清长，舌质淡，苔白润，脉沉。

【关键词】月经后期伴形寒肢冷，痛经。

症状3：月经周期紊乱，或先期而至，或过期未来，或先后无定，经量或多或少，经行不畅，经色紫红，或夹有小血块，伴见情志不畅，烦躁易怒，胸胁胀满不舒，经前乳房胀痛，小腹胀痛等，舌质淡红，苔薄白，脉弦。

【关键词】月经不调伴急躁易怒，

月经血块。

症状4：月经周期多提前，或先后无定，经期延长，经量或多或少，经色鲜红或暗红，质稠，咽干口燥，大便干结，小便短赤，舌质红，脉细数或洪数。

【关键词】月经不调伴咽干口燥，便秘尿黄。

（三）按词索剂

（1）参芪白莲粥

【组成】人参6克，黄芪30克，大枣15枚，莲子（去心）60克，粳米60克。

【功能主治】补气养血摄血。

【烹调技巧】先将人参、黄芪用清水1000毫升在文火上煮，余汁200毫升，去渣，大枣去核，与莲子、粳米共煮为粥。1日1剂可持续1周。

【关键词】月经后期伴乏力懒言。

（2）干姜艾叶红糖茶

【组成】干姜20克，艾叶10克，红糖30克。

【功能主治】温经散寒，止痛调经。

【烹调技巧】将干姜、艾叶分别洗净，晾干后切碎，同放入砂锅，加水浸泡片刻，煎煮20分钟，用洁净的纱布过滤，去渣，留汁回入砂锅，加入红糖，用文火慢煮溶化，拌匀即成。早晚分服。

【关键词】月经后期伴形寒肢冷，痛经。

（3）小茴桂白酒

【组成】小茴香30克，桂枝15克，白酒250克。

【功能主治】温经散寒。适用于食欲不振、消化不良及经期延后，月经色暗红、量少，小腹冷痛，得热稍减者。

【烹调技巧】将小茴香、桂枝置容器中，加入白酒，密封，浸泡6日即成。

【关键词】月经后期伴形寒肢冷，痛经。

（4）青橘皮蜜饮

【组成】青皮10克，橘皮10克，橘核15克，银花30克，郁金10克，蜂蜜10克。

【功能主治】疏肝理气，解郁调经。

【烹调技巧】将青皮、橘皮、橘核、银花、郁金分别洗净，晒干后切碎，同放入锅内，加水浸透，煎煮20分钟，用洁净的纱布过滤，去渣，收取滤汁放入容器待温热时兑入蜂蜜，拌和均匀即成，早晚分次温服。

【关键词】月经不调伴急躁易怒，月经血块。

（5）青蒿丹皮茶

【组成】青蒿6克，丹皮6克，茶

叶3克，冰糖15克。

【功能主治】滋阴清热调经。

【烹调技巧】将青蒿、丹皮洗净，置茶杯中用鲜开水将青蒿、丹皮、茶叶浸泡15～20分钟，入冰糖溶化，当茶饮，不拘时，不拘量。

【关键词】月经不调伴咽干口燥，便秘尿黄。

（6）马兰头白茅根蜜饮

【组成】新鲜马兰头100克（干品50克），鲜白茅根250克（干品125克），蜂蜜20克。

【功能主治】清热凉血，止血调经。

【烹调技巧】将马兰头、白茅根分别拣去杂质，洗净，放入温开水中浸泡片刻，捞出，切成碎末，放入洁净的双层纱布袋中，扎紧袋口，绞压取汁。将马兰头、白茅根汁液放杯中，加入蜂蜜，拌匀即成。早晚分服。

【关键词】月经不调伴咽干口燥，便秘尿黄。

（四）按摩调理

【调理时机】例假前操作。

【保健穴位】见附录，6.（9）关元；7.（1）命门；8.（2）带脉；9.（7）足三里，（8）阴陵泉。

【操作视频】见附录，视频39，视频40，视频49，视频60，视频61。

二、闭经

（一）什么是闭经

闭经为无月经或月经停止。闭经可分为生理性和病理性。生理性闭经是指妊娠、哺乳及绝经后的无月经。病理性闭经又可分为原发性闭经和继发性闭经，年龄超过14岁仍不来月经叫原发性闭经；或按自身原有月经周期停止3个周期以上称为继发性闭经。可与多种病因有关，如卵巢病变、子宫生殖系统病变、垂体－下丘脑病变、甲状腺疾病等。

（二）如何自我诊断

闭经只是一种症状，还需找出病因。年龄大于14岁，第二性征未发育；年龄大于16岁，第二性征已发育，月经还未来潮；女子已行经而又中断3个月以上者，均属闭经。排除妊娠、哺乳及绝经期等生理性闭经。

中医症状如下。

症状1：月经逐渐迟延，经血量少，经色淡，渐至经闭不行，兼见面色苍白，食欲不振，神疲乏力，心悸气短。

【关键词】经血量少色淡兼乏力神疲。

症状2：年逾18岁月经未行，或未满40岁月经闭止不行，伴有体质虚弱，面容憔悴，肌肤不荣，头晕耳鸣。

【关键词】素体肝肾不足者。

症状3：月经由量少渐至闭止不行，五心烦热，颧红唇干，面颈烘热，多汗或夜间盗汗，甚至劳热骨蒸，咳嗽血痰。

【关键词】闭经伴五心烦热，盗汗等。

症状4：月经停闭，精神不振，情志郁结，心绪不宁，胁胸胀满，小腹胀痛。

【关键词】经闭与情绪有关。

症状5：月经稀发、量少，渐至停闭不行。形肥体胖，胸胁满闷，呕恶痰多，神疲倦怠，嗜睡懒言，面浮足肿，带下量多清稀。

【关键词】经闭伴形体肥胖者。

（三）按词索剂

（1）参芪枸杞粥

【组成】党参20克，黄芪30克，龙眼肉15克，枸杞子15克，大枣10枚，粳米50克。

【功能主治】益气养血，补肾调经。

【烹调技巧】将党参、黄芪、龙眼肉、枸杞子、大枣、粳米用水洗净后放入锅内，加适量水，用小火煮成稠粥。早晚分食。

【关键词】经血量少色淡兼乏力神疲。

（2）归芪枸杞烧羊肉

【组成】当归50克，黄芪50克，枸杞子20克，羊肉500克，葱花、姜末、料酒、清汤植物油、精盐、味精、五香粉、酱油、红糖各适量。

【功能主治】益气养血，补肾调经。

【烹调技巧】将羊肉洗净，切成大块，入沸水中焯透，捞出，洗净，切成小方块，备用。将当归、黄芪、枸杞子分别洗净，晒干或烘干，当归、黄芪切成片，放入纱布袋中，扎紧袋口，与枸杞子同放入碗中，待用。炒锅置火上，加植物油烧至六成热，加葱花、姜末煸炒出香味，放入羊肉块，烹入料酒，炒匀，加清汤，倒入砂锅，放入当归、黄芪药袋及枸杞子，加适量清水，大火煮沸后，改用小火煨烧1小时，取出药袋，加精盐、味精、五香粉、酱油、红糖，加盖，焖烧至羊肉熟烂即成。当菜佐餐，随意食用。

【关键词】经血量少色淡兼乏力神疲。

（3）桑椹马兰饮

【组成】桑椹30克，老姜15克，大枣10克，马兰头根25克。

【功能主治】补肝益肾，滋阴养血。

【烹调技巧】将桑椹、老姜、大枣、马兰头根洗净，同放入锅内，加清水适量，水煮弃渣取汁即可。当茶饮用，服至月经来潮为止。

【关键词】素体肝肾不足者。

（4）甲鱼瘦肉汤

【组成】甲鱼1只，猪瘦肉100克，生地黄30克，调料适量。

【功能主治】养阴清热，调经活血。

【烹调技巧】将甲鱼先用热水烫约10分钟，待尿排尽，去头、足、内脏，洗净；生地黄洗净备用。将两者同放入砂锅内，加水适量，大火煮沸，小火慢炖2小时，炖熟至肉烂，调味即可服食。

【关键词】闭经伴五心烦热，盗汗。

（5）老母鸡炖木耳大枣

【组成】老母鸡1只，木耳、麦冬各30克，大枣45克，调料适量。

【功能主治】养阴清热，调经活血。

【烹调技巧】将老母鸡去毛、去内脏后洗净，与木耳、大枣、麦冬同时放入砂锅内，加水适量，大火煮沸，小火慢炖2小时，炖至鸡肉烂熟，加调料味后服食。每日2次，2剂为1个疗程。

【关键词】闭经伴五心烦热，盗汗。

（6）玫瑰花茶

【组成】玫瑰花20克，绿茶25克，白糖100克。

【功能主治】理气调经。

【烹调技巧】用100℃的沸水将玫瑰花、绿茶、白糖进行冲泡，当茶饮即可。

【关键词】经闭与情绪有关。

（7）苍术粳米粥

【组成】苍术30克，茯苓30克，粳米50克。

【功能主治】除湿祛痰。

【烹调技巧】将苍术、茯苓加适量水，煎汤去渣，将粳米加水煮粥，待粥八成熟时加入药汁，共煮至熟。每日1剂，可连续服用。

【关键词】经闭伴形体肥胖者。

（四）按摩调理

【调理时机】经常操作。

【保健穴位】见附录，7.（1）命门；6.（9）关元；9.（1）公孙，（5）太溪，（7）足三里，（8）阴陵泉。

【操作视频】见附录，视频40，视频39，视频54，视频58，视频60，视频61。

三、痛经

（一）什么是痛经

痛经是最常见的妇科症状之一，为月经期或月经期前后出现下腹部剧烈疼痛、坠胀，伴有腰酸或其他不适以致影响生活质量。痛经可分成为原发性和继发性。原发性多与月经时子宫内膜前列腺素含量增高以及精神等因素有关，青春期多见；继发性痛经，多为盆腔器质性疾病，如子宫内膜异位症、子宫腺肌病、子宫肌瘤等。

（二）如何自我诊断

疼痛多自月经来潮后开始，最早出现在经前12小时，以行经第1日疼痛最剧烈，持续2 ~ 3日后缓解。疼痛常呈痉挛性。可牵及全腹或腰骶部，或外阴、肛门坠痛。可伴有恶心、呕吐、腹泻、乏力。

中医症状如下。

症状1：经前或经期小腹痛、拒按，经量少或行经不畅，经色紫黑有血块，常伴有两胁胀痛或经前期乳房胀。

【关键词】痛经伴两胁胀痛或乳房胀。

症状2：经前或经期小腹冷痛，遇热痛减，经量少、色淡、有块、如黑豆汁，畏寒便溏，脉沉紧。

【关键词】小腹冷痛，畏寒便溏。

症状3：经期或经后小腹绵绵作痛且有下坠感（按之痛减），面色苍白，神疲无力，经量少、色淡稀薄，舌质淡边有齿痕，苔薄，脉虚细。

【关键词】小腹疼痛喜按。

（三）按词索剂

（1）山楂蒲黄灵脂饮

【组成】山楂20克，蒲黄15克，五灵脂6克，青皮10克，红糖50克。

【功能主治】活血化瘀，温经止痛。

【烹调技巧】将山楂、蒲黄、五灵脂、青皮分别拣去杂质，洗净，同放入锅中，加水浓煎，取汁，加入红糖搅匀，煮沸即可。月经前3日左右温服，每日1次，连服5日。3个月经周期为1疗程。

【关键词】痛经伴两胁胀痛或乳房胀。

（2）化瘀止痛粥

【组成】丹参20克，桃仁10克，薤白12克，香附10克，粳米100克，红糖适量。

【功能主治】行气活血，化瘀止痛。

【烹调技巧】将前四味加水共煎，煮沸20分钟，去渣留汁，放入粳米，将熟时加少许红糖，煮成粥后即可食用。

【关键词】痛经伴两胁胀痛或乳房胀。

（3）当归艾叶红糖汤

【组成】当归、艾叶各15克，老生姜10克，红糖15克。

【功能主治】温经散寒，养血调经。

【烹调技巧】将老姜用湿过水的元宝纸包裹5层，用手将水挤干，放热炭灰内煨10分钟，洗净，切厚片。把艾叶、当归洗净，与老生姜同放入砂锅内，加清水800毫升，小火煮至400

毫升，去渣，加入红糖煮沸即可。随量饮用。

【关键词】小腹冷痛，畏寒便溏。

（4）姜艾苡仁粥

【组成】干姜、艾叶各10克，薏苡仁30克。

【功能主治】温经散寒，祛瘀止痛。

【烹调技巧】将干姜、艾叶水煎取汁，再将薏苡仁加水煮粥至八成熟，入药汁同煮至熟即可。

【关键词】小腹冷痛，畏寒便溏。

（5）当归黄花羊肉汤

【组成】当归90克，川芎10克，生姜150克，黄花菜200克，羊肉500克。

【功能主治】补气养血，和中止痛。

【烹调技巧】将当归、川芎、生姜洗净切片；羊肉剔除筋膜，入沸水锅内洗去血水后，捞出晾凉，切成条状；将羊肉条、生姜、黄花菜、川芎、当归放入锅内，加水适量，置武火上烧沸，去浮沫，继用文火炖1小时，至羊肉熟烂即可。

【关键词】小腹疼痛喜按。

（6）酒浸核桃仁

【组成】青核桃仁300克，黄酒500克，红糖100克。

【功能主治】补肾精，通经脉。

【烹调技巧】将上三味共浸泡24小时，取核桃仁晒干备用。

【关键词】小腹疼痛喜按。

（四）按摩调理

【调理时机】经常操作。

【保健穴位】见附录，7.（1）命门；6.（9）关元；9.（1）公孙，（5）太溪，（7）足三里，（8）阴陵泉。

【操作视频】见附录，视频40，视频39，视频54，视频58，视频60，视频61。

四、带下病

（一）什么是带下病

带下病为带下量、色、质、气味异常，或伴全身或局部症状的疾病的统称。可分为带下过多和带下过少，以前者为多见。带下病常见于阴道炎、宫颈炎、盆腔炎等，是女性患者中仅次于月经病的常见病。

（二）如何自我诊断

带下量多，可呈色黄或赤或青绿；质稠浊或清稀如水，气腥秽或恶臭，或伴有外阴、阴道瘙痒，疼痛，烧灼等症状。带下过少为阴道干涩、痒痛，部分为性交痛，甚至闭经、不孕等。

中医症状如下。

症状1：带下量多，色白质黏稠，

无臭味，面色苍白或萎黄，精神倦怠，纳少便溏，或四肢欠温，颜面四肢浮肿。

【关键词】带下伴面白，疲倦便溏。

症状2：偏于肾阴虚者症见带下淡红或赤白相兼，质黏稠，或伴见阴道干涩灼热，心烦少寐，头晕目眩，腰膝酸软，或口燥咽干，手足心潮热，舌质红少苔，脉弦细或细数；偏于肾阳虚者症见带下量多，色白如蛋清，或清冷似水，绵绵而下，甚至滑脱不禁，腰膝酸软，畏寒肢冷，小腹冷坠，或脑转耳鸣，小便清长，夜尿增多。

【关键词】带下属肾虚者。

症状3：带下量多而色黄，质黏稠，或如豆腐渣样，气味臭秽，阴中瘙痒，胸闷纳少，腹胀便溏，或口苦咽干。

【关键词】带下色黄黏稠。

（三）按词索剂

（1）扁豆甜粥

【组成】白扁豆60克，鸡冠花10克，白糖或红糖30克。

【功能主治】补脾祛湿。适用于脾虚带下。

【烹调技巧】前两味水煎，若为白带加红糖，若为赤带加白糖。每晚服1次，食豆饮汤。

【关键词】带下伴面白，疲倦便溏。

（2）附子桂皮蒸鸡

【组成】制附子9克，桂皮5克，鸡肉100克，调味品适量。

【功能主治】温阳益肾，固精止带。

【烹调技巧】先将鸡肉洗净切块，与附子、桂皮共放砂锅内，加水适量，用小火炖至鸡肉烂熟，去渣加调味品，即可食鸡肉、饮汤。每日1剂，连服7～10日。

【关键词】带下属肾虚者。

（3）菟丝子粥

【组成】菟丝子30克，粳米50克，白糖适量。

【功能主治】补肾益精，养肝明目。

【烹调技巧】先将菟丝子洗净，捣碎；加水煎，取汁去渣后，入粳米煮粥，粥将熟时加入白糖，稍煮即成。分早晚2次食用。

【关键词】带下属肾虚者。

（4）蒲公英地丁当归汤加薏苡仁

【组成】蒲公英15克，紫花地丁15克，薏苡仁15克，当归6克，红糖适量。

【功能主治】清热解毒，利湿化瘀。

【烹调技巧】将蒲公英、紫花地丁、当归、薏苡仁等诸料同入砂锅内，加水浸泡2分钟，先用武火煮沸，再用文火煎煮20分钟左右，过滤取汁；于药汁中加入适量红糖煮沸即可。也可在锅中再加水适量，反复煎煮1次，去渣取汁，2次液汁合并，后入红糖稍煮即可。

【关键词】带下色黄黏稠。

（四）按摩调理

【调理时机】经常操作。

【保健穴位】见附录，8.（2）带脉，（3）足五里；9.（1）公孙，（5）太溪，（7）足三里，（8）阴陵泉。

【操作视频】见附录，视频49，视频50，视频54，视频58，视频60，视频61。

五、妊娠恶阻

（一）什么是妊娠恶阻

孕妇在妊娠后1 ~ 3个月发生恶心、呕吐、眩晕、胸闷，于妊娠12周时消失，一般不需特殊处理。若仍持续恶心，呕吐频繁，甚至不能进食者，称妊娠恶阻。妊娠恶阻主要与体内绒毛膜促性腺激素分泌过多和精神状态的平衡失调、消化吸收减缓有关。

（二）如何自我诊断

妊娠期出现呕吐反复发作，不进食亦吐，呕吐物为黏膜状或含有胆汁和血液，精神萎靡，甚则出现脱水状态，唇干口渴，血压及心率降低，或发热，体重减轻，小便量少，尿酮体阳性。

中医症状如下。

症状1：症见妊娠初期，恶心呕吐清水，口淡纳差，神疲思睡，倦怠乏力。

【关键词】妊娠初期，呕吐伴神疲乏力。

症状2：症见妊娠初期，呕吐酸水或苦水，胸闷胁痛，嗳气叹息，头痛眩晕，心烦口苦。

【关键词】妊娠初期，呕吐伴嗳气叹息。

症状3：症见呕吐剧烈，甚至呕吐带血样物，烦热口渴，精神萎靡，尿少便秘，唇舌干燥。

【关键词】妊娠斑，呕吐血样物，烦热口渴。

（三）按词索剂

（1）砂仁薏苡仁粥

【组成】砂仁末5克，白术6克，粳米100克，薏苡仁30克，白糖适量。

【功能主治】健脾和胃，降逆止呕。

【烹调技巧】将粳米、白术、薏苡仁入砂锅中，加水500毫升，小火煮至米熟透粥黏稠时调入砂仁末，再稍煮片刻，即可食用，每日早、晚温服。

【关键词】妊娠初期，呕吐伴神疲乏力。

（2）清蒸鲤鱼

【组成】鲜鲤鱼1条，生姜10克，食盐适量。

【功能主治】养胃和中，下气止呕。

【烹调技巧】将鱼收拾清洗干净，生姜切细丝后放入鱼腹中，将鱼置于盘中，上锅蒸30分钟，放入食盐少许调味。吃鱼肉，每日1条，连服5日。

【关键词】妊娠初期，呕吐伴神疲乏力。

（3）橘皮竹茹饮

【组成】橘皮30克，竹茹30克，柿饼30克，白糖100克，生姜3克。

【功能主治】理气舒肝，和胃止呕。

【烹调技巧】将四味药入锅加水1000毫升，煮沸20分钟，滤汁，加入白糖溶化。上为1日量，每次服200毫升，分次服完，连服3日。

【关键词】妊娠初期，呕吐伴嗳气叹息。

（4）生芦根粥

【组成】新鲜芦根100克，竹茹15克，粳米100克，生姜8克。

【功能主治】清热除烦，生津止呕。

【烹调技巧】将新鲜芦根洗净后切成小段，与竹茹同煎取汁去渣，放入粳米同煮成粥，粥将熟时加入生姜2片，稍煮即可。煮粥宜稀不宜稠。

【关键词】妊娠斑，呕吐血样物，烦热口渴。

（5）半夏洋参粥

【组成】西洋参9克，姜半夏10克，生姜3克，大枣6枚，粳米100克。

【功能主治】滋阴养胃，降逆安胎。

【烹调技巧】先煎西洋参、半夏、生姜诸药煎汤，去渣留汁，入枣、粳米煮成粥即成。空腹分次服食。上为1日量，可多次食用。

【关键词】妊娠斑，呕吐血样物，烦热口渴。

六、先兆流产

（一）什么是先兆流产

先兆流产是指妇女妊娠28周前，出现阴道出血，继而出现下腹痛及腰痛，子宫颈口未开，胎膜完整，妊娠产物尚未流出，有希望继续妊娠者，子宫大小与孕周相符，如症状继续加重，进一步发展则为难免流产等。流产（包括先兆流产在内）的原因很多，有遗传因素、母体因素、免疫因素和母胎血型不合、外界因素等，而以遗传基因异常最为常见。

（二）如何自我诊断

妊娠停经史，可伴有恶心、呕吐

反应。首先出现的症状一般是阴道少量出血，数小时或数周后出现下腹部隐痛或轻度阵痛，子宫大小符合妊娠周数。

中医症状分类如下。

症状1：妊娠期，阴道少量流血，色淡暗，质稀薄，腰酸小腹坠痛，头晕耳鸣，小便频数甚至失禁，或曾有堕胎史。

【关键词】阴道流血伴腰酸耳鸣。

症状2：妊娠期间，阴道少量流血，色淡红质稀薄，或腰酸胀痛，或坠胀伴神疲肢倦，面色萎黄，心悸气短。

【关键词】阴道流血伴神疲乏力。

症状3：妊娠期间，阴道下血，色深红或鲜红，质稠；或腹痛下坠，心烦不安，五心烦热或潮热，口干咽燥，大便秘结。

【关键词】阴道流血伴烦热。

（三）按词索剂

（1）黑豆续断糯米粥

【组成】黑豆、续断各30克，糯米60克。

【功能主治】补肝益肾，续筋壮骨，调血安胎。

【烹调技巧】将黑豆、续断（用纱布包好）、糯米洗净，放入砂锅内，加水750毫升，用小火煮成粥服用，服7次有效。

【关键词】阴道流血伴腰酸耳鸣。

（2）鲈鱼煨苎麻根

【组成】鲈鱼250克，苎麻根30克。

【功能主治】健脾和胃，补肝益肾。

【烹调技巧】将鲈鱼去鳞、内脏，洗净；苎麻根洗净、切片。将两者同放入陶瓷罐内，加水1000毫升，用小火煨至鲈鱼熟透即可服用。吃5次后即可显效。

【关键词】阴道流血伴腰酸耳鸣。

（3）党参杜仲煮龟肉

【组成】党参、杜仲各30克，龟肉90克。

【功能主治】补中益气，生津补血。

【烹调技巧】将砂锅放在小火上，倒入党参、杜仲、龟肉块，加水1000毫升，煮沸至龟肉熟即可服用。服用7次后即可显效。

【关键词】阴道流血伴神疲乏力。

（4）黄芪糯米粥

【组成】炙黄芪15克，白术10克，糯米50克。

【功能主治】补气健脾，固胎。

【烹调技巧】将黄芪、白术洗净，装入布袋，扎紧袋口，与淘洗干净的糯米同入锅中，加适量水，大火煮沸，改文火煮成稠粥，去药袋即成。早晚分食。

【关键词】阴道流血伴神疲乏力。

（5）椿根白皮饮

【组成】香椿树皮或根皮30克，白葫芦1个，红糖适量。

【功能主治】清热燥湿，止血安胎。

【烹调技巧】前两味入锅加水煎汤，去渣取汁兑入红糖搅匀。每日1剂，空腹顿服，连服5日。

【关键词】阴道流血伴烦热。

（6）南瓜蒂芦根羹

【组成】南瓜蒂20克，鲜芦根30克，藕粉50克，红糖15克。

【功能主治】清热凉血，补气安胎。

【烹调技巧】将南瓜蒂、鲜芦根分别洗净，切碎或切成碎小段，同放入砂锅，加水浸泡片刻，浓煎成黏稠汤汁，用洁净纱布过滤，收取滤汁回入砂锅，上微火，加入调匀的湿藕粉，并加红糖，拌成羹。每日1剂，顿服。

【关键词】阴道流血伴烦热。

（四）按摩调理

【调理时机】经常操作。

【保健穴位】见附录，8.（2）带脉，（3）足五里；9.（1）公孙，（7）足三里，（8）阴陵泉。

【操作视频】见附录，视频49，视频50，视频54，视频60，视频61。

第十二节 男科疾病

一、阳痿

（一）什么是阳痿

阳痿又称勃起功能障碍，是指成年男子在过去的三个月内，阴茎无法足够地勃起或持续不能达到满意的性交过程的一种疾病。导致阳痿的原因很多，如年龄、心血管疾病、伴侣关系、不良生活习惯、药物、精神因素等。阳痿也能预警许多疾病的发生。

（二）如何自我诊断

阳痿主要是勃起疲软造成无法正常性交，常合并其他性功能障碍，如早泄、性欲减退、射精异常、无性高潮，阳痿是男性性功能减退疾病中较重的一种，也是现代男性不育的主要原因。

中医症状如下。

症状1：阴茎不能勃起或勃起而不坚，舌质淡，脉弱或虚，并兼以腰膝酸软、神疲乏力、头晕健忘、耳鸣失聪、短气自汗等1 ～ 2项之症状。

【关键词】阳痿伴腰膝酸软乏力。

症状2：阳痿势重，阳痿而不起，舌质淡，脉沉细迟，并兼以小便清长、夜间频尿、眩晕、耳鸣、腰膝酸冷、肢体畏寒等1 ～ 2项之症状。

【关键词】阳痿伴畏寒。

症状3：性欲淡漠，阳举不坚，舌淡润，脉虚或结代，并兼以心悸怔忡，食少腹胀、气短乏力、便溏、纳呆等1 ～ 2项之症状。

【关键词】阳痿伴乏力便溏。

症状4：阳痿，胸闷不舒，舌苔薄白，脉沉，并兼以情绪郁闷、喜叹息、胸胁胀满、口苦、咽干或有异物感等1 ～ 2项之症状。

【关键词】阳痿伴情绪郁闷。

症状5：性欲淡漠，阳事不举，舌质红，苔黄腻或白腻，脉滑数或滑，并兼以脘腹闷满、四肢沉重、口黏口甜、纳呆呕恶等1 ～ 2项症状。

【关键词】阳痿伴口黏口甜，苔黄腻。

（三）按词索剂

（1）川续断杜仲煲猪尾

【组成】川续断25克，川杜仲25克，猪尾1条（洗净切块），姜、酒、酱油适量。

【功能主治】补肾气，兴阳道。

【烹调技巧】将以上材料同置锅内加水，用武火煮熟，文火至猪尾煮烂，加盐少许调味，食猪尾饮汤，1次喝完。1周1次，连续1月。

【关键词】阳痿伴腰膝酸软乏力。

（2）龟鹿补肾酒

【组成】鹿角胶12克（烊化），龟板胶12克（烊化），炙黄芪18克，熟地20克，淫羊藿10克，益智仁10克（打碎），枸杞子12克，巴戟天15克，肉苁蓉12克，阳起石15克（打碎）。

【功能主治】补肾壮阳，填精补血。

【烹调技巧】取上方药加高粱酒3000毫升，密闭浸泡20日以上即可服用。每日服2次。依酒量而定。

【关键词】阳痿伴畏寒。

（3）参归炖猪心汤

【组成】猪心1个，党参10克，当归10克。

【功能主治】补心安神，健脾益气。

【烹调技巧】将党参、当归洗净切细，猪心洗净剖开，把上列药材放入猪心内；把猪心放入炖盅，加沸水适量，文火隔水炖3小时，调味食用。

【关键词】阳痿伴乏力便溏。

（4）香附米炖猪尾

【组成】香附米20克，猪尾1～2条（去毛洗净），调味品适量。

【功能主治】行气解郁，益肾精，起阳道。

【烹调技巧】将上列药材加水同煮，沸后用文火炖至尾烂，弃香附米，加调味品，饮汤食用。

【关键词】阳痿伴情绪郁闷。

（5）陈皮佛手大麦粥

【组成】陈皮20克，佛手20克，大麦100克，红糖20克。

【功能主治】疏肝解郁。

【烹调技巧】先将陈皮、佛手洗净，并晒干或烘干，后研成粗末。另将大麦淘净后晒干或烘干，磨碎如粟米，入砂锅，加水适量，先用大火煮沸，调入陈皮、佛手粗末，改用小火煮1小时，待粟米样大麦粒熟烂，加红糖，煨煮至沸，调拌均匀即成。早晚2次分服，随餐当粥。

【关键词】阳痿伴情绪郁闷。

（6）白扁豆肉片汤

【组成】白扁豆150克，猪腿肉150克，食盐、黄酒、大白粉、香葱适量。

【功能主治】健脾胃，除湿热。

【烹调技巧】将白扁豆冷水浸泡半小时，沥干备用；另将猪肉洗净切成薄片，用刀背打松，加适量盐、黄酒、大白粉拌匀；再将汤锅加水一大碗，倒入白扁豆，煮开后续滚约15分钟。倒入肉片，再煮沸5分钟，入香葱，调味即可。

【关键词】阳痿伴口黏口甜，苔黄腻。

（四）按摩调理

【调理时机】经常操作。

【保健穴位】见附录，7.（1）命门，（8）肾俞；8.（3）足五里，（5）曲泉，（6）箕门。

【操作视频】见附录，视频40，视频47，视频50，视频52，视频53。

二、遗精

（一）什么是遗精

遗精是指不因性生活而精液遗泄的疾病。多因劳欲过度、饮食不节、恣情纵欲等引起，基本病机为肾失封藏，精关不固。

（二）如何自我诊断

每周遗精一次以上，或连日数遗，无论有梦无梦，只要兼有头晕乏力，腰酸腿软，均视为遗精之病。

应与以下三种相似病种相鉴别。

（1）精溢　凡成年未婚男子，或婚后久未房事者，偶有遗精，每月三四次者，且无不适之感，此为生理性“遗精”。

（2）早泄　性行为时间过短，或有性行为未曾交合即过早排出，随之阴茎痿软，不能进行正常性交者，是为早泄。

（3）精浊　尿道口时有糊状白液，或状如米泔样液体流出，淋沥不断，阴茎时有灼热痛痒感，甚如刀割，此为“精浊”，与一般“遗精”无痛感有所不同。

中医症状分类如下。

症状1：少寐多梦，梦则遗精，阳事易举，心中烦热，头晕目眩，口苦胁痛，小溲短赤。

【关键词】少寐多梦，心中烦热。

症状2：遗精时作，小溲黄赤，热涩不畅，口苦而腻。

【关键词】小便黄，口苦黏腻。

症状3：劳则遗精，失眠健忘，心悸不宁，面色萎黄，神疲乏力，纳差便溏。

【关键词】遗精伴神疲乏力，便溏。

症状4：多为无梦而遗，甚则滑泄不禁，精液清稀而冷，形寒肢冷，面色苍白，头昏目眩，腰膝酸软，阳痿早泄，夜尿清长。

【关键词】精液清稀而冷，形寒肢冷。

（三）按词索剂

（1）固精酒

【组成】枸杞子120克，当归60克，熟地黄180克，白酒4000克。

【功能主治】滋阴清火，交通心肾。

【烹调技巧】将枸杞子、当归、熟地黄与白酒一并置入容器中，密封后放入锅中，隔水蒸2小时，再埋入土中7日以退火气，然后便可饮用。每日中午、晚上各服1次，每次30毫升左右，连服7 ~ 15日。

【关键词】少寐多梦，心中烦热。

（2）莲子百合瘦肉汤

【组成】莲子肉30克，百合30克，猪瘦肉200克，生姜12克，大蒜、葱、食盐、味精等适量。

【功能主治】滋阴降火，交通心肾。

【烹调技巧】将生姜、猪瘦肉切片，与其他材料加水一并炖煮，至熟烂后调味服食，食肉饮汤。

【关键词】少寐多梦，心中烦热。

（3）薏苡仁车前粥

【组成】薏苡仁30克，车前子12克，韭菜子6克，核桃仁15克。

【功能主治】清热利湿，补肾止遗。

【烹调技巧】将韭菜子放锅中炒黄，

与薏苡仁、车前子、核桃仁加适量水一同煮粥，至粥熟后待温服食。每日1次，连服10 ~ 15日为1疗程。

【关键词】小便黄，口苦黏腻。

（4）薏苡仁茯苓煲鸡肠

【组成】薏苡仁50克，茯苓30克，鸡肠2个，食盐少许。

【功能主治】利湿清热固精。

【烹调技巧】先将鸡肠剪开，清洗干净，放入碗中，加食盐少许，再揉擦数次，用清水洗净，置旁备用。另外将薏苡仁洗净，茯苓切开，与洗净切段的鸡肠同入砂锅，加水适量，先用大火煮沸，改用小火煎煮30分钟即成。

【关键词】小便黄，口苦黏腻。

（5）大枣柏子小米粥

【组成】小米100克，大枣10枚，柏子仁15克，白糖少许。

【功能主治】健脾养心，益气安神。

【烹调技巧】将大枣、小米洗净，分别放入碗内，泡发；柏子仁洗净备用；砂锅洗净，置于火上，将大枣、柏子仁放入砂锅内，加清水煮熟后转小火；最后加入小米共煮成粥，至黏稠时加入白糖，搅匀即可。

【关键词】遗精伴神疲乏力，便溏。

（6）甲鱼芡实汤

【组成】甲鱼300克，芡实10克，枸杞子5克，大枣4枚，盐适量，姜片适量。

【功能主治】补肾固精，滋阴补虚。

【烹调技巧】将甲鱼洗净，斩块，汆水；芡实、枸杞子、大枣洗净备用；净锅上火倒入水，加上盐、姜片，下入甲鱼、芡实、枸杞子、大枣，煲至熟即可。

【关键词】遗精伴神疲乏力，便溏。

（7）羊肉固精汤

【组成】羊肉500克，仙茅、金樱子各15克，生姜12克，大蒜9克，食盐及调味品适量。

【功能主治】温补肾气，固精止泄。

【烹调技巧】将羊肉切块；生姜切片，与上药加适量水一同炖汤，至羊肉熟烂后调味服食，食肉饮汤。

【关键词】精液清稀而冷，形寒肢冷。

（8）苁蓉羊肉粥

【组成】精羊肉100克，肉苁蓉30克，生姜15克，葱白2茎，粳米150克，食盐适量。

【功能主治】补肾助阳止遗。

【烹调技巧】先将精羊肉、肉苁蓉洗净切细，再将肉苁蓉放入砂锅内煎汤取汁，去渣，加入羊肉、生姜、食盐同煮，片刻后加入洗净之粳米，待煮沸后加入葱白等调味品，小火煮至熟烂成粥后即可。每次食1小碗，早晚各服食1次，5 ~ 7日为1疗程。

【关键词】精液清稀而冷，形寒肢冷。

（四）按摩调理

【调理时机】经常操作。

【保健穴位】见附录，7.（1）命门，（8）肾俞；8.（3）足五里，（5）曲泉，（6）箕门。

【操作视频】见附录，视频40，视频47，视频50，视频52，视频53。

三、男性白浊

（一）什么是男性白浊

白浊，又称尿精，指在排尿后或排尿时从尿道口滴出白色浊物，可伴小便涩痛的一种疾病。

（二）如何自我诊断

小便混浊色白，或伴尿频、尿急、尿痛，小腹、睾丸、会阴部不适等症状。

中医症状分类如下。

症状1：小便混浊，或白或赤，胸脘痞闷，不思饮食，兼有头重胀痛，肢倦身重，恶心呕吐，烦热口渴或渴不欲饮水等1 ~ 2项症状。

【关键词】小便混浊伴肢体困倦。

症状2：小便混浊，日久不愈，遇劳加重，神疲乏力，并兼有小腹坠胀，尿意不畅，面色无华，饮食无味等1 ~ 2项症状。

【关键词】小便混浊日久伴神疲乏力。

症状3：尿色混浊，迁延不愈，腰脊冷痛，并兼有形寒肢冷，精神萎靡，阳痿早泄，小便频数等1 ~ 2项症状。

【关键词】小便混浊日久伴腰酸冷痛。

症状4：小便黄浊，甚而带赤，尿量不多，腰膝酸软，并兼有潮热盗汗等症状。

【关键词】小便黄浊伴腰酸盗汗。

症状5：小便赤浊，心悸而烦，舌质赤，脉细数，并兼有惊悸不安，多梦少寐，口舌生疮，夜卧盗汗，健忘梦遗等1 ~ 2项症状。

【关键词】小便赤浊伴惊悸不安。

（三）按词索剂

（1）赤豆薏苡仁粥

【组成】赤小豆30克，薏苡仁50克，糖适量。

【功能主治】健脾利湿热。

【烹调技巧】将上列药材加水煮烂，入少量糖调味。分2次食用，每日1剂。

【关键词】小便混浊伴肢体困倦。

（2）黄芪莲子猪肚汤

【组成】芡实30克，莲子20克，黄芪15克，猪肚500克，葱、姜少许。

【功能主治】健脾益气利湿。

【烹调技巧】将上述材料加水、盐适量调味，再放入锅中炖约30分钟，喝汤吃猪肚。

【关键词】小便混浊日久伴神疲乏力。

（3）核桃肉炒韭菜

【组成】核桃肉60克，韭菜150克，食盐少许。

【功能主治】补肾益命门。

【烹调技巧】将炒锅置旺火上，倒入油，烧至六分熟，放入核桃肉炸至黄色取出，之后将韭菜洗净沥干，切成段，放入锅内煸炒至熟。将核桃肉与韭菜一并放锅内，加食盐，拌炒均匀，佐餐食用。

【关键词】小便混浊日久伴腰酸冷痛。

（4）知柏地黄鸡

【组成】知母、黄柏、生地各20克，牛膝15克，白公鸡1只（重约1.2千克），黄酒、姜片、精盐、味精、麻油各适量。

【功能主治】滋阴清热，利小便。

【烹调技巧】将知母、黄柏、生地、牛膝洗净装入纱布袋内，白公鸡洗净切块。同放于砂锅中，加水600毫升，烧开后，撇去浮沫，加入黄酒和姜片，小火炖至鸡肉熟烂，拣出药纱袋，下精盐、味精，淋麻油。

【关键词】小便黄浊伴腰酸盗汗。

（5）赤小豆冬瓜炖鲤鱼

【组成】赤小豆60克，冬瓜500克，鲤鱼1条。

【功能主治】补心血，泻热利尿。

【烹调技巧】先将赤小豆淘洗干净。再将鲤鱼宰杀、洗净，切成3段，与赤小豆同放入砂锅，加水足量，大火煮沸，加数根葱头，改用小火煮1小时，待赤小豆、鲤鱼肉烂，加洗净后切成薄片的冬瓜，继续用小火炖10分钟即成。随餐服食，或早晚2次分服。

【关键词】小便赤浊伴惊悸不安。

（四）按摩调理

【调理时机】经常操作。

【保健穴位】见附录，7.（1）命门，（8）肾俞；8.（3）足五里，（1）环跳，（2）带脉。

【操作视频】见附录，视频40，视频47，视频50，视频48，视频49。

第十三节

儿科疾病

一、小儿感冒

（一）什么是小儿感冒

小儿感冒，俗称伤风，是小儿最常见的疾病，多由儿童抵抗力低，感染病毒细菌的概率较成人高导致。感冒传染性强，四季均可发生，以冬春两季多见，多并发中耳炎、鼻窦炎、肺炎、脑膜炎、水痘等，切不可认为是日常小病而轻率对待。

（二）如何自我诊断

小儿感冒的潜伏期大多为2 ~ 3日或稍久。轻症有流清涕、鼻塞、打喷嚏、发热、头痛、关节酸痛等周身不适，也可有流泪、微咳或咽部不适，可在1周内自然痊愈。

中医症状分类如下。

症状1：恶寒发热，无汗，头痛，鼻塞流涕，打喷嚏，咳嗽，喉痒，舌偏淡。

【关键词】怕冷发热。

症状2：发热重，恶风，有汗或无汗，头痛，鼻塞流脓涕，打喷嚏，咳嗽，痰黄黏，咽红，咽肿，口干口渴，舌质红。

【关键词】发热不冷。

症状3：发热无汗，头痛鼻塞，身重乏力，咳嗽不重，胸闷泛恶，食欲不振，或有呕吐泄泻，舌质红。

【关键词】乏力身重。

症状4：全身症状较重，壮热嗜睡，汗出热不解，目赤咽红，肌肉酸痛，或有恶心呕吐，或见疹点散布，舌红。

【关键词】全身症状较重，壮热嗜睡。

症状5：感冒兼见咳嗽较剧，咳声重浊，喉中痰鸣。

【关键词】咳嗽痰鸣。

症状6：感冒兼见腹胀，不想吃饭，吐酸水，口臭，大便酸臭，或腹痛泄泻，或便秘。

【关键词】腹胀。

症状7：惊惕哭闹，睡不安稳，磨牙，甚则惊厥抽风，舌尖红。

【关键词】惊厥抽风。

症状8：面色白，常常无故出汗，恶风怕冷，鼻塞流涕，发热不严重，反复感染，舌质淡。

【关键词】自汗怕冷。

症状9：平时汗多，出汗后感觉冷，面色白，肌肉松弛，四肢凉，怕冷，舌淡红。

【关键词】多汗不温。

症状10：面色潮红，形体消瘦，一阵阵发热，睡觉时出汗，口渴，咽干，手足心热，舌红少津。

【关键词】潮热盗汗。

（三）按词索剂

（1）葱姜粥

【组成】葱白头5个，生姜15克，糯米100克。

【功能主治】发表，解毒。用于治外感初恶寒发热，无汗，头痛，鼻塞流涕，打喷嚏，咳嗽等症。

【烹调技巧】先将糯米煮成粥，再把葱捣烂，煨生姜，服粥后热敷，出汗即愈。

【关键词】怕冷发热。

（2）白菜绿豆汤

【组成】白菜根茎头1个，绿豆芽30克。

【功能主治】清热解毒。可治疗发热重，恶风，有汗或无汗，头痛，鼻塞流脓涕，打喷嚏，咳嗽，痰黄黏，咽红或肿，口干而渴等症。

【烹调技巧】将白菜根茎头与绿豆芽同煮，温饮，每日2 ~ 3次，每次100 ~ 200毫升。

【关键词】发热、头痛。

（3）西瓜番茄汁

【组成】西瓜、番茄各适量。

【功能主治】清热解毒，祛暑化湿。

【烹调技巧】将西瓜用纱布绞汁；番茄先用开水烫，剥去皮，也用纱布绞挤汁液，然后将两汁合并即可饮用。

【关键词】发热无汗。

（4）蒲公英茶

【组成】蒲公英100克。

【功能主治】清热解毒。用于全身症状较重，壮热嗜睡，汗出热不解，目赤咽红，肌肉酸痛，或有恶心呕吐的患者。

【烹调技巧】将蒲公英洗净煮水，放凉后频服。

【关键词】全身症状较重，壮热嗜睡。

（四）按摩调理

【调理时机】经常操作。

【保健穴位】见附录，9.（6）跗阳，（7）足三里。

【操作视频】见附录，视频59，

视频60。

二、小儿肺炎

（一）什么是小儿肺炎

小儿肺炎是婴幼儿时期常见病，四季均易发生，以冬春季为多，多由细菌、病毒、支原体、真菌等入侵感染引起，或误吸、过敏等引起肺炎炎症，如治疗不彻底，易反复发作。

（二）如何自我诊断

小儿肺炎起病较急，有发热、咳嗽、气急、鼻扇、痰鸣等症状，咳嗽剧烈时可伴有呕吐、呛奶，或有轻度发绀。病情严重时，常见喘促不安，烦躁不宁，面色苍白，心率增快，高热不退。婴儿常见拒食、呛奶、呕吐等。

中医症状分类如下。

症状1：恶寒发热，无汗不渴，咳嗽气急，痰稀色白。

【关键词】怕冷发热。

症状2：发热恶风，微有汗出，口渴想喝水，咳嗽，吐黄稠痰，呼吸急促，咽喉红。

【关键词】发热咳嗽。

症状3：发高烧，心烦，咽喉有痰鸣声，吐黄稠痰，呼吸气喘憋闷，鼻翼扇动，或口唇青紫。

【关键词】壮热咳黄稠痰。

症状4：咳嗽，气喘，咽喉有痰鸣声，咳吐痰涎，呼吸气喘，胸中憋闷，食欲不振。

【关键词】胸闷咳痰。

症状5：低热不退，面色潮红，干咳无痰。

【关键词】潮红低热。

症状6：病程迁延，低热起伏，气短多汗，无力咳嗽，不欲饮食，大便溏稀，面色苍白，神疲乏力，四肢欠温。

【关键词】气短乏力。

症状7：咳嗽一直不好，一阵阵低热，多汗，气短，无力咳嗽，不欲饮食，大便溏稀，面色苍白，神疲乏力，四肢欠温。

【关键词】久病气短乏力。

症状8：突然面色苍白，发紫，呼吸困难加剧，汗出发凉，四肢由下而上冷至肘膝，没精神或烦躁不安，右肋骨下肝脏增大、触之坚硬，舌淡紫。

【关键词】四肢厥冷。

症状9：高热昏迷不醒，烦躁说胡语，四肢抽搐，角弓反张，两目上视，咳嗽，气促，痰鸣，指纹青紫，达指甲端，或小儿食指指甲端可看到脉络。

【关键词】壮热神昏。

（三）按词索剂

（1）葱姜粥

【组成】葱白头5个，生姜15克，糯米100克。

【功能主治】发表，解毒。

【烹调技巧】先将糯米煮成粥，再把葱捣烂，煨生姜，服粥后热敷，出汗即愈。

【关键词】怕冷发热。

（2）白菜绿豆汤

【组成】白菜根茎头1个，绿豆芽30克。

【功能主治】清热解毒。

【烹调技巧】将白菜根茎头与绿豆芽同煮，温饮，每日2～3次，每次100～200毫升。

【关键词】发热、头痛。

（3）西瓜番茄汁

【组成】西瓜、番茄各适量。

【功能主治】清热解毒，祛暑化湿。

【烹调技巧】将西瓜用纱布绞汁；番茄先用开水烫，剥去皮，也用纱布绞挤汁液，然后将两汁合并即可饮用。

【关键词】壮热吐黄稠痰。

（4）萝卜子杏仁汤

【组成】萝卜子20克、杏仁20克。

【功能主治】益气化痰定喘。

【烹调技巧】将萝卜子炒熟，杏仁去皮尖，将两者同时放入锅中，加1碗半水，煎取半碗。每日服2次。

【关键词】胸闷咳痰。

（5）金针菇蒸猪肉

【组成】金针菜50克，瘦猪肉150～200克，酱油、豆粉、盐、味精等适量。

【功能主治】肝肾阴虚，尿血时久。

【烹调技巧】将金针菜、瘦肉洗净，一同放在砧板上，用刀剁成肉酱。加入酱油、盐、豆粉、味精等调味品，搅拌均匀，放入碟内摊平。将碟放入蒸锅内，隔水蒸熟。

【关键词】烦热盗汗，小便短赤。

（6）芝麻姜蜜冰糖

【组成】黑芝麻250克，生姜250克，蜂蜜200克，冰糖200克。

【功能主治】益气定喘。

【烹调技巧】先将冰糖煮溶，将黑芝麻炒香，放冷后接着拌生姜汁炒干；再同蜂蜜、冰糖浆拌匀后用瓶储。早晚服1汤匙，开水送服。

【关键词】气短多汗，无力咳嗽。

（7）淮山药粥

【组成】生淮山药30克，糯米少许。

【功能主治】气阴两补，健脾润肺。

【烹调技巧】山药蒸熟后捣碎加入糯米同煮成粥可用。

【关键词】气短声低。

（8）益智仁虫草鹅肉汤

【组成】益智仁10克，冬虫草5克，鹅肉50克。

【功能主治】健脾益气，温补胃阳。

【烹调技巧】将鹅肉洗净切块与药材共入炖盅内，加适量水，隔水炖3小时，调味后吃肉饮汤。

【关键词】身冷胃寒。

（9）苦瓜冬西瓜汁

【组成】苦瓜1根，西瓜半个。

【功能主治】清热解毒。

【烹调技巧】将苦瓜、西瓜洗净，切块打汁，每日多次服用。

【关键词】烦躁气促。

（四）按摩调理

【调理时机】发作期、缓解期均可操作。

【保健穴位】见附录，4.（1）合谷，（6）曲池，（7）孔最；6.（3）腹哀；9.（7）足三里。

【操作视频】见附录，视频19，视频24，视频25，视频35，视频60。

三、厌食

（一）什么是厌食

厌食是小儿时期的一种常见病，是指长期的食欲减退或消失，1～6岁儿童多见。严重者可致营养不良、贫血、免疫力低下，反复出现呼吸道感染。引起厌食的原因主要有两类：一是局部或全身疾病影响消化功能，使胃肠平滑肌的张力下降，消化液的分泌减少，酶的活力减低；二是中枢神经系统受人体内外环境及各种刺激的影响，对消化功能的调节失去平衡。

（二）如何自我诊断

有喂养不当、微量元素缺乏、药物影响、先天不足、情志失调史。一般有2个月以上食欲不振，厌恶进食，食量明显少于正常同龄儿童。伴有面色少华，形体偏瘦，但精神尚好，活动如常。

中医症状分类如下。

症状1：不爱吃饭，饮食无味，食量减少，或有消化不良、打饱嗝泛酸水，偶尔吃多后腹胀，大便不规律，有时干。

【关键词】厌食。

症状2：不爱吃饭，饮食无味，食量减少，或有消化不良、打饱嗝泛酸水，偶尔吃多后腹胀，大便不调，精神正常。

【关键词】大便不调，食不知味。

症状3：不思进食，食少饮多，口舌干燥，大便偏干，小便色黄，面黄少华，皮肤失润。

【关键词】食少饮多。

（三）按词索剂

（1）山楂山药大枣糕

【组成】山楂、山药、大枣少许，面粉、酵母适量。

【功能主治】气阴两补，健脾润肺。

【烹调技巧】将山楂、大枣洗净去核，山药去皮上锅蒸熟，自然冷却后加入面粉、酵母做成发糕。

【关键词】厌恶进食，食后饱胀。

（2）山药泥

【组成】生淮山药30克，白糖少许。

【功能主治】气阴两补，健脾润肺。主治打饱嗝泛酸水，偶尔吃多后腹胀，大便不调之症。

【烹调技巧】将山药捣烂，调入凉水，边煮边搅，2到3沸即成。加少许白糖调味食用。

【关键词】气短声低，形瘦盗汗。

（3）淮山药粥

【组成】生淮山药30克，白糖少许，糯米适量。

【功能主治】气阴两补，健脾润肺。

【烹调技巧】将山药蒸熟后捣碎加入糯米同煮成粥可用。

【关键词】气短声低，形瘦盗汗。

（四）按摩调理

【调理时机】发作期、缓解期均可操作。

【保健穴位】见附录，2.（1）中府，（7）期门；6.（1）幽门，（2）章门；9.（7）足三里。

【操作视频】见附录，视频7，视频13，视频33，视频34，视频60。

四、泄泻

（一）什么是泄泻

泄泻又称腹泻，是指排便次数增多，粪质稀薄或如水样。西医将其分为感染性腹泻和非感染性腹泻两类。感染性腹泻多由病毒、细菌引起；非感染性腹泻常由饮食不当、肠功能紊乱引起，乳糖不耐受。多见于婴幼儿，2岁以下小儿发病率高，夏秋季发病率高。

（二）如何自我诊断

有乳食不节、饮食不洁或感受时邪的病史。大便次数增多，每日超过3～5次，多达10次以上，呈淡黄色，如蛋花汤样，或黄绿稀溏，或色褐而臭，可有少量黏液，或伴有恶心呕吐，腹痛，发热，口渴等。重者腹泻，呕吐较严重，可见小便短少，体温升高，烦躁萎靡，啼哭无泪，皮肤干瘪，囟门内陷，眼眶下陷，口唇樱红脱水状。临床分期，连续病程小于2周为急性腹泻；病程2周至2个月为迁延性腹泻；病程超过2个月为慢性腹泻。

中医症状分类如下。

症状1：大便稀溏，夹有乳凝块或食物残渣，气味酸臭，或如败卵，脘腹胀满，便前腹痛，泻后痛减，腹痛拒按，嗳气酸馊，或有呕吐，不思乳食，夜卧不安。

【关键词】大便稀溏夹食物残渣。

症状2：大便清稀，中多泡沫，臭气不甚，肠鸣腹痛，或伴恶寒发热，鼻流清涕，咳嗽，舌淡。

【关键词】大便稀溏多泡沫，恶寒发热咳嗽。

症状3：大便水样，或如蛋花汤样，泻下急迫，量多次频，气味秽臭，或见少许黏液，腹痛时作，食欲不振，或伴呕恶，神疲乏力，或发热烦闹，口渴，小便短黄，舌红。

【关键词】泻下急迫，量多次频。

症状4：便稀溏，色淡不臭，多于食后作泻，时轻时重，面色萎黄，形体消瘦，神疲倦怠，舌淡。

【关键词】食后作泻，神疲倦怠。

症状5：久泻不止，大便清稀，完谷不化，或见脱肛，形寒肢冷，面色㿠白，精神萎靡，睡时露睛，舌淡。

【关键词】久泻不止。

症状6：泻下无度，质稀如水，精神萎靡或心烦不安，目眶及前囟凹陷，皮肤干燥或枯瘪，啼哭无泪，口渴引饮，小便短少，甚至无尿，唇红而干，舌红少津。

【关键词】精神萎靡，小便短少。

症状7：泻下不止，次频量多，精神萎靡，表情淡漠，面色青灰或苍白，哭声微弱，啼哭无泪，尿少或无，四肢厥冷，舌淡。

【关键词】少尿无尿，四肢厥冷。

（三）按词索剂

（1）山药麦芽饮

【组成】山药、莲子各15克，麦芽、茯苓各5克，白砂糖25克。

【功能主治】健脾和胃，收涩止泻。

【烹调技巧】将上述各料一同研粉，然后用开水冲服即可。每日2次，每次1剂，10日为1疗程。

【关键词】食后作泻，时轻时重。

（2）高粱米石榴皮水

【组成】高粱米6克，石榴皮25克。

【功能主治】清热止泻。

【烹调技巧】将高粱米炒至炸裂，同石榴皮一起用水煎。每日服1剂。

【关键词】泻下急迫，量多次频，气味秽臭。

（四）按摩调理

【调理时机】经常操作。

【保健穴位】见附录，6.（7）神阙，（9）关元；7.（1）命门。

【操作视频】见附录，视频37，视频39，视频40。

五、遗尿

（一）什么是遗尿

小儿遗尿通常指5 ~ 6岁小儿在熟睡时不自主地排尿，每周2次并持续达6个月以上，俗称尿床。在我国男孩遗尿比率较女孩高。小儿从小至就诊时一直有遗尿称为原发性遗尿，占70% ~ 80%。继发于下尿路梗阻（如尿道瓣膜）、尿路感染、神经源性膀胱（神经病变引起的排尿功能障碍）等疾患者称为继发性遗尿，患儿除夜间尿床外，日间常有尿频、尿急或排尿困难、尿流细等症状。

（二）如何自我诊断

发病年龄多在5岁以上，白天过度活动、兴奋、疲劳，夜晚睡眠较深，不易唤醒，过夜或隔几日发生尿床，甚则每晚遗尿2 ~ 3次。

中医症状分类如下。

症状1：睡中经常遗尿，甚者一夜数次，尿清而长，醒后方觉，神疲乏力，面白肢冷，腰腿酸软，智力较差，舌质淡。

【关键词】尿清而长，神疲乏力。

症状2：睡中遗尿，少气懒言，神倦乏力，面色少华，常自汗出，食欲不振，大便溏薄，舌淡，苔薄，脉细少力。

【关键词】少气懒言，食欲不振。

症状3：睡中遗尿，尿黄量少，尿味臊臭，性情急躁易怒，或夜间梦语磨牙，舌红，苔黄或黄腻，脉弦数。

【关键词】急躁易怒，尿黄量少。

（三）按词索剂

（1）白果羊肉粥

【组成】白果10 ~ 25克，羊肾1个，羊肉、粳米各50克，葱白3克。

【功能主治】补肾止遗。

【烹调技巧】将羊肾洗净，去其肥油及表面的一层膜，切成细丁；葱白洗净切成细节，羊肉洗净；白果、粳米淘净，再一同放入锅内，加水适量熬粥，待肉熟米烂成粥时即成。吃羊肾、羊肉、白果，喝粥，每日2次，温热食。

【关键词】睡中遗尿，一夜多次。

（2）白果炖猪膀胱

【组成】新鲜猪膀胱1只，白果25克，或加薏苡仁、莲子适量，白胡椒25粒，杏仁25克。

【功能主治】固肾缩尿。用于小儿体虚遗尿、小便无力、周身疲累。

【烹调技巧】将猪膀胱切开洗净，装入白果、杏仁，或加薏苡仁、莲子，撒入白胡椒，炖烂后分次食用。

【关键词】厌恶进食，食后饱胀。

（3）李子茶

【组成】鲜李子1个，绿茶适量，蜂蜜一勺。

【功能主治】主治肝经湿热。用于郁怒后耳鸣加重，兼有耳胀耳痛；或有头痛眩晕，目红面赤，口苦咽干；或夜寐不安，烦躁不宁；或有胁痛，大便秘结，小便黄等症状。

【烹调技巧】先将李子切成片放入锅中加入清水煮沸，然后放入绿茶，再次煮沸后起锅，等到稍微放凉的时候加入适量的蜂蜜即可。

【关键词】郁怒后耳鸣加重。

（四）按摩调理

【调理时机】经常操作。

【保健穴位】见附录，6.（7）神阙，（9）关元；7.（1）命门；8.（3）足五里。

【操作视频】见附录，视频37，视频39，视频40，视频50。

第十四节 五官科疾病

一、近视眼

（一）什么是近视眼

近视眼也称短视眼，远视力明显降低，但近视力尚正常。近视有一定的遗传因素，如用眼过度也会导致近视的发生。资料显示，绝大多数近视发生在儿童和青少年时期的身体生长发育期，若食欲欠佳，偏食，厌食，都会导致营养不良，从而促成近视的产生。

（二）如何自我诊断

近视眼最突出的症状是远视力降低，但近视力可正常。多数还容易产生视力疲劳。之后就要鉴别真性和假性近视，除到医院验光外，简便的方法可在5米远处挂一国际标准视力表，先确定视力，然后戴上300度的老花镜，眺望远方，眼前会慢慢出现云雾状景象，半小时后取下眼镜，再查视力，如视力增强，可认为是假性近视；如视力依旧或反而下降，可按这种方法每日进行一次，连续重复三日，如视力仍无改善，就可以确定为真性近视。

（三）按词索剂

（1）当归黄芪瘦肉汤

【组成】瘦猪肉500克，黄芪50克，当归10克，大枣30克。

【功能主治】补气养血。

【烹调技巧】将猪肉切大块加姜焯水，大枣去核破开，后加入洗净的黄芪、当归、大枣，一起烹煮，大火煮开，小火煮40分钟。每日3次，喝汤吃肉。

【关键词】视近清楚，视远模糊。

（2）金针菇蒸猪肉

【组成】金针菜50克，瘦猪肉150～200克，酱油、豆粉、盐、味精等适量。

【功能主治】补养肝肾。

【烹调技巧】将金针菜、瘦肉洗净，一同放在砧板上，用刀剁成肉酱。加入酱油、盐、豆粉、味精等调味品，搅拌均匀，放入碟内摊平。将碟放入蒸锅内，隔水蒸熟。

【关键词】视近清楚，视远模糊。

（四）按摩调理

【调理时机】经常操作。

【保健穴位】见附录，1.（2）风池；2.（1）中府，2.（2）云门；9.（4）照海。

【操作视频】见附录，视频2，视频7，视频8，视频57。

二、白内障

（一）什么是白内障

白内障是指晶状体混浊，以至影响视力，而矫正视力在0.7或0.7以下，由老化、遗传、免疫及代谢异常、辐射等多种原因引起，一般为双眼发病，但发病时间可有先有后，混浊程度可有轻有重，多以40岁以上中老年患者发病。白内障是常见眼病，主要症状是视力障碍，居致盲原因首位。

（二）如何自我诊断

多为双侧性，但两眼发病可有先后，自觉视物模糊，视力明显下降；眼前有固定的点状、条状阴影；单眼观灯光、明月如有数个；晶状体呈不均匀的乳白色混浊。

中医症状分类如下。

症状1：视物模糊，头晕耳鸣，腰膝酸软，舌淡脉细，或面白畏冷，小便清长。

【关键词】头晕耳鸣，小便清长。

症状2：视物昏花，精神倦怠，肢体乏力，面色萎黄，食少便溏。

【关键词】倦怠乏力，食少便溏。

症状3：头痛目涩，眵泪旺躁，口苦咽干。

【关键词】头痛目涩，口苦咽干。

症状4：目涩视昏，烦热口臭，大便不畅。

【关键词】烦热口臭，大便不畅。

（三）按词索剂

（1）白果羊肉粥

【组成】白果10 ~ 25克，羊肾1个，羊肉、粳米各50克，葱白3克。

【功能主治】温补肾阳。

【烹调技巧】将羊肾洗净，去其肥油及表面的一层膜，切成细丁；葱白洗净切成细节，羊肉洗净；白果、粳米淘净，再一同放入锅内，加水适量熬粥，待肉熟米烂成粥时即成。吃羊肾、羊肉、白果，喝粥，每日2次，温热食。

【关键词】头晕耳鸣，小便清长。

（2）李子茶汤

【组成】李子一个，绿茶适量，蜂蜜一勺。

【功能主治】清肝经湿热。

【烹调技巧】先将李子切成片放入锅中加入清水煮沸，然后放入绿茶，再次煮沸后起锅，等到稍微放凉的时候加入适量的蜂蜜即可。

【关键词】头痛目涩，口苦咽干。

（3）果皮山药饮

【组成】黄瓜皮30克（西瓜皮、冬瓜皮都可以），山药30克。

【功能主治】清热祛湿。

【烹调技巧】将山药去皮洗净切片，瓜果取皮，洗净，山药和果皮一起水煎代茶，频频饮服。

【关键词】烦热口臭，大便不畅。

（四）按摩调理

【调理时机】经常操作。

【保健穴位】见附录，1.（2）风池；2.（1）中府，（2）云门，（3）周荣。

【操作视频】见附录，视频2，视频7，视频8，视频9。

三、口腔溃疡

（一）什么是口腔溃疡

口腔溃疡俗称口疮，是发生在口腔黏膜的表浅性溃疡，米粒至黄豆大小，圆形或卵圆形，溃疡面凹陷，周围充血，疼痛剧烈，一般一至两个星期可以自愈。口腔溃疡周期性反复发生，为复发性口腔溃疡。可一年发病数次，也可以一个月发病几次，甚至新旧病变交替出现。与精神紧张、食物、药物、激素水平、微量元素等密切相关。

（二）如何自我诊断

口腔溃疡一般形态比较规则，呈圆形、椭圆形，边缘整齐，与周围组织分界清楚，溃疡面的基底部较平滑，触之柔软，疼痛明显，局部灼痛。严重者影响饮食、语言，可并发口臭、便秘、头痛、头晕、烦躁、淋巴结肿大。

中医症状分类如下。

症状1：舌尖、舌边、舌面，或齿龈，或两颊部口疮反复发作，溃疡表面覆盖黄苔，中间基底部凹陷，四周隆起，红肿热痛，口苦口臭，心烦燥热，小便短赤，大便秘结。

【关键词】疡面黄苔，红肿热痛。

症状2：口疮反复发作，疼痛不堪，溃疡表面覆盖白苔，中间基底部凹陷，四周略隆起，色不红，气短乏力，烦热颧红，口干不渴，小便短赤。

【关键词】口疮反复，烦热颧红。

症状3：口腔溃疡，溃疡处鲜红，牙龈肿痛，口渴喜冷饮，口臭，大便秘结，小便黄赤。

【关键词】溃疡，口渴，便秘。

症状4：口腔溃疡，其色淡红，反复发作，体倦乏力，食少便溏，头晕目眩，气短懒言，自汗，易于感冒。

【关键词】口疮反复，体倦乏力。

（三）按词索剂

（1）竹叶通草绿豆粥

【组成】淡竹叶10克，通草5克，甘草2克，绿豆30克，大米120克，冰糖适量。

【功能主治】清热泻火，生肌疗疮。

【烹调技巧】将淡竹叶、通草、甘草切碎装入纱布中封口，与绿豆、大米一起加水放置30分钟，以文火煮制成粥，加入冰糖即可。

【关键词】疡面黄苔，红肿热痛。

（2）青梅汤

【组成】生地15克，石斛10克，甘草2克，青梅30克，冰糖适量。

【功能主治】养阴生津，滋阴降火。

【烹调技巧】将生地、石斛、甘草、青梅、冰糖加水适量，同煮20分钟，去渣取汁。

【关键词】口疮反复，烦热颧红。

（3）葛根天花粉粥

【组成】葛根30克，大米100克，天花粉30克，冰糖适量。

【功能主治】清热去火。

【烹调技巧】将葛根、天花粉用温水略泡，洗净；取锅放入冷水、葛根、天花粉，煮沸约15分钟，去渣取汁；加入大米，先用旺火煮开后改小火，煮至粥成，加冰糖调味即可盛起食用。

【关键词】溃疡，口渴，便秘。

（4）黄芪山药瘦肉粥

【组成】黄芪20克，淮山药30克，瘦猪肉30克，粳米80克，葱、姜、盐、酱油适量。

【功能主治】扶正补虚，养阴去火。

【烹调技巧】将淮山药洗净，切成小块，瘦肉剁成肉末加葱、姜、盐、酱油各少许调制好。将黄芪、山药、粳米同煮为粥，将熟时加入肉末，煮熟即可。

【关键词】口疮反复，体倦乏力。

（四）按摩调理

【调理时机】经常操作。

【保健穴位】见附录，1.（3）大椎，2.（1）中府，9.（7）足三里。

【操作视频】见附录，视频3，视频7，视频60。

四、耳鸣

（一）什么是耳鸣

耳鸣是一种在没有外界声、电刺激条件下，自觉耳内或颅内有声音的感觉。有些人常感到耳朵里有一些特殊的声音如嗡嗡、哨声或汽笛声等，但周围却找不到相应的声源。耳鸣使人情绪波动、坐卧不安，严重者可影响正常的生活和工作。耳疾病和全身性疾病可引发耳鸣的发生。

（二）如何自我诊断

耳鸣可持续存在或间歇性存在，还可伴有听力下降。轻度耳鸣间歇发作，或仅在夜间或安静的环境中出现；中度耳鸣为持续耳鸣，在嘈杂的环境中仍感受到；重度耳鸣为持续耳鸣，严重影响听力、情绪、工作和社交活动；极重度耳鸣为长期持续的耳鸣，患者难以忍受耳鸣带来的极度痛苦。

中医症状分类如下。

症状1：开始多有感冒，起病较急，自觉耳中作胀，有阻塞感，听力下降而自声增强，局部检查可见耳膜轻度潮红及内陷，多伴头痛，恶寒，发热，口干。

【关键词】开始多有感冒，起病较急。

症状2：耳鸣如闻潮声，或如雷声；郁怒后耳鸣加重，兼有耳胀耳痛；或有头痛眩晕，目红面赤，口苦咽干；或夜寐不安，烦躁不宁；或有胁痛，大便秘结，小便黄，舌红。

【关键词】耳鸣如闻潮声，郁怒加重，耳胀耳痛。

症状3：耳鸣如蝉鸣，时有阻塞感，听音不清，头昏沉重，胸闷脘满，咳嗽痰多，口苦或淡而无味，二便不畅，舌红。

【关键词】阻塞感，胸闷脘满，咳

嗽痰多。

症状4：耳鸣如蝉鸣，昼夜不息，夜间较甚，以致虚烦失眠，听力下降，伴头晕眼花，腰膝酸软，多梦遗精，舌质红。

【关键词】夜间较甚，头晕眼花，腰膝酸软。

症状5：耳鸣劳累后更甚，或在蹲下站起时较甚，耳内有突然空虚或发凉的感觉，伴倦怠乏力，纳少，食后腹胀，大便时溏，面色萎黄，唇舌淡红。

【关键词】劳累，蹲下站起较甚，倦怠乏力，纳少便溏。

（三）按词索剂

（1）金银花茶

【组成】金银花50克。

【功能主治】清热发表。

【烹调技巧】将金银花洗净煮水放凉。

【关键词】耳膜轻度潮红及内陷。

（2）苦瓜西瓜汁

【组成】苦瓜1根，西瓜半个。

【功能主治】主治肝经热盛。

【烹调技巧】将西瓜、苦瓜打汁，服用。

【关键词】郁怒后耳鸣加重。

（3）李子茶

【组成】鲜李子1个，绿茶适量，蜂蜜一勺。

【功能主治】主治肝经湿热。

【烹调技巧】先将李子切成片放入锅中加入清水煮沸，然后放入绿茶，再次煮沸后起锅，等到稍微放凉的时候加入适量的蜂蜜即可。

【关键词】郁怒后耳鸣加重。

（4）金针菇蒸猪肉

【组成】金针菜50克，瘦猪肉150～200克，酱油、豆粉、盐、味精等适量。

【功能主治】肝肾阴虚，尿血时久。

【烹调技巧】将金针菜、瘦肉洗净，一同放在砧板上，用刀剁成肉酱。加入酱油、盐、豆粉、味精等调味品，搅拌均匀，放入碟内摊平。将碟放入蒸锅内，隔水蒸熟。

【关键词】烦热盗汗，小便短赤。

（5）淮山药粥

【组成】生淮山药30克，糯米少许。

【功能主治】健脾益气。

【烹调技巧】将山药蒸熟后捣碎，加入糯米同煮成粥可用。

【关键词】气短声低。

（四）按摩调理

【调理时机】经常操作。

【保健穴位】见附录，1.（1）百会，1.（2）风池。

【操作视频】见附录，视频1，视频2。

第十五节

皮肤病

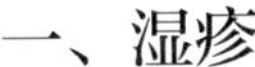

一、湿疹

（一）什么是湿疹

湿疹是一种常见的由多种内外因素引起的表皮及真皮浅层的炎症性皮肤病，一般认为与变态反应有一定关系。其临床表现具有对称性、渗出性、瘙痒性、多形性和复发性等特点，有渗出倾向，易迁延不愈，可发生于任何年龄，任何部位，任何季节，但常在冬季复发或加剧。

（二）如何自我诊断

根据急性期发病的多形性、有渗出倾向、瘙痒剧烈、对称分布等特点，慢性期的苔藓样变等特征，不难诊断。

中医症状分类如下。

症状1：发病急，皮损潮红灼热，瘙痒无休，渗液流滋；伴身热，心烦，口渴，大便干，尿短赤。

【关键词】发病急，心烦，口渴。

症状2：发病较缓，皮损潮红，瘙痒，抓后糜烂流滋，可见鳞屑；伴纳少，神疲，腹胀便溏。

【关键词】发病较缓，纳少，神疲，腹胀便溏。

症状3：病久，皮损色暗或色素沉着，剧痒，或皮损粗糙肥厚；伴口干不欲饮，纳差腹胀。

【关键词】皮损色暗，剧痒，口干不欲饮。

（三）按词索剂

（1）果皮山药饮

【组成】黄瓜皮30克（西瓜皮、冬瓜皮都可以），山药30克。

【功能主治】清热祛湿。

【烹调技巧】将山药去皮洗净切片，瓜果取皮，洗净，将山药、果皮一起水煎代茶，频频饮服。

【关键词】瘙痒无休，渗液流滋。

（2）海带胡椒汤

【组成】海带300克，白胡椒少许，黑胡椒等量。

【功能主治】祛湿。

【烹调技巧】将海带洗净切条，放入锅中加黑白胡椒少许，水开后小火煮30分钟。

【关键词】发病较缓，抓后糜烂流滋。

（3）当归黄芪瘦肉汤

【组成】瘦猪肉500克，黄芪50克，当归10克，大枣30克。

【功能主治】补气养血。

【烹调技巧】将猪肉切大块加姜焯水，大枣去核破开，后加入洗净的黄芪、当归、大枣一起烹煮，大火煮开，小火煮40分钟。每日3次，喝汤吃肉。

【关键词】疮色紫暗，乏力眩晕。

（四）按摩调理

【调理时机】经常操作。

【保健穴位】见附录，2.（1）中府，（7）期门；6.（1）幽门，（2）章门。

【操作视频】见附录，视频7，视频13，视频33，视频34。

二、荨麻疹

（一）什么是荨麻疹

荨麻疹俗称风团、风疹团、风疙瘩、风疹块等，是一种常见的皮肤病，是由皮肤、黏膜小血管反应性扩张及渗透性增加而产生的一种局限性水肿反应，主要表现为边缘清楚的红色或苍白色的瘙痒性皮损——风团。其特点是皮肤上出现瘙痒性风团，发无定处，骤起骤退，退后不留痕迹。

（二）如何自我诊断

皮损为风团、红斑等，大小不一，形状各异，且常突然发生，成批出现，数小时后又迅速消退，消退后不留痕迹，但可反复发作，常自觉瘙痒。

中医症状分类如下。

症状1：风团鲜红，灼热剧痒，遇热则皮损加重；伴发热恶寒，咽喉肿痛。

【关键词】鲜红，灼热剧痒，遇热加重。

症状2：风团色白，遇风寒加重，得暖则减，口不渴。

【关键词】色白，遇寒加重。

症状3：风团反复发作，迁延日久，午后或夜间加剧；伴心烦易怒，口干，手足心热。

【关键词】手足心热，午后或夜间加剧。

（三）按词索剂

（1）金银花茶

【组成】金银花50克。

【功能主治】清热发表。治风热犯表，风团鲜红，灼热剧痒，遇热则皮损加重；伴发热恶寒，咽喉肿痛等症状。

【烹调技巧】将金银花洗净煮水放凉。

【关键词】灼热剧痒。

（2）葱姜粥

【组成】葱白头5个，生姜15克，

糯米100克。

【功能主治】祛风解表。

【烹调技巧】先将糯米煮成粥，再把葱捣烂，煨生姜，服粥后热敷，出汗即愈。

【关键词】风团色白，遇风寒加重。

（3）糯米大枣粥

【组成】糯米100克，大枣30克，红糖适量。

【功能主治】补气养血。

【烹调技巧】将糯米、大枣洗净煮成粥，加红糖适量。

【关键词】风团反复，迁延日久。

（四）按摩调理

【调理时机】经常操作。

【保健穴位】见附录，2.（1）中府，（7）期门；4.（3）内关；6.（1）幽门，（2）章门；9.（7）足三里。

【操作视频】见附录，视频7，视频13，视频21，视频33，视频34，视频60。

三、痤疮

（一）什么是痤疮

痤疮，又叫青春痘、面疱、粉刺、毛囊炎等，是发生在毛囊皮脂腺的慢性皮肤病，病因多种多样，而最直接的病因就是毛孔堵塞，毛囊里的油脂排出不畅、堆积。痤疮较轻者通常能看到一个白色或者黑色的顶，即白头粉刺与黑头粉刺，可以挤出一些白色的分泌物（油脂）。

（二）如何自我诊断

痤疮多于青春期开始发病，好发于面部、前胸及后背部皮脂腺发达部位，常对称分布。

主要分为粉刺性痤疮、丘疹性痤疮、脓疱性痤疮、囊肿性痤疮、结节性痤疮、萎缩性痤疮、聚合性痤疮。

中医辨证分类如下。

1. 肺经蕴热

【临床表现】痤疮初起，红肿疼痛，面部瘙痒，可有口干，小便黄，大便干燥。

【关键词】红肿疼痛，面部瘙痒。

2. 热毒

【临床表现】以炎症丘疹与脓疱为主，脓疱多发于丘疹的顶端，周围有红晕，大便秘结。

【关键词】脓疱多发于丘疹的顶端，大便秘结。

3. 脾胃湿热

【临床表现】痤疮发作频繁，可以挤出黄白色的碎米样脂栓，或有脓液，颜面出油光亮，伴口臭口苦，食欲时好时坏，大便黏滞不爽。

【关键词】颜面出油光亮，伴口臭口苦。

4. 血瘀痰凝

【临床表现】痤疮日久，质地坚硬难消，触压有疼痛感，或者颜面凹凸如橘子皮，女性可有月经量少、痛经以及经期痤疮加重等症状。

【关键词】质地坚硬难消，触压有疼痛感。

（三）按词索剂

（1）蒲公英茶

【组成】蒲公英100克。

【功能主治】清解肺热。

【烹调技巧】将蒲公英洗净，煮水，放凉频服。

【关键词】红肿疼痛，面部瘙痒。

（2）绿豆芽汤

【组成】绿豆芽100克，白糖少许。

【功能主治】清热解毒。

【烹调技巧】将绿豆煮汤，加白糖饮用。1日3次。

【关键词】脓疱多发于丘疹的顶端，大便秘结。

（3）海带薏仁蛋汤

【组成】海带50克，薏苡仁50克，鸡蛋2个，调料适量。

【功能主治】利湿，活血，软坚。

【烹调技巧】将海带洗净，切条状；薏苡仁洗净。将两者放锅内加水炖烂。将鸡蛋炒熟，随即将海带、薏苡仁连汤倒入，加盐、胡椒粉、味精。

【关键词】颜面出油光亮，伴口臭口苦。

（4）海带二仁蛋汤

【组成】海带50克，薏苡仁50克，桃仁10克，鸡蛋2个，调料适量。

【功能主治】利湿，活血，软坚。

【烹调技巧】将海带洗净，切条状；薏苡仁、桃仁洗净。将海带、薏苡仁、桃仁放锅内加水炖烂。将鸡蛋炒熟，随即将海带、薏苡仁、桃仁连汤倒入，加盐、胡椒粉、味精。

【关键词】痤疮日久，质地坚硬难消。

（四）按摩调理

【调理时机】经常操作。

【保健穴位】见附录，2.（1）中府，（7）期门；4.（3）内关；6.（1）幽门，（2）章门；9.（7）足三里。

【操作视频】见附录，视频7，视频13，视频21，视频33，视频34，视频60。

第三章　吃走烦恼，穴位调理

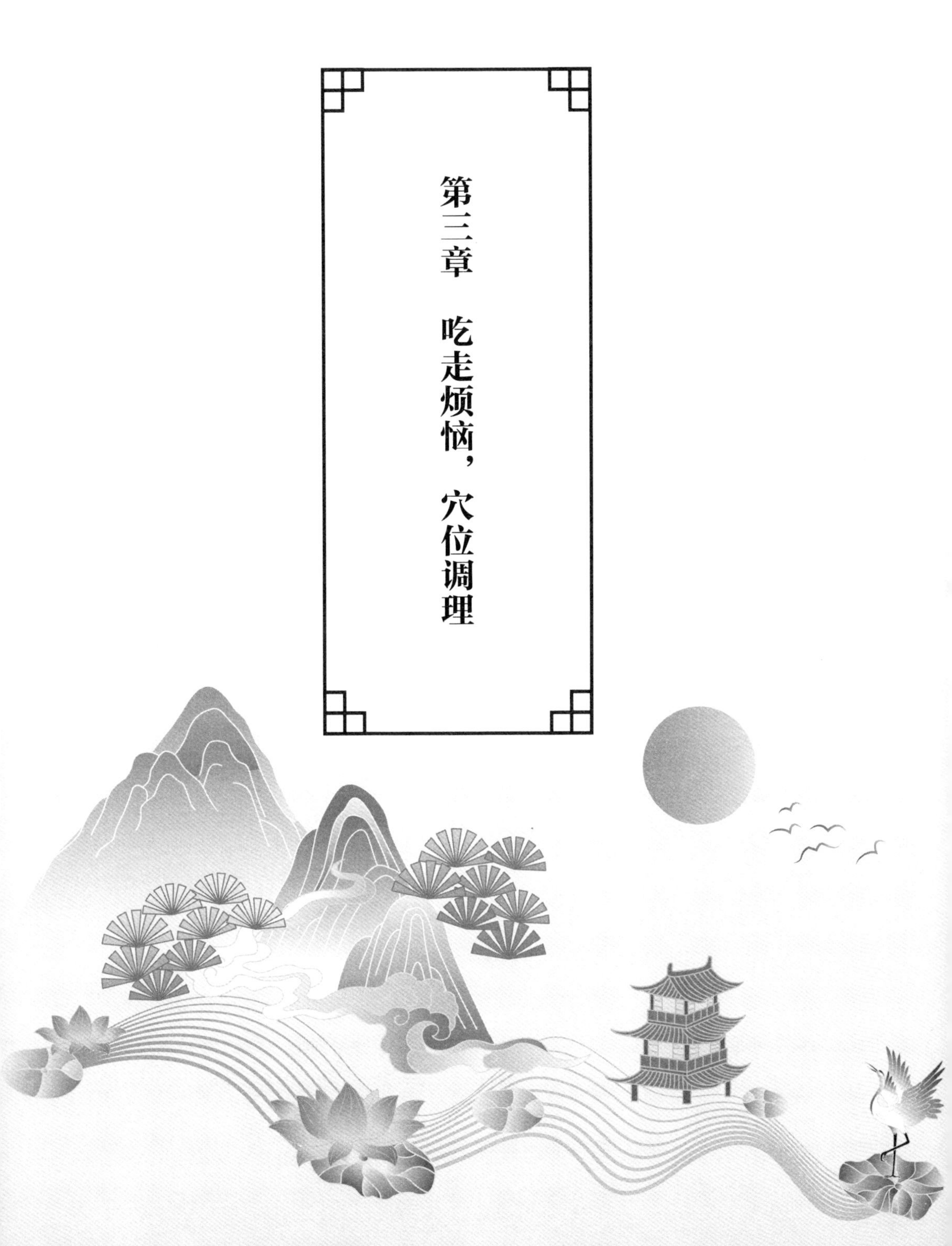

一、失眠

（一）什么是失眠

失眠是指患者时常出现难以入睡、睡眠质量下降、睡后易醒和睡眠时间减少，久则记忆力、注意力下降等的一类疾病。从病因分析，失眠可分为原发性失眠和继发性失眠两类。原发性失眠，一般缺少明确病因，或在排除可能引起失眠的病因后仍遗留失眠症状，主要包括心理生理性失眠、特发性失眠和主观性失眠3种类型；继发性失眠，包括由躯体疾病、精神障碍、药物滥用等引起的失眠。

（二）如何自我诊断

中国成年人失眠的诊断标准：①入睡困难，入睡时间超过30分钟；②睡眠质量下降，睡眠维持障碍，整夜觉醒次数≥2，早醒、睡眠质量下降；③总睡眠时间减少，每日睡眠时间不足6小时。

症状1：入睡困难，躺在床上没有困意。

【关键词】难入眠。

症状2：不能熟睡，早醒、醒后无法再入睡。

【关键词】浅睡眠。

症状3：自感整夜都在做梦，睡过之后仍精力不足。

【关键词】多梦。

症状4：频频从噩梦中惊醒，伴随心慌的症状。

【关键词】易惊醒。

（三）按词索剂

（1）玫瑰酒

【组成】玫瑰花50克，干红葡萄酒500克。

【功能主治】疏肝解郁，安神调气。

【烹调技巧】将玫瑰花浸泡于酒中，持续30日，即可服用，每次睡前服用10毫升。

【关键词】难入眠。

（2）佛手香橼柚子茶

【组成】佛手6克，香橼6克，柚子30克，冰糖6克。

【功能主治】疏肝理气，安神除烦。

【烹调技巧】将柚子带皮切片，与以上其他食材沸水冲泡10分钟即可饮用。

【关键词】难入眠。

（3）肉桂棒骨汤

【组成】肉桂2克，枸杞子6克，猪棒骨500克，食盐2克。

【功能主治】滋阴潜阳，益精安神。

【烹调技巧】将猪棒骨敲碎，枸杞子、肉桂与其同入砂锅内加水大火烧开，去沫，小火慢炖2小时。

【关键词】浅睡眠。

（4）大枣莲子粥

【组成】大枣6枚，粳米30克，莲子10克，白糖适量。

【功能主治】健脾和胃。

【烹调技巧】将粳米、大枣于锅中煮至半熟，后加入莲子，边煮边搅拌，粥熟后加入白糖即成。早晚分食。

【关键词】多梦。

（5）竹笋银耳羹

【组成】竹笋30克，银耳15克，猪瘦肉100克，猪骨汤、盐适量。

【功能主治】滋阴清热。

【烹调技巧】将竹笋、银耳浸泡松软，用猪骨汤煮至熟烂；调入刨细的肉末，煮成肉羹，和盐调味，服食。

【关键词】易惊醒。

（6）远志枣仁粥

【组成】远志10克，炒酸枣仁10克，粳米50克。

【功能主治】宁心安神，健脑益智。

【烹调技巧】将淘洗干净的粳米，加适量清水大火煮沸，文火炖煮10分钟，再加入洗净的远志、酸枣仁煮20分钟即成。可晚间睡前作夜餐吃。

【关键词】难入眠、浅睡眠、易惊醒。

（四）按摩调理

【调理时机】经常操作。

【保健穴位】见附录，1.（1）百会，（2）风池；4.（6）曲池；5.（4）肩井；9.（7）足三里。

【操作视频】见附录，视频1，视频2，视频24，视频32，视频60。

二、头晕头痛

（一）什么是头晕头痛

头晕多见于脑部功能性障碍，是临床常见的症状之一，表现为头昏、头胀、头重脚轻、脑内摇晃、眼花、景物和（或）自身旋转等的感觉。多种原因可引起头晕，常见于发热性疾病、颈椎病、高血压、低血压、脑动脉硬化、心律失常、贫血等，抑郁症初期也常有头晕。而头痛是指患者头部疼痛，可见于多种疾病。头痛头晕常一起发生。

（二）如何自我诊断

忽然出现眩晕头痛、头胀、头重脚轻、脑内摇晃、眼花等的感觉。可伴有乏力、面色苍白、失眠、耳鸣、情绪不稳、健忘等症状。

症状1：头晕头胀，面色潮红，急躁易怒。

【关键词】头晕易怒。

症状2：头晕乏力，面色苍白，食欲不振，不想说话。

【关键词】头晕乏力。

症状3：头晕健忘，疼痛喜按，腰

膝酸软，双目干涩，睡眠较差。

【关键词】头晕健忘。

症状4：头晕头重，胸闷恶心，呕吐痰涎，腹部胀满。

【关键词】头晕头重。

症状5：头晕头痛，痛如针刺，面唇紫暗，心悸失眠。

【关键词】头晕头痛，痛如针刺。

（三）按词索剂

（1）天麻当归乌骨鸡

【组成】天麻10克，菊花6克，当归3克，乌鸡1只（重约1200克），生姜、葱各10克，精盐4克，味精0.5克。

【功能主治】平肝熄风。

【烹调技巧】将鲜鸡煺毛去内脏后，洗净沥干。将天麻、当归、菊花洗净一起装入纱布袋中备用，扎紧袋口，填入鸡腹腔中。将生姜洗净拍裂，葱洗净打成结。将整理好的全鸡放于炒锅中，腹面向上，姜块、葱段分别摆在上面，加入精盐，注入清水1500毫升，用大火烧开后，去浮沫，转用小火炖至鸡肉熟烂。拣出药纱袋，姜块和葱结，将全鸡翻扣于汤锅里，注入原汤，下味精，调好味。分3～4次服，趁热食鸡肉，喝汤。

【关键词】头晕易怒。

（2）生脉茶

【组成】太子参10克，麦冬6克，五味子3克。

【功能主治】益气养阴。

【烹调方式】将以上材料加入300毫升滚开的水中，闷泡10分钟即可代茶用。时时频饮。

【关键词】头晕乏力。

（3）杞药猪脑

【组成】枸杞子15克，淮山药30克，猪脑髓1具，生姜5克，精盐2克，味精0.2克。

【功能主治】补肝肾，生精血，健脾胃，益气力。肝肾两虚，头晕目眩，耳鸣，记忆力减退等最为适用。

【烹调技巧】将枸杞子、淮山药洗净沥干，猪脑髓挑去筋络，洗净血污。将生姜洗净切成薄片。将猪脑髓放于瓷碗内，加入枸杞子、淮山药、姜片和精盐，注入清水300毫升，盖严。放于锅中，隔水蒸熟，取出，下味精。每日服1次，趁热食猪脑髓，连服5～7日。

【关键词】头晕健忘。

（4）红豆薏苡仁粥

【组成】红豆30克，陈皮6克，白术15克，薏苡仁30克，冰糖适量。

【功能主治】清肺化痰散结。

【烹调技巧】将陈皮、白术煎汤，取其清汤加红豆、薏苡仁煮粥，加入冰糖调味食用。

【关键词】头晕头重。

（5）芎芷鱼头

【组成】川芎、白芷各6克，鳙鱼（胖头鱼、大头鱼）头1个（重约300

克），生姜5克，葱5克，料酒3克，精盐5克，味精0.5克。

【功能主治】祛风，止痛，舒筋，活血。适用于风寒头痛，头风眩晕，肢体疼痛、麻木、拘挛。

【烹调技巧】将洗净的川芎、白芷、葱、姜一起装入纱布袋中，扎紧袋口。将去鳃的鱼头、纱布袋放于砂锅中，注入清水500毫升，加入精盐和料酒，盖严。先用大火烧开，去浮沫，转用小火炖半小时，拣去纱布袋下味精，调匀。分1 ~ 2次服。趁热食鱼脑髓，喝汤。

【关键词】头晕头痛，痛如针刺。

（6）海蜇拌西芹

【组成】海蜇50克，鲜西芹120克，精盐1克，味精0.5克。

【功能主治】清热祛风，平肝降压。适用于阴虚阳亢证高血压头晕目眩，耳鸣，失眠多梦，面颊潮红，五心烦热者。

【烹调技巧】将海蜇与西芹用清水漂洗，海蜇切成适当大小，西芹切成2.5厘米长的小段焯水。两者一起放于盆中，加入精盐、味精拌匀即可食用。

【关键词】头晕易怒。

（四）按摩调理

【调理时机】经常操作。

【保健穴位】见附录，1.（1）百会，（2）风池；4.（1）合谷，（2）阳池，（5）外关，（7）孔最。

【操作视频】见附录，视频1，视频2，视频19，视频20，视频23，视频25。

三、中暑

（一）什么是中暑

中暑一般是在夏季高温和热辐射的长时间作用下，导致体温调节中枢、汗腺功能出现障碍和水电解质丢失过多而引起的以中枢神经和（或）心血管功能障碍为主要表现的急性疾病。中暑可分为先兆中暑、轻症中暑及重症中暑。重症中暑又分为热痉挛、热衰竭和热射病，其中热射病最为严重。中暑的发生不仅与气温有密切关系，还与风速、湿度、劳动强度、曝晒时间、体质强弱、营养状况及水盐供给等情况相关。

（二）如何自我诊断

1. 先兆中暑

【临床表现】在高温环境下，出现头痛、头晕，四肢无力发酸，口渴，多汗，注意力不集中，动作不协调等，体温正常或略有升高。

【关键词】口渴多汗，低热。

2. 轻症中暑

【临床表现】除先兆中暑症状外，体温往往上升到38℃以上，多伴有大量出汗、面色潮红、皮肤灼热，或出现面色苍白、四肢湿冷、血压下降、脉搏增快等表现。

【关键词】面白肢冷，高热。

3. 重症中暑

【临床表现】热痉挛是突然发生于活动中或者活动后的痛性肌肉痉挛，多发生于下肢背面的肌肉群（腓肠肌和跟腱），偶尔可以发生在腹部。严重体钠缺失（大量出汗和饮用低张液体）和过度通气可以导致肌肉痉挛。热痉挛也可为热射病的早期表现。

【关键词】肌肉痉挛。

（三）按词索剂

（1）绿豆汤

【组成】绿豆100克，冰糖50克。

【功能主治】清热解毒，解暑除烦。

【烹调技巧】先将淘洗干净的绿豆和冰糖放于锅中，注入清水1200毫升，大火烧开后转至小火煮到绿豆开裂，放凉服用，不拘时。

【关键词】口渴多汗，低热。

（2）斛心茶

【组成】铁皮石斛3克，莲子心1克、生甘草0.5克。

【功能主治】清心安神，定惊解暑。

【烹调技巧】将洗净沥干的铁皮石斛、莲子心、甘草加入300毫升滚开水，盖好，温浸半小时。代茶饮，每日3～4次。

【关键词】口渴多汗，低热。

（3）凉拌苦瓜

【组成】苦瓜200克，精盐3克，味精0.5克，香油3克，食醋2克。

【功能主治】清热泻火。

【烹调技巧】将去瓤冲洗切成细条的苦瓜，过沸水后捞出控干，加上盐、醋、味精、香油调味后放入盘中即可。

【关键词】口渴多汗，低热。

（4）麦冬绿豆大枣茶

【组成】麦冬10克，绿豆50克，大枣10枚，绿茶5克。

【功能主治】滋阴养血，清热除烦。

【烹调技巧】先将麦冬、绿豆煮至绿豆变软后加大枣，再煮10分钟，放入绿茶，煮5分钟后出锅。

【关键词】面白肢冷，高热。

（5）牛奶粥

【组成】牛奶100克，粳米100克。

【功能主治】大补阴血。

【烹调技巧】将粳米洗净煮粥，快熟时加入牛奶，再稍煮即可食用。

【关键词】面白肢冷，高热。

（6）白虎粥

【组成】生石膏10克，炙甘草2克，知母6克，粳米100克。

【功能主治】清热生津，除烦解暑。

【烹调技巧】先将以上前三味药装入纱布包中，与粳米一起煮粥，待粥熟后捞出纱布包。放温服用。

【关键词】肌肉痉挛。

（四）按摩调理

【调理时机】经常操作。

【保健穴位】见附录，4.（1）合谷，（6）曲池；9.（7）足三里。

【操作视频】见附录，视频19，视频24，视频60。

四、贫血

（一）什么是贫血

贫血是指人体外周血红细胞容量低于正常范围的一种常见的临床症状。红细胞容量的测定临床上常以血红蛋白（Hb）浓度来代替。在我国海平面地区，贫血的标准是成年男性Hb＜120g/L，成年女性（非妊娠）Hb＜110g/L，孕妇Hb＜100g/L。

（二）如何自我诊断

贫血的症状有面色、皮肤黏膜、指甲的色泽的改变，身体毛发干燥、脱落，皮肤干燥、发皱或萎缩等质地的改变，头晕、易疲倦，对运动缺乏耐受力，气短、食欲减退等，并伴有头晕、头痛、耳鸣、眼花、注意力不集中、嗜睡等症状，甚至发生晕厥。

症状1：脸色、皮肤黏膜、指甲色泽苍白，容易疲倦，对运动缺乏耐受力。

【关键词】肤白乏力。

症状2：脸色、皮肤黏膜、指甲色泽苍白，食欲不振，时有腹胀。

【关键词】食欲不振。

症状3：脸色、皮肤黏膜、指甲色泽苍白，腰膝酸软，双目干涩，耳鸣。

【关键词】腰酸耳鸣。

症状4：脸色、皮肤黏膜、指甲色泽苍白，注意力不集中，嗜睡，畏寒肢冷。

【关键词】畏寒肢冷。

症状5：脸色、皮肤黏膜、指甲色泽灰黑，面唇紫暗，身体时有刺痛。

【关键词】面色晦暗，身体时有刺痛。

（三）按词索剂

（1）红烧仙鹅

【组成】仙鹤草100g，鹅1只（约1500克），蒜瓣、葱、姜、酱油、精盐、白糖、黄酒、食油各适量。

【功能主治】滋阴补肾，补气培元。用于精血亏虚的顽固性贫血及血小板减少症。

【烹调技巧】清水泡仙鹤草30分钟，煎煮30分钟，去渣备用；将宰杀好的鹅洗净血水，烫去毛，撕去嘴皮和爪皮，从腹部剖开，掏出内脏，洗净沥去水，剁成3厘米见方的块。锅中放入食油烧热，投入鹅块煸炒至肉变焦黄，放入白糖、酱油、黄酒、葱、姜和仙鹤草汁水，烧开约5分钟后，盖好锅盖，改用小火焖烧约1小时，加入精盐、蒜瓣，继续烧焖至鹅肉熟烂，拣去葱、姜，用旺火烧浓汤汁即成。

【关键词】肤白乏力。

（2）当归补血汤

【组成】当归6克，黄芪30克，猪肝150克，生姜5克，料酒3克，麻油1克，精盐5克，味精0.5克。

【功能主治】益气补血。

【烹调技巧】将生姜、猪肝洗净分别切成细丝和薄片，加入料酒、麻油、精盐和味精，一起放入碗中，拌和均匀，腌渍入味。将当归、黄芪分别洗净切片，于砂锅中，水煎2次，每次用水250毫升，煎半小时，2次混合共取药汁300毫升，去渣后，将腌渍好的猪肝片放入，煮至熟透。分2次服，趁热食猪肝，喝汤。

【关键词】肤白乏力。

（3）大枣粥

【组成】大枣100克，大米100克，红糖50克。

【功能主治】补中益气，养血安神。

【烹调技巧】将大枣洗净去核。红糖加水熬溶，收取过滤后的糖水。将淘洗干净的大米放于砂锅中，注入清水800毫升，大火烧开后转至小火熬至粥将成时，与大枣和糖水一起再熬10分钟。粥成后分早晚各1次服用。

【关键词】头晕健忘。

（4）当归羊肉汤

【组成】羊肉500克，黄芪30克，党参、当归、生姜各10克，精盐适量。

【功能主治】补气养血，强壮身体。

【烹调技巧】将羊肉切成小块，黄芪、党参、当归用新纱布包好，线扎，共放在砂锅内，加适量的水，以小火煮至羊肉将烂时，放入生姜、精盐少许，再用温火慢炖，待羊肉熟烂即可。分两次服用，趁热喝汤吃羊肉。可久服，但易生内热，如有内热者不宜服。

【关键词】畏寒肢冷。

（5）补血阿胶膏

【组成】龙眼肉100克，黑芝麻40克，黑桑椹50克，玉竹30克，阿胶块100克，蜂蜜适量。

【功能主治】健脾益气，补血养肝。

【烹调技巧】将前四物淘洗干净后，加水适量浸泡1小时，用文火煎煮，每半小时提取汁1次，共3次；将收到的汁液用小火浓缩，加入阿胶，至稠如膏时，加蜂蜜1匙，稍煮沸即停火待冷。每服1 ~ 2匙，开水冲化饮服。贫血患者常服。

【关键词】头晕健忘。

（6）玫瑰山花茶

【组成】玫瑰花2克，生山楂3克，三七花2克。

【功能主治】行气活血。

【烹调技巧】将玫瑰花、山楂、三七花洗净沥干，用滚开水300毫升浸泡半小时，代茶饮，每日2次。

【关键词】面色晦暗，身体时有刺痛。

（四）按摩调理

【调理时机】发作期。

【保健穴位】见附录,5.（2）脾俞；7.（8）肾俞；9.（7）足三里，（8）阴陵泉。

【操作视频】见附录，视频30，视频47，视频60，视频61。

五、水肿

（一）什么是水肿

水肿是指体内水液潴留，泛滥肌肤，多以眼睑、头面、腹背、四肢，甚至全身浮肿为特征。水肿可以分为局部性水肿和全身性水肿，腹水、胸腔积液和心包腔积液属于局部性水肿，心源性水肿、肾源性水肿、肝源性水肿、营养不良性水肿、黏液性水肿、特发性水肿、药源性水肿、老年性水肿等属于全身性水肿。

（二）如何自我诊断

症状1：眼睑浮肿，继则四肢及全身皆肿，伴有恶寒发热，肢节酸楚。

【关键词】恶寒发热。

症状2：眼睑浮肿，延及全身，皮肤光亮，尿少色赤，口中异味。

【关键词】皮肤光亮，口中异味。

症状3：全身水肿，下肢明显，按之没指，身体困重。

【关键词】下肢水肿，身体困重。

症状4：身肿日久，纳差便溏，面无光泽，乏力疲劳，四肢无力。

【关键词】疲劳乏力。

症状5：身肿日久，精神萎靡不振，疲劳畏寒，面色㿠白，腰酸冷痛。

【关键词】腰酸畏寒。

（三）按词索剂

（1）杏仁露

【组成】大杏仁80克，牛奶500毫升，白砂糖30克。

【功能主治】平肝熄风。

【烹调技巧】将大杏仁于平底锅中小火炒香；将炒香后的杏仁，放入清水中浸泡1小时，然后倒入手持式搅拌机打碎；倒入牛奶，使用搅拌棒搅拌30秒左右，持续4 ~ 5次；将搅拌好的杏仁露过滤掉杏仁渣；往过滤好的杏仁露中加入一些砂糖，加热3分钟烧开即可，趁热服用。

【关键词】恶寒发热。

（2）冬瓜丸子汤

【组成】冬瓜100克，精瘦猪肉100克，生姜3片，生粉、盐、蚝油、葱花各适量。

【功能主治】利水消肿。

【烹调技巧】将一起剁碎的肉和姜撒少许盐，蚝油，再用生粉搅拌上劲；坐锅烧一大碗水，水开了后用小勺子舀起小肉团一个个下水；待丸子浮起后，将切好片的冬瓜入锅，大火煮开转小火10分钟，放盐调味撒葱花即可食用。

【关键词】皮肤光亮，口中异味。

（3）红豆薏苡仁汤

【组成】薏苡仁80克，红豆60克，冰糖少许。

【功能主治】补血利尿，消肿排毒。

【烹调方式】将红豆、薏苡仁洗净，浸泡6小时后备用；锅中放入适量水烧开，倒入红豆、薏苡仁煮熟。待其煮开花后将汤水滤出，加入冰糖即可饮用。剩余红豆、薏苡仁可继续加入大米煮粥食用。

【关键词】皮肤光亮，口中异味。

（4）桂花陈皮红豆沙

【组成】红豆200克，糖桂花15毫升，淮山药50克，陈皮15克，冰糖50克，清水600毫升。

【功能主治】清肺化痰散结。

【烹调技巧】将清水冲洗干净的红豆倒入压力锅中，再注入600毫升清水，下入陈皮和冰糖，陈皮用汤料包包好；一起在压力锅中慢慢熬煮20分钟后关火；将锁扣打开释放锅内蒸汽，再开盖晾凉，取出陈皮包，使用搅拌机将红豆糊搅打成豆沙；锅中倒入少量清水，水烧沸后将切成小碎丁的山药放入，焯水1分钟后用冷水冲凉并沥干水分；在山药小丁中调入糖桂花，并搅拌均匀；盛出红豆沙，装点上桂花山药丁即可。

【关键词】下肢水肿，身体困重。

（5）姜糖水

【组成】生姜15克，红糖6克。

【功能主治】温中散寒，利水消肿。

【烹调技巧】先将生姜加适量的水煎汁，再调入红糖即可。每日2剂，早饭及午饭后服用。

【关键词】疲劳乏力。

（6）冬瓜鲫鱼汤

【组成】冬瓜300克，鲫鱼1尾（重约200克），花生油20克，葱白30克，桂皮3克，生姜5克，精盐5克，味精1克。

【功能主治】补虚健脾，温阳复脉，利水消肿。适用于体虚浮肿。

【烹调技巧】将洗净的冬瓜连皮切成3厘米见方的块。将鲫鱼清洗干净，去除鳞鳃，且剖腹去内脏。将葱白与生姜分别洗净切段、切丝。锅中放入花生油，用大火烧至八成热，下鲫鱼两面稍煎成微黄色，鱼头要煎成焦黄色，随即加入桂皮、葱段和姜丝，清水500毫升入锅，煮至鱼近熟，加入冬瓜块，共煮至熟烂，下精盐和味精。趁热食鱼和冬瓜，喝汤。

【关键词】腰酸畏寒。

（四）按摩调理

【调理时机】发作期。

【保健穴位】见附录,5.（2）脾俞；7.（8）肾俞；9.（5）太溪,（7）足三里,（8）阴陵泉。

【操作视频】见附录，视频30，视频47，视频58，视频60，视频61。

六、疲乏

（一）什么是疲乏?

疲乏是一种主观上疲劳的不适感觉，在客观条件不变的情况下，其完成原来所从事的正常活动或工作能力减退。很多疾病发展到一定阶段都可以引起疲乏。

（二）如何自我判断?

症状1：长期睡眠不足，无力。

【关键词】疲乏无力。

症状2：各类贫血性疾病症状，消瘦，乏力。

【关键词】消瘦。

症状3：呕吐或泄泻，头晕，四肢乏力。

【关键词】头晕乏力。

（三）按词索引

（1）太子麦冬五味茶

【组成】太子参10克，麦冬6克，五味子3克。

【功能主治】益气养阴。

【烹调方式】将以上材料加入300毫升滚开水中，盖严，闷泡10分钟即可代茶用。时时频饮。

【关键词】头晕乏力。

（2）核桃杞子煲鸡蛋

【组成】枸杞子10克，核桃仁15克，鸡蛋2个。

【功能主治】滋补肝肾，安神宁志。

【烹调技巧】将枸杞子和核桃仁用清水洗净后，把以上三种食材放入煲内，加清水500毫升将鸡蛋煮熟后取出去壳，再煲3分钟即可。

【关键词】疲乏无力。

（3）黄芪鸡汁粥

【组成】重1000～1500克的母鸡1只，黄芪15克，大米100克。

【功能主治】益气血，填精髓。适用于体虚、气血双亏、营养不良的贫血患者。

【烹调方式】将剖洗干净的母鸡放入锅中煎出浓浓的鸡汁，另取黄芪放入煎汁，再将大米放入煮粥。

【关键词】消瘦。

（四）按摩调理

【调理时机】发作期。

【保健穴位】见附录,5.（2）脾俞；

7.（8）肾俞；9.（7）足三里；6.（7）神阙，（9）关元。

【操作视频】见附录，视频30，视频47，视频60，视频37，视频39。

七、便秘

（一）什么是便秘

便秘指粪便干燥、排出困难，或不干燥，但难以便下。便秘可以是一个独立疾病，也可以是多种疾病引起的一组症状。现代便秘的概念是粪便在肠管通过困难，停留时间长，排出次数减少，排出受阻，更甚者有直肠坠胀，另有排便不尽感等痛苦的症状。健康人将食物摄入后形成粪便排出体外需24 ~ 48小时，排便间隔时间平均为（27.6 ± 9.5）小时，间隔48小时以上未排出粪便即认为是便秘。

（二）如何自我判断

症状1：排便次数减少，周期长，大便干结。

【关键词】大便干结。

症状2：排便困难，时间长，费力。

【关键词】排便费力。

症状3：排便每日次数多，但排出困难。

【关键词】排便次数多，不易出。

（三）按词索剂

（1）枸杞大枣粳米粥

【组成】红枸杞子50克，大枣5枚（大小适中），粳米50克，红糖适量。

【功能主治】润肠通便，益气补血，补益肝肾。

【烹调技巧】将红色枸杞子先放入锅内煮10分钟，再将粳米、大枣加入共同煮粥，粥熟后加红糖食之。每日1次。

【关键词】排便费力。

（2）桑椹蜂蜜水

【组成】鲜桑椹1000克，蜂蜜300克，水适量。

【功能主治】补养气血。适宜老年体弱、气血虚亏及便秘者食用。

【烹调技巧】将鲜桑椹煎煮2次，取每次煎液取出，共留1000毫升，小火渐渐浓缩至黏稠状，加入蜂蜜，煮开即成，再装瓶密封备用，每次可口服20毫升，每日2 ~ 3次。

【关键词】排便次数多，不易出。

（3）鲜竹笋拌芹菜

【组成】鲜竹笋150克，芹菜150克，熟食油、精盐、味精等各适量。

【功能主治】清热通便。

【烹调技巧】将竹笋洗净煮熟并切薄片。芹菜洗净切成小段，用滚开的水焯一下，将控干水分的芹菜与竹笋片相调配，加入适量的熟食油、精盐、味精等调好味，即可食用。

【关键词】大便干结。

（四）按摩调理

【调理时机】经常操作。

【保健穴位】见附录，6.（6）下脘，（7）神阙，（8）大横；9.（7）足三里，（9）上巨虚。

【操作视频】见附录，视频36，视频37，视频38，视频60，视频62。

八、腹泻

（一）什么是腹泻

腹泻俗称拉肚子，是一种常见症状，指排便次数明显增多，超过平日习惯的频率，水分增加，粪质稀薄，日排便量200克以上，或掺杂未消化食物或脓血、黏液。腹泻时常伴有排便急迫感与肛门不适、大便失禁等症状。临床上腹泻按病程长短，将其分为急性和慢性两类。急性的发病急剧，病程在2 ~ 3周之内，并且大多数由感染引起。慢性腹泻指腹泻绵延不愈，病程在两个月以上或间歇期在2 ~ 4周内的反复发作，发病原因复杂，为感染性或非感染性因素所致。

（二）如何自我判断

症状1：起病急，腹痛轻，便水多。

【关键词】便水多。

症状2：起病急，腹部绞痛，伴有脓或血便。

【关键词】便脓血。

症状3：大便次数增多，便稀或不成形。

【关键词】次数多。

症状4：大便次数增多，持续时间长。

【关键词】时间长。

（三）按词索剂

（1）赤小豆山药粥

【组成】赤小豆40克，山药30克，大米5克，白糖10克。

【功能主治】清热利湿，健脾和胃，利水消肿。

【烹调技巧】将赤小豆洗净去杂质，用清水润透山药，切薄片；淘洗干净大米，再把赤小豆、大米、山药与白糖同放锅内，加600毫升清水，最后置锅于武火上烧沸，后文火炖煮50分钟即可，每次吃粥150克，每日1次。

【关键词】便水多。

（2）荔枝粥

【组成】荔枝肉10克，大米100克，白糖适中。

【功能主治】健脾益气，养肝补血，理气止痛，养心安神。

【烹调技巧】将荔枝去壳与核取肉，

同大米放入锅中，加清水适量，待熟时用白糖调味，再煮1～2沸即成，每日1剂。

【关键词】便脓血。

（3）三米粥

【组成】小米、大米、糯米适量（大米、小米等量，糯米则不必太多，加少许能使粥成品更黏稠即可）。

【功能主治】温养脾胃，理气止泻。

【烹调技巧】将以上食材洗净，倒进砂锅内，加入适量开水并滴入两三滴油，盖严，粥煮开后，不断地搅拌，煮至粥变黏稠米开花即可。

【关键词】次数多。

（4）芡实莲子汤

【组成】莲子30克，芡实30克，茯神10克，适量白糖。

【功能主治】补中益气，滋阴壮阳。

【烹调技巧】先将芡实、茯神用清水浸泡1小时，莲子去心。然后将前者的浸液连同莲子一起入锅内，加清水、白糖，小火慢炖至莲子、芡实熟烂；最后弃茯神渣，饮热汤并食用芡实、莲子。

【关键词】时间长。

（四）按摩调理

【调理时机】经常操作。

【保健穴位】见附录，6.（7）神阙，（9）关元；7.（1）命门。

【操作视频】见附录，视频37，视频39，视频40。

九、白发

（一）什么是白发

白发是一个人头发主要在颜色上面的改变，也包括发质和发量的改变，由于影响美观而备受关注。其主要原因为身体中的热毒不能随血液排出体外，而营养成分难以运输至头发根源，头发营养的缺失使毛囊球中酪氨酸酶活性降低，使黑色素生成减少，发质强韧度降低。

（二）如何自我诊断

白发分为青少年白发和老年性白发，多与年龄、遗传因素、情志、营养及某些慢性疾病有关，常伴随面色萎黄、皮脂分泌增多、失眠、腰膝酸软、记忆力减退、头晕目眩、慢性便秘等症。

症状1：青少年头顶、脑后部出现稀疏散在的白发，或伴发枯、脱发。

【关键词】发枯发落。

症状2：腰膝酸软，头晕耳鸣，口干。

【关键词】口干。

症状3：失眠健忘，夜寐多梦，纳呆。

【关键词】失眠健忘。

症状4：腰膝酸软，头晕耳鸣，阳痿遗精。

【关键词】阳痿遗精。

症状5：精神倦怠，腰膝疲软，心烦失眠。

【关键词】心烦失眠。

症状6：失眠多梦，头晕耳鸣，两目干涩，脱发。

【关键词】头晕耳鸣。

症状7：神疲乏力，头晕目眩，面色苍白。

【关键词】面色苍白。

（三）按词索剂

（1）首乌芝麻丸

【组成】熟黑芝麻100克，何首乌100克，蜂蜜适量。

【功能主治】补肾养血

【烹调技巧】用适量蜂蜜将研磨成粉的黑芝麻、何首乌调匀制成小丸，餐后温水送服6克，需每日2 ~ 3次。

【关键词】发枯发落。

（2）桑椹蜜膏

【组成】桑椹果500克，蜂蜜250克。

【功能主治】补益肝肾，固精补血。

【烹调技巧】将桑椹果用清水洗净，拣去杂质，捣烂如泥，使纱布包裹取汁，倒入瓦锅内煮开，微微浓缩后加入蜂蜜，转小火不停搅拌，熬成黏稠膏状时起锅，待冷却后装入灭菌后的玻璃瓶中备用。每日早晚各取15克，温水冲服。

【关键词】口干。

（3）黑芝麻核桃汤圆

【组成】黑芝麻100克，核桃仁100克，黑枣泥160克，红糖适量，鸡油30克，汤圆粉500克，面粉少许。

【功能主治】健脑补肾，乌发生发。

【烹调技巧】将黑芝麻炒熟碾碎，核桃仁去皮炒熟切碎，面粉炒黄备用。将芝麻糊、核桃仁、黑枣泥、红糖、面粉用鸡油调匀，质地稍稍调硬一些，切成1.5厘米见方的小块做馅儿备用，汤圆粉用水和匀，醒好后包上陷，捏成汤圆。在锅内注入清水，水滚开之后下入汤圆，汤圆浮上水面继续煮10分钟后即可捞出食用。

【关键词】失眠健忘。

（4）山药核桃煲猪脑

【组成】核桃仁50克，山药100克，猪脑1个，精盐适量。

【功能主治】益气养血，健脑益智。

【烹调技巧】将山药切成小块平铺于碗底，猪脑挑去筋膜去血水，放于山药上，将捣碎的核桃仁撒于猪脑上，调入适量水和精盐，放入锅内隔水炖至猪脑熟透，趁热吃猪脑喝汤。

【关键词】阳痿遗精。

（5）黑豆炖牛腩

【组成】黑豆100克，牛腩300克，生姜1块，精盐适量。

【功能主治】补肾益血，生发明目。

【烹调技巧】洗净黑豆，用清水浸泡1小时，将生姜和牛腩分别洗净切片，切块，清水焯一遍，锅中放入牛腩块、黑豆、生姜，加足量的清水大火煮沸后转小火慢炖，调入适量盐即可。

【关键词】头晕耳鸣。

（6）枸杞首乌粥

【组成】大米适量，枸杞子20克，制何首乌5克，大枣10克，红花、冰糖适量。

【功能主治】补肾益血，强筋乌发。

【烹调技巧】将枸杞子、大米、制何首乌与大枣一起洗净，何首乌切小块，共入锅中，加入适量清水，大火煮沸后转小火慢炖熬制成粥，关火前10分钟将红花加入，并加适量冰糖。

【关键词】头晕耳鸣。

（7）龙眼莲子粥

【组成】龙眼肉、莲子、大枣各一小把，粳米适量。

【功能主治】益气养血安神。

【烹调技巧】将龙眼肉、大枣、莲子、粳米洗净，放于锅中，加适量清水煮成粥，每日2次，连续服用15～30日。

【关键词】面色苍白。

（四）按摩调理

【调理时机】经常操作。

【保健穴位】见附录，4.（6）曲池；6.（9）关元；7.（1）命门；9.（7）足三里。

【操作视频】见附录，视频24，视频39，视频40，视频60。

十、腰痛

（一）什么是腰痛

腰痛是以腰或腰骶部反复疼痛为主要症状，时轻时重，随着气候、劳累程度的变化，疼痛有不同的变化，疼痛偶尔可放射到腿部。

（二）如何自我诊断

患者腰部或腰骶部单侧或双侧疼痛，反复发作，时轻时重，疼痛时常伴有面色青白、畏寒、易疲劳、失眠、多梦、易惊醒、体重下降、下肢乏力、小便清长等症状。

症状1：形寒肢冷，腰膝或小腹冷痛，下利清谷或五更泄泻。

【关键词】形寒肢冷。

症状2：腰部刺痛，口苦，烦热，小便短赤。

【关键词】小便短赤。

症状3：肾虚腰痛，腰膝酸软，耳鸣，耳聋，尿频。

【关键词】尿频。

症状4：老年人用力不得，筋脉拘挛，屈伸不利。

【关键词】扭伤腰痛。

症状5：风湿痹证，腰腿疼痛，肌肉萎缩等。

【关键词】风湿痹痛。

症状6：腰膝酸软，耳鸣，耳聋，夜尿多。

【关键词】夜尿多。

症状7：腰膝疼痛，伴见眩晕及神经衰弱，失眠。

【关键词】反复发作，时轻时重。

（三）按词索剂

（1）参杞狗肉

【组成】狗肉500克，党参20克，枸杞子一小把，花生油、料酒、生姜、葱、精盐、味精适量。

【功能主治】补气益血，温肾助阳。（阴虚内热，热性病及外感发热、咳嗽者忌食。一般暑热天不食。食后不宜马上饮茶。）

【烹调技巧】将收拾干净的狗肉切成小块，焯狗肉除血水时加入生姜两片，将党参、枸杞子用清水洗净，生姜30g拍烂，葱洗净打结，炒锅烧热，锅中放花生油，烧至八成热时，下焯好的狗肉块，翻动至两面焦黄，随后加入适量热水，与枸杞子、党参一起煮，加入料酒适量、姜块和葱结，盖严后小火炖至肉块熟烂，下味精，调好味。趁热食狗肉，喝汤，分多次服，1次不宜过饱。

【关键词】形寒肢冷。

（2）豆腐黄瓜汤

【组成】豆腐300克，黄瓜1根，黄豆50克，排骨500克，陈皮1块，盐适量。

【功能主治】补肝肾，益精血，壮元阳。

【烹调技巧】将黄瓜洗净，对半切开去掉瓜瓤，切成中等大小的方块备用，将排骨和豆腐分别洗净，前者剁成长条，豆腐切成小块，清水浸泡洗净的黄豆1小时，适量清水加入砂锅，煮沸后将上述食材放入锅中转小火慢炖，放入陈皮和适量盐调味，炖至黄豆软烂，即可食用。

【关键词】小便短赤。

（3）杜仲焖猪腰

【组成】杜仲20克，补骨脂10克，核桃仁30克，猪腰2只，化猪油15克，生姜10克，老蒜10克，料酒10克，酱油5克，精盐5克。

【功能主治】补肝肾，壮腰膝（因本方偏于温燥，故阴虚阳亢者不宜服此方。）

【烹调技巧】盐水炒杜仲，酒炒补骨脂后，同放砂锅中，加清水煎2次，每次加水150毫升，煎开20分钟，两次共收药汁200毫升。盐水炒核桃仁至黄而不焦，将生姜洗净切丝，老蒜剥瓣拍裂撕去外皮。猪腰一剖两片，割去筋膜臊腺，用清水洗净切片，放于碗中，加入姜丝、酱油、料酒和精盐，调和均匀，腌渍入味。锅中放入化猪油，烧至八成热，下老蒜，爆香。接着下核桃仁和猪腰片，翻炒片刻，加入药汁，炒匀，盖严，小火焖至猪腰熟透，汤汁浓稠。分1到2次服用。单独食用或配餐食用。

【关键词】尿频。

（4）鸭胆山药粥

【组成】鸦胆子10粒，干山药片20克，百合20克，三七6克，粳米200克。

【功能主治】通血脉，强筋骨。

【烹调技巧】将鸦胆子去皮备用，将干山药片、百合、三七磨成细末，温开水调成粉浆，将粉浆、鸦胆子、粳米放入锅内加适量水煮至成粥，即可食用。

【关键词】扭伤腰痛。

（5）狗骨酒

【组成】狗骨120克，白酒500毫升。

【功能主治】益血脉，暖腰膝。

【烹调技巧】将狗骨洗净晾干，打碎，浸入白酒内，密封贮存，15日后即可饮用。每服15～25毫升，每日2次。

【关键词】风湿痹痛。

（6）三子炖猪腰

【组成】菟丝子、桑椹子、韭菜子各10克，猪腰2个，生姜1片。

【功能主治】补益肝肾，黑发养颜。

【烹调技巧】将菟丝子、桑椹子、韭菜子、生姜洗净并用白纱布包扎紧；猪腰切开，去白脂膜洗净血水，切厚片。将全部用料放入砂锅内，加开水适量，加盖文火炖3小时调味即成。趁热吃猪腰喝汤。

【关键词】夜尿多。

（7）当归牛尾汤

【组成】当归30克，杜仲12克，首乌15克，牛尾1条。

【功能主治】滋补肝肾。

【烹调技巧】将牛尾煺毛洗净切成小段，和当归、杜仲、首乌一起放于锅中，加清水适量，先用武火烧开，再用文火将牛尾炖烂，加佐料调味即可。趁热吃牛尾喝汤。

【关键词】反复发作，时轻时重。

（四）按摩调理

【调理时机】经常操作。

【保健穴位】见附录，6.（7）神阙，（9）关元；7.（1）命门，（8）肾俞；9.（6）跗阳。

【操作视频】见附录，视频37，视频39，视频40，视频47，视频59。

十一、咳嗽

（一）什么是咳嗽

咳嗽是肺气急促上逆，奔迫于声门发出“咳”样声响，常伴咳痰的一种症状。西医认为，咳嗽是生理保护性反射动作，能将呼吸道异物或分泌物排出体外；另一方面也具有病理性，是呼吸系统疾病常见症状之一。

（二）如何自我诊断

咳嗽因发病原因不同，起病时间有异，亦有不同的伴随症状，可有发热、胸痛、咳痰、咯血、打喷嚏、流鼻涕、咽部不适、胸闷、气促等。

症状1：咳嗽，咳痰色白清稀，鼻塞，流涕，打喷嚏。

【关键词】流清涕，打喷嚏。

症状2：干咳无痰，或痰少而黏，不易咳出，形体消瘦，日久不愈。

【关键词】干咳无痰，日久不愈。

症状3：咳嗽，咳痰色白清稀，鼻塞流涕，咽痒咽痛，发热。

【关键词】咳嗽，发热。

症状4：咳嗽，痰多色黄，流浊涕，头痛肢酸，潮热。

【关键词】痰多色黄，潮热。

症状5：久咳，咳嗽痰多，低声懒言，恶风，神疲乏力，食欲不振。

【关键词】久咳痰多，食欲不振。

症状6：咳嗽，畏恶风寒，鼻塞，流清涕，身痛，无汗。

【关键词】流行性感冒，咳嗽。

症状7：干咳少痰，不易咳出，甚则胸痛，痰少而黏。

【关键词】干咳，痰少而黏。

（三）按词索剂

（1）百部生姜汁

【组成】百部10克，生姜6克，适量蜂蜜。

【功能主治】解表散寒，润肺下气。

【烹调技巧】将生姜拍烂，百部洗净，放入适量水中，煎煮20～30分钟，去渣取汁，待稍凉后加入适量蜂蜜调匀，分次服用。

【关键词】流清涕，打喷嚏。

（2）冰糖草莓

【组成】新鲜草莓100克，冰糖30克。

【功能主治】润肺止咳（痰湿内盛患者不宜食之）。

【烹调技巧】先将草莓洗净捣烂，加冷开水100毫升调和并过滤取汁；将冰糖捣碎。果汁中加入冰糖，不断搅拌，使冰糖完全溶化即可。分2次饮用。可连续服用。

【关键词】咽干舌燥，日久不愈。

（3）川贝炖雪梨

【组成】雪梨1个，川贝母6克。

【功能主治】滋阴润肺、清热化痰。

【烹调技巧】将雪梨挖去核，川贝洗净放入梨中，盖好孔，用牙签固定，放锅中水炖，水开后转小火炖1小时左右，梨熟烂，饮汤食梨，每日1次，连服5日。

【关键词】咳嗽，发热。

（4）百合玉竹粥

【组成】大米适量，百合30克，玉竹30克，冰糖适量。

【功能主治】清热润肺，养胃生津。

【烹调技巧】先将百合取瓣，开水焯熟备用，玉竹洗净切成小段，将大米、百合、玉竹放入锅中，加适量清水及冰糖，烧沸后转小火熬制成粥即可食用。

【关键词】痰多色黄，潮热。

（5）佛手生姜汁

【组成】新鲜佛手1枚，鲜生姜10克。

【功能主治】和胃化痰，健脾行气。

【烹调技巧】将佛手洗净，切成薄片备用；鲜生姜去皮洗净，切成生姜片，与佛手片一同放入瓦罐中，加水300毫升，先以大火煮沸，再改文火续煎20分钟，滤出汁液。待温饮用。

【关键词】久咳痰多，食欲不振。

（6）糖醋桔梗

【组成】桔梗500克，白糖50克，米醋40毫升，料酒5毫升，精盐、味精、大料水、葱丝、姜丝各适量。

【功能主治】宣肺止咳。

【烹调技巧】将桔梗用水浸泡，刮去老皮后切成3厘米段，撕成条，晒至柔软后洗净，沥净水分，装入盘内；向盘中依次加入白糖、米醋、料酒、大料水、葱丝、姜丝、精盐、味精拌匀，炖一会儿即可。可作辅食用。

【关键词】流行性感冒，咳嗽。

（7）罗汉果润肺汤

【组成】罗汉果1个，山药、莲子、玉竹各15克，薏苡仁、大枣、枸杞子各9克，猪排骨300克。

【功能主治】润肺止咳，生血安神。

【烹调技巧】先将罗汉果等中药用常规的方法煎煮，煎煮液滤除药渣，放排骨，先大火煮沸后文火煮至排骨熟烂即成。趁热食排骨，喝汤。

【关键词】干咳无痰，痰少而黏。

（四）按摩调理

【调理时机】经常操作。

【保健穴位】见附录，2.（1）中府；3.（1）天泉；6.（3）腹哀；9.（7）足三里。

【操作视频】见附录，视频7，视频15，视频35，视频60。

十二、记忆力减退

（一）什么是记忆力减退

记忆力减退是指遇事易忘的症状，又称“善忘”“健忘”，临床上尤以40 ~ 60岁的人最为多见，他们迫切渴望知识的更新却常常力不从心。一些中青年男性，由于社会压力所引发心理问题，感到工作紧张、焦虑、易怒，导致记忆力下降。

（二）如何自我判断

症状1：疲倦无力，心悸气短。

【关键词】乏力。

症状2：失眠多梦，腰膝酸软。

【关键词】腰膝酸软。

症状3：头晕耳鸣，精神萎靡。

【关键词】精神萎靡。

症状4：面色㿠白，畏寒肢冷。

【关键词】畏寒。

（三）按词索剂

（1）黄芪鳝鱼汤

【组成】黄芪20克，鳝鱼1条，大枣10枚，盐、姜、蒜、油适量。

【功能主治】补益气血，养血安神。

【烹调技巧】将黄芪、大枣洗净，大蒜切片，姜洗净切丝，鳝鱼宰杀后去肠杂，洗净切块备用。锅内放油烧热，放入鳝鱼块、姜末，炒至鳝鱼半熟，将大枣、黄芪放入锅内，加清水，大火煮沸后，用小火煲1小时，加盐调味即可。

【关键词】乏力。

【按】鳝鱼是补血佳品，大枣可养血安神，黄芪补气，气足则血旺，三者合用，滋补功效大大加强。适应于所有气血亏虚的人士。

（2）五味枸杞饮

【组成】五味子50克，枸杞子50克，白糖20克。

【功能主治】健脾胃，补肝肾，养心血，生津止渴。

【烹调技巧】将五味子用小纱布袋装好，枸杞子剪碎，一起放入砂锅内，加净水1500毫升，用文火煎沸，滤出药液，倒入盖杯中，加白糖20克，搅匀，分次饮用。

【关键词】腰膝酸软。

【按】五味子酸而性温，有补气生津、止泻安神等多重功效，特别是夏天困乏无力的人，用它与黄芪、人参等一起煎汤服用，能使人精神倍增。五味子与枸杞子合用，补肝肾作用更加突出。适用于五脏虚亏，气血不足所导致的疲乏无力、面无血色、腰膝酸软、心慌失眠等症。

（3）山药汤圆

【组成】糯米500克，山药50克，白砂糖90克，胡椒粉1克。

【功能主治】补脾益肾。

【烹调技巧】将山药捣碎成粉，放入蒸锅内蒸熟，加白糖、胡椒少许，调成馅备用。糯米泡后，磨成汤圆米粉，分成若干小团。将山药馅与糯米粉团制成汤圆，下沸水锅中煮熟即成。当作主食，早晚食用。

【关键词】精神萎靡。

【按】糯米具有补中益气，健脾养胃的作用，糯米性质收涩，对尿频、盗汗也有较好效果。山药性质平和，上能润肺，中可健脾，下则补肾，是病后康复食补的佳品。这道药膳口味清香，也适用于外科术后，以及慢性肾炎的调理。无病者常食，强身健体。

（4）党参枸杞子汤

【组成】党参30克，枸杞子30克，冰糖适量。

【功能主治】补中益气，生津养血。

【烹调技巧】把党参，枸杞子洗净，置干净烧锅内，加适量水煎煮，煎煮好后，加入冰糖即可，每日1次，可连续服用。

【关键词】畏寒。

【按】党参有增强免疫力、扩张血管、降压、改善微循环、增强造血功能等作用，枸杞子甘平而润，能补肾，润肺，生精，益气，具有补肾养肝、润肺明目的作用。

（四）按摩调理

【调理时机】经常操作。

【保健穴位】见附录,6.（9）关元；7.（1）命门,（8）肾俞；9.（1）公孙。

【操作视频】见附录，视频39，视频40，视频47，视频54。

第四章 吃出完美的生活——保健养生食疗

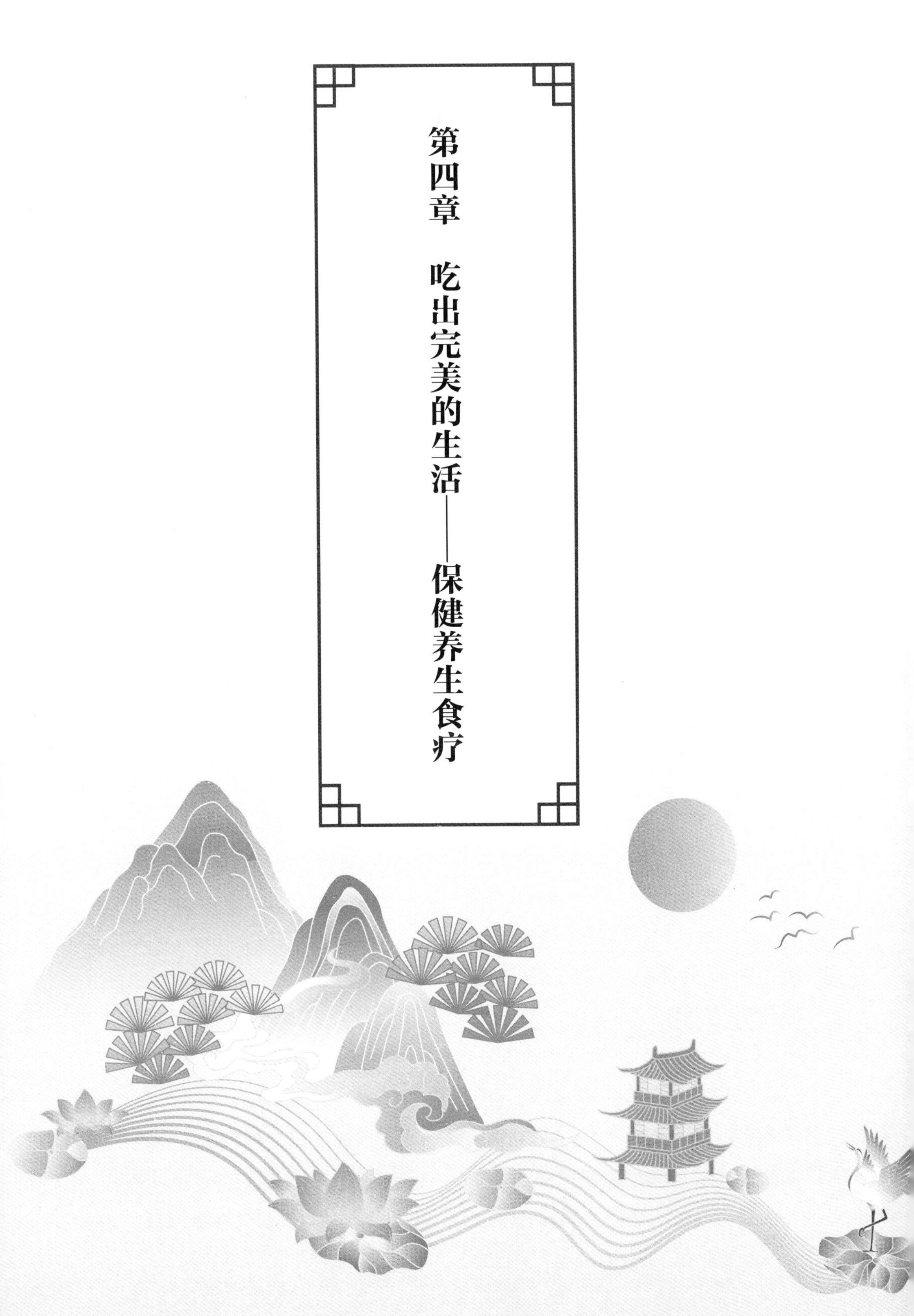

第一节

女性

一、美容养颜

1. 基本介绍

面色红润光泽、肌肤白皙透亮，几乎是每一个女性的渴求。现代研究表明皮肤变黑是内分泌代谢功能紊乱导致的异常色素沉着。根据脏腑虚实选择恰当的食疗药膳以调理气血，行疏肝益肾、活血化瘀、理气和胃、清热解毒等法，能使人由内而外地焕容焕肤，起到良好的淡斑祛痘、美容养颜的功效。

2. 中医辨证

（1）气血亏虚

此证型妇女表现为面色苍白或萎黄，唇甲色淡，形体消瘦，或伴手足麻木，疲倦乏力，头晕眼花，懒言气短，心悸失眠，月经量少、色浅淡质清稀，食疗应以益气养血为主。

（2）气滞血瘀

此证型妇女面色多晦暗青灰，唇甲青紫，肌肤颜色明显不均、干燥粗糙如鱼鳞状，情志抑郁或烦躁易怒，或有胸胁胀闷、疼痛，月经颜色多紫暗伴有血块，食疗应以理气活血为主。

（3）肝气郁滞

此证型妇女表现为精神恍惚，悲忧善哭；或心神不宁，心烦易怒；或多思善虑，心悸胆怯，失眠健忘；或情志不畅，胸闷喜叹气，腹胀少食；或咽中不适，如物梗塞，妇女可有月经不调等，食疗应强调理气解郁。

（4）脾胃湿热

此证型妇女常面色萎黄，严重者可发为黄疸，或有发热，腹胀，食欲不振，尿黄便秘或腹泻，口苦黏腻，恶心欲呕，食疗以清热化湿为主。

（5）肺肾阴虚

此证型之妇女常有皮肤干燥伴口干咽燥、声音嘶哑，其形体消瘦，腰酸膝软，两颧发红，喜夜间出汗，食疗以滋养肺肾为主。

3. 按词索剂

（1）归芪瘦肉汤

【组成】猪瘦肉250克，黄芪40克，当归10克，大枣8枚，调料适量。

【功能主治】补气养血，润肤（高

血压者忌服）。

【烹调技巧】将猪瘦肉、黄芪片、当归、大枣加500毫升清水烧开后，加入姜片和精盐，炖至肉熟烂，拣出黄芪。趁热食肉、枣，喝汤。

【关键词】气血亏虚。

（2）青皮山楂粥

【组成】青皮10克，生山楂30克，粳米100克。

【功能主治】行气止痛，化脂降浊。

【烹调技巧】将青皮、生山楂分别洗净切碎后同放入砂锅，加水适量，浓煎30分钟，过滤取汁待用。粳米淘洗干净放入砂锅，加水适量，用小火煨煮成稠粥，粥将成时加入煎汁拌匀，煮沸即成。

【关键词】气滞血瘀。

（3）玫瑰山楂酒

【组成】玫瑰花10克，生山楂50克（干品30克），黄酒500毫升，红糖20克。

【功能主治】行气祛瘀。

【烹调技巧】将生山楂切成片，与玫瑰花同放入黄酒瓶中，加入红糖后加盖密封，于阴凉处浸泡一周后即可饮用。可于每晚临睡前饮酒1小盅（约15毫升）。

【关键词】气滞血瘀。

（4）玫瑰花茶

【组成】玫瑰花6～10瓣。

【功能主治】舒肝解郁，理气止痛。

【烹调技巧】将玫瑰花瓣放入杯中，冲入沸水，闷片刻代茶饮。

【关键词】肝气郁滞。

（5）薏苡仁二豆羹

【组成】薏苡仁35克，绿豆30克，赤小豆30克，水淀粉适量。

【功能主治】清利湿热，补血养颜。

【烹调技巧】将薏苡仁、绿豆、赤小豆分别淘洗干净，同放入砂锅，加水适量浸泡片刻，大火煮沸后，以小火煮至薏苡仁、绿豆、赤小豆熟烂如酥，汤汁浓稠，以水淀粉勾芡成羹。开锅后即可食用，不可常食。

【关键词】脾胃湿热。

（6）山地白鸭汤

【组成】白鸭1只，淮山药100克，生地黄50克，女贞子50克，葱、姜、米酒、胡椒粉、味精、盐适量。

【功能主治】滋养肺肾，润肤养颜。

【烹调技巧】将白鸭去毛及内脏，肉切小块；将上三味中药洗净，同放入锅中，加清水适量，煮至白鸭肉熟烂，加上葱、姜等调味即可，饮汤吃鸭肉。

【关键词】肺肾阴虚。

（7）甘麦大枣汤

【组成】甘草一小把，浮小麦80克，大枣8枚。

【功能主治】养阴润燥。

【烹调技巧】将上列药材加水适量，于砂锅中大火煮沸，调至文火焖煮约1小时，待浮小麦熟烂即可食粥。

【关键词】肺肾阴虚。

4. 按摩调理

【调理时机】经常操作。

【保健穴位】见附录，2.（1）中府，（7）期门；6.（1）幽门，（2）章门。

【操作视频】见附录，视频7，视频13，视频33，视频34。

二、丰身瘦体

1. 基本介绍

如何保持窈窕身材是当代女性的日常话题，而如何避免肥胖更成为困扰女性的一大难题。肥胖是由遗传因素、环境因素与行为因素共同作用引起的，人体脂肪积聚过多所致的一种常见的代谢疾病。其诊断主要依靠体脂率的测定，不同人群因年龄、性别等差异有所区别。新生儿的体脂率约为10%；青少年女性约为15%（男性约为10%）；成年女性约为22%（男性约为15%）。当成年女性体脂率超过30%时，便可被判定为肥胖。

肥胖与不良的生活习惯尤其是饮食习惯密切相关，通过食疗，搭配良好的生活习惯，可以达到良好的瘦身成效。

2. 中医辨证

（1）脾虚湿阻

此种体质者多表现为食欲差，腹部胀满不舒，或伴有恶心、呕吐，口中黏腻感。身体困重疲乏，肢体浮肿，小便少。可因平日过食肥甘生冷之品或久居寒湿之地导致。

【关键词】肢体浮肿。

（2）阳虚水湿

此种体质者多表现为手脚冰凉，冬季加重，平日畏寒怕风，喜食热食，大便稀软，时腹泻，口中无味，不喜饮水，白带清稀而量多，可能伴有肢体浮肿，小便量少。

【关键词】手脚冰凉。

（3）肝郁气滞

此种体质者多表现为两胁胀闷不舒，甚者生气时有窜痛感，情志抑郁或急躁易怒，叹气频频。妇女可有月经前乳房胀痛、痛经甚至闭经。

【关键词】急躁易怒。

（4）胃热湿阻

此种体质者多表现为口中甜腻或口苦，不欲饮食，渴不多饮，腹部胀闷不舒，大便黏滞难以排尽，小便色黄，偶有头身困重，下午易发低热。

【关键词】大便黏滞，午后身热。

3. 按词索剂

（1）茯苓冬瓜豆腐汤

【组成】豆腐300克，茯苓粉15克，冬瓜100克（不去皮），胡萝卜、香菇、鸡蛋清、精盐、料酒、清汤、淀粉各适量。

【功能主治】健脾除湿，利水消肿。

【烹调技巧】将豆腐切成小方块，香菇、胡萝卜切成菱形薄片，鸡蛋清打至泡沫状。烧开水将豆腐放入锅中煮片刻，撒上茯苓粉、精盐，依次倒入鸡蛋清、清汤，烧开加淀粉勾成的汁芡，摆上香菇、胡萝卜，焖煮片刻后即可出锅。

【关键词】肢体浮肿。

（2）鲤鱼汤

【组成】鲤鱼1条，炒白术15克，茯苓12克，橘皮6克，生姜6克，香菇4朵，葱、料酒适量。

【功能主治】利水消肿，补气健脾。

【烹调技巧】将四味药用布包，再加葱与少许料酒于锅中，煮已洗净的鲤鱼与香菇，鱼熟后食鱼饮汤。

【关键词】肢体浮肿。

（3）薏苡仁粥

【组成】薏苡仁50克，白糖适量。

【功能主治】健脾消肿。

【烹调技巧】将薏苡仁洗净置于砂锅内，加水适量置武火上烧沸，后调文火煨熬，待薏苡仁熟烂后加入白糖即成，随意饮食。

【关键词】肢体浮肿。

（4）红焖海带萝卜

【组成】海带、萝卜、茴香、桂皮、花椒、核桃仁各适量，油、调料适量。

【功能主治】温阳散结，行气利水。

【烹调技巧】将海带用水浸泡24小时后洗净切丝，萝卜亦切成粗丝。将油烧熟后加海带丝煸炒数下，放入茴香、桂皮、花椒、核桃仁、酱油及清水烧开，改中火烧至海带将烂，再加入萝卜丝，焖熟即可食用。

【关键词】手脚冰凉。

（5）干姜薏苡仁粥

【组成】干姜粉5克，薏苡仁30克，粳米100克，食盐适量。

【功能主治】温阳利水。

【烹调技巧】将干姜磨粉，与薏仁、粳米同煮成粥，即可食用。

【关键词】手脚冰凉。

（6）鲤鱼大腹皮汤

【组成】鲤鱼1条，大腹皮、陈皮各10克，生姜皮3克，葱、蒜、酱油各适量。

【功能主治】舒肝解郁，行气利水。

【烹调技巧】将鲤鱼宰杀干净，将药物用纱布包好，同放入锅内，加水适量，文火炖至鲤鱼烂熟，去药渣，用葱、蒜、酱油调味。食鱼喝汤。

【关键词】急躁易怒。

（7）玫瑰花粥

【组成】玫瑰花（干品）3克，粳米60克，白糖适量。

【功能主治】理气解郁。

【烹调技巧】将玫瑰花用水煮开后捞出，放入洗净的粳米，煮粥，加适量白糖调食，每日酌情食用。

【关键词】急躁易怒。

（8）佛手菊花决明饮

【组成】佛手15克，杭白菊10克，决明子10克，蔗糖适量。

【功能主治】疏肝明目，减脂。

【烹调技巧】加水1升煮佛手、菊花、决明子，滚后去渣，加入糖代茶饮。

【关键词】大便黏滞，午后身热。

（9）红烧冬瓜

【组成】冬瓜500克，酱油、清汤、淀粉、葱姜末、味精、油各适量。

【功能主治】清热利尿。

【烹调技巧】将冬瓜去皮洗净，切成大小适中的片块。锅内加植物油烧至四成热时，加葱姜末炒散，然后加入冬瓜、酱油、清汤，用小火烧至冬瓜软烂时，加入味精，用湿淀粉勾芡，煮沸盛出，佐饭食用。

【关键词】大便黏滞，午后身热。

4. 按摩调理

【调理时机】经常操作。

【保健穴位】见附录，2.（1）中府，（7）期门；6.（2）章门；8.（1）环跳，（2）带脉。

【操作视频】见附录，视频7，视频13，视频34，视频48，视频49。

三、孕期及临产保健

1. 基本介绍

妊娠期间，母体血液中的营养物质通过胎盘进入胎儿体内，成为胚胎生长发育的养料，因此保证母体的营养供给是胎儿健康成长的关键。与此同时，孕妇自身的生理状态会发生很大变化，例如子宫的膨大，阴道分泌物增多，乳酸含量增加，雌孕激素水平升高，基础代谢率的改变等，使得孕期妇女不仅要补充胎儿的营养所需，也要注重孕妇自身的营养需求变化。选择适宜的食疗药膳，不仅能适时给予孕妇所需的营养，还能起到减轻部分妊娠反应、调理孕妇体质的作用。

2. 不同时期分类

（1）孕早期　即妊娠前3个月。因此时卧床保胎或停止工作等因素，孕妇的活动量减少，能量的需求几乎少于孕前，孕妇不需要强迫自己过多进食。若妊娠反应剧烈，可以少食多餐，服用少量甘蔗姜汁或砂仁粥以止呕。

【关键词】妊娠反应。

（2）孕中期　即妊娠12～28周。此时妊娠反应消失或减轻，孕妇食欲逐渐恢复，应注意膳食种类的多样化，多食蔬菜水果以防止便秘，还需适量补充钙、铁等元素。食疗应以补益气血为主，以顺应胎儿营养需求。

【关键词】气血亏虚。

（3）孕晚期　即妊娠7个月至分娩前，孕妇因子宫膨大造成胃肠的生理性压迫，可能会出现泛酸及胸闷的症状，胎儿的日益增重也会对孕妇的腰椎造成负担。孕妇需少食多餐以适应胎儿的迅速生长，还需注重补养肝肾精血以保证自身和胎儿的健康。需要注意的是，若孕妇在孕中期体重已经增加过多或是胎儿已经偏大，则不应过多增加饮食。

【关键词】肝肾亏虚。

3. 按词索剂

（1）砂仁粥

【组成】砂仁6克，粳米120克。

【功能主治】健脾止呕。

【烹调技巧】将砂仁磨为细末，取粳米淘净以常法煮粥，待粥煮熟时加入砂仁细末，煮约5分钟即可食用。

【关键词】妊娠反应。

（2）党参茯苓乌鸡汤

【组成】乌鸡1只，党参30克，白术、茯苓各15克，蔻仁、生姜各9克，砂仁3克，食盐适量。

【功能主治】健脾温中，和胃利湿。

【烹调技巧】取整鸡去毛、去内脏，在鸡腹内放入上述中药，用棉线缝合放入砂锅内。锅内加适量水炖鸡至熟，弃药渣，加少许食盐等调料调味即可。

【关键词】妊娠反应。

（3）葡萄大枣粥

【组成】葡萄干50克，和田大枣50克，粳米100克，冰糖适量。

【功能主治】补中益气，养血滋阴。

【烹调技巧】在粳米中加水1升，烧开后加入洗净的葡萄干与去核的大枣，小火慢熬成粥。空腹服适量，不宜过饱。

【关键词】气血亏虚。

（4）栗子杜仲童子鸡

【组成】栗子200克，童子鸡1只，杜仲20克，料酒、葱段、生姜片、精盐、味精各适量。

【功能主治】强腰固肾，防止流产。

【烹调技巧】先将栗子煮熟，去壳及肉外表衣膜，杜仲洗净，加适量清水浸泡。将童子鸡宰杀、洗净，与栗子肉、杜仲同入砂锅，加清水适量，先用大火煮沸，去浮沫，加葱段、生姜片和料酒少许，改用文火焖1小时，待鸡肉、栗子肉熟烂时，加精盐、味精调味，煮沸即成。

【关键词】肝肾亏虚。

（5）龙眼肉大枣枸杞粥

【组成】龙眼肉30克，枸杞子30克，大枣10枚，粳米100克。

【功能主治】补益肝肾。

【烹调技巧】将粳米、枸杞子、大枣、龙眼肉放入锅中，并加适量水，炖煮至龙眼肉、大枣熟烂即可食用，可分次服用。

【关键词】肝肾亏虚。

四、产后保养

1. 基本介绍

中医认为新产妇人的生理状态可以用“多虚多瘀”概括。妇女分娩时由于疲劳、出血、体力持续消耗等原因，造成产后元气受损、亡血伤津、身体虚弱，因此在产后应加强补养，以补充分娩时的消耗，帮助身体复原。此外，由于泌乳的需求增加，乳母应保持每日高质量蛋白的摄入以维持乳汁中的营养成分，以保证婴儿的健康发育。在日常膳食搭配上，可增加鱼、禽、肉、蛋以及海产品的摄入，增加奶类产品以保证钙的来源充足，适当补充维生素。

一般来说，饮食宜清淡、富含营养而易消化，鸡蛋是最理想的滋补品之一。如果产妇脾胃功能良好，应以食补结合适当的药疗。

2. 不同时期分类

根据产后不同时期的需要，将产后时间大致分三期。

初期（产后10日以内）：应以活血化瘀为主，益气扶正为辅，帮助产妇排出余血恶露。

中期（产后11 ~ 20日）：应大补气血，补充脏腑精气。

后期（产后20 ~ 40日）：需视情况采用不同的食疗方式，以期恢复未孕时的状态，体质偏弱者亦能在此时有所改善。

注：此方法只适于一般产妇，不适用于有其他并发症者！

3. 按词索剂

（1）豆腐红糖米酒汤

【组成】豆腐100克，红糖50克，米酒50毫升。

【功能主治】补气活血，消肿止痛。

【烹调技巧】将豆腐、红糖加适量水煮沸，加入米酒，吃豆腐饮汤。

【关键词】产后初期。

（2）益母草蜜饮

【组成】鲜益母草100克（干品减半），蜂蜜20克，红糖15克。

【功能主治】祛瘀养血。

【烹调技巧】将新鲜益母草洗干净，切成小段放入砂锅，加水浓煎30分钟，滤渣取汁，回入砂锅，小火浓缩20分钟，调入红糖，溶化后再加入蜂蜜，拌匀即成代茶饮。

【关键词】产后初期。

（3）金针菜炖瘦肉

【组成】金针菜15克，瘦肉180克。

【功能主治】清热凉血。

【烹调技巧】将金针菜用清水浸洗后切段，瘦肉切厚片；将食材放入炖盅内，加沸水炖1小时即成。可常食。

【关键词】产后中期。

（4）八珍汤

【组成】鸡半只，党参20克，白术15克，茯苓15克，炙甘草5克，当归12克，川芎12克，炒白芍15克，熟地18克，大枣4枚，生姜3片。

【功能主治】大补气血，通乳行水。

【烹调技巧】将以上药材洗净装入干净纱布袋，与洗净的鸡同放入锅内，加水适量，大火煮滚后，转为小火续煮30分钟左右即可，佐饭食用。

【关键词】产后中期。

（5）猪蹄通草汤

【组成】猪前蹄2只，通草15克，生姜、葱花、胡椒、味精、食盐适量。

【功能主治】活血补血，催乳。

【烹调技巧】将猪蹄剁块，和通草同放砂锅内，加水1500毫升，煮至肉熟烂，再用其他材料调味即可食用。

【关键词】产后中期。

（6）圆枣茶

【组成】大枣6枚，龙眼肉4粒，枸杞子5克。

【功能主治】补气血，止虚汗。

【烹调技巧】将大枣洗净，于锅中炒至表皮焦棕，取之与龙眼肉、枸杞子冲泡茶，经常饮用。

【关键词】产后虚汗。

（7）当归生姜羊肉汤

【组成】当归20克，生姜20克，羊肉500克，植物油、精盐、黄酒、柑橘皮适量。

【功能主治】温中补血，调经止痛。

【烹调技巧】先将羊肉洗净切成块，然后把准备好的羊肉块放入油锅里翻炒，加黄酒、生姜焖烧5分钟后，加水，加入当归和柑橘皮，武火煮开，文火慢炖，直至羊肉熟烂。

【按】对血虚身寒，腹痛连胁，月经后期，有较好的食疗作用。

【关键词】产后血虚。

（8）麻油鸡汤

【组成】土鸡半只，老姜100克，米酒2杯，黑麻油1/3杯，冰糖1小匙。

【功能主治】养颜美容，增强体力。

【烹调技巧】将鸡洗净剁块，老姜洗净切片；热锅入麻油烧热，入姜片微炒后，入鸡块炒至色白，即入米酒煮开，再移入深锅内加水适量，加冰糖拌匀，焖煮20分即可。

【关键词】产后疲劳。

（9）银耳莲子汤

【组成】银耳10克，莲子（去心）20粒，冰糖适量。

【功能主治】养阴润肺，健脾安神。（适合产后心烦，口干咽干者，亦能消除疲劳。)

【烹调技巧】将银耳和莲子泡水待软备用。水适量烧开放入银耳和莲子，小火煮至莲子烂为度，加冰糖融化即可。

【关键词】产后口干。

4. 按摩调理

【调理时机】经常操作。

【保健穴位】见附录，6.（7）神阙，（8）大横，（9）关元；7.（8）肾俞。

【操作视频】见附录，视频37，视频38，视频39，视频47。

五、更年期保健

1. 基本介绍

更年期是人在中年的一个特定阶段。在此阶段，人的性腺功能由旺盛转向衰退，对女性而言则是卵巢功能的逐渐衰竭，排卵能力的逐渐丧失。当卵巢完全停止排卵时，女性的生殖能力随即消失，其最明显的标志便是绝经。随着体内激素水平剧烈波动，女性会出现各种生理病症，如月经不规则、脸部潮红、发热、夜间盗汗、心悸、胸闷、胸痛以及心脑血管疾病；皮肤失去弹性而松弛，皮肤长斑，发干掉发；食欲时好时差，易造成肥胖或消瘦、消化不良、肠胀气或引起便秘；子宫与骨盆肌肉韧带松弛而引起尿失禁、子宫脱垂，而尿道及阴道之上皮细胞萎缩造成尿频、尿道炎、阴部痒痛、性交不适等。此外，受心理、社会压力和植物神经系统紊乱双重影响，患者还会出现潮热出汗、急躁、易怒、头痛、失眠、焦虑、抑郁、心神不宁等症状；精神与神经方面则表现为抑郁、兴奋、神经质、注意力不集中、眩晕、怕冷又怕热、性欲降低、易疲倦、头痛、失眠、耳鸣、脑鸣等。这一系列症状都可被称作更年期综合征。

并不是每位妇女进入更年期后都会发生更年期综合征，这是每位妇女在更年期时生理变化情况、环境因素和心理素质的不同导致的。更年期妇女可多食新鲜蔬菜、水果、大豆、坚果等，因它们能提供具有抗氧化、延缓衰老的维生素C和各种各样的植物化学物。如果能善加应用生活化的饮食疗法并配合心理疏导，家庭、社会调节等方面的辅助措施，将会是最有效率而无负担的选择。在此阶段选择的食疗多以益气调经，滋补肝肾，镇静安神为原则。

2. 中医辨证

（1）肝肾阴虚

潮热汗出，手脚心热，腰膝酸软，心烦易怒，头晕耳鸣，两胁部痛，口苦。

（2）脾肾阳虚

面色晦暗，精神萎靡，气短懒言，食欲不振，大便不成形，腰膝酸软。

（3）心肾不交

心慌，失眠，健忘，心烦不安，潮热盗汗。

（4）心脾两虚

烘热，心慌，健忘，面色黄，食欲不振，大便不成形。

3. 按词索剂

（1）贵妃润脏汤

【组成】当归15克，熟地10克，川芎5克，枸杞子12克，大枣3枚，干姜2克，猪尾椎骨360克，米酒、食盐适量。

【功能主治】补血，调经，滋润皮肤，养颜养容。

【烹调技巧】将药材装入过滤袋备用，尾椎骨洗净剁成小块，置入开水中川烫2～3分钟，捞起再洗净备用；炖锅内置入尾椎骨及所有药材，加水适量，以大火煮开，改以文火续煮80分钟，再加入盐、酒调味，再炖煮20分钟即可起锅。

【关键词】肝肾阴虚。

（2）银芽炒鸡心

【组成】枸杞子10克，鸡心200克、银芽300克、酒、酱油、柴鱼粉、盐、橄榄油适量。

【功能主治】温补脾阳，交通心肾。治头晕目眩、失眠、贫血易手脚冰冷，心悸。

【烹调技巧】将鸡心洗净，对切备用。枸杞子冲净以温水泡5分钟；银芽去头尾，洗净沥干；先将鸡心略炒，取出；续炒银芽至快熟之时再加入鸡心、柴鱼粉、酒、酱油、盐，出锅前加入枸杞，即可食用。

【关键词】心肾不交。

（3）干贝香菇炒腰花

【组成】猪腰1个（去筋膜）、干贝300克，香菇3朵，板栗5颗，小黄瓜半根，盐、料酒、柴鱼粉、油适量。

【功能主治】温补脾肾阳气。治更年期腰酸背痛腿膝无力，去除脑神经疲劳和神经的不稳定；夜梦多尿之症。

【烹调技巧】将猪腰切半，去筋膜洗净；在猪腰正面刻花切块，先以冷水浸过，再以沸水川烫，捞起备用，将鲜干贝煮熟，捞起沥干；香菇泡软，切片；小黄瓜洗净去头蒂切薄片。在炒锅里加2匙油，待热加入香菇爆香，续加入猪腰、干贝、板栗，炒均后，淋料酒调味，再加入小黄瓜、盐、柴鱼粉拌炒即可。

【关键词】脾肾阳虚。

（4）参杞蒸草虾

【组成】仙灵脾4克，丹参3克，枸杞子10克，大草虾10只，高汤、太白粉、食盐、葱、姜、酒适量。

【功能主治】滋补肝肾。适合精神不振、腰膝酸软无力、性功能减退者食用。

【烹调技巧】除枸杞子外，将药材用1杯水以小火熬至剩1/2杯，过滤取药汁备用。将大草虾去壳，背部切一刀至尾部，去肠筋后，以葱、姜、盐、酒腌5分钟，再以大火蒸5分钟至熟。最后高汤和药汁、枸杞子加盐调味，烧滚后以太白粉勾芡，淋在虾仁上即可。

【关键词】肝肾阴虚。

（5）茯苓安眠茶

【组成】茯苓3克，薄荷1克，白芷2克，丹参2克，炙甘草1克，制远志2克，酸枣仁3克，茉莉花1克，大枣3枚。

【功能主治】疏肝解郁，宁心安神。

【烹调技巧】将药材压碎装入药袋中（茉莉花除外），放入500毫升水煮沸后，然后转小火焖煮35分钟后熄火，再放入茉莉花焖2 ~ 3分钟即可饮用。

【关键词】心肾不交。

4. 按摩调理

【调理时机】经常操作。

【保健穴位】见附录，2.（6）乳中，（7）期门，（8）乳根；8.（4）血海，（5）曲泉，（6）箕门。

【操作视频】见附录，视频12，视频13，视频14，视频51，视频52，视频53。

第二节 男性

一、强体增力

1. 基本介绍

无论城市还是农村，男性的死亡率均高于女性。这是男性所扮演的社会角色和其自身的生理特点所决定的，例如男性频繁社交及饮酒，使男性的肝脏更易损害和感染；雄性激素类脂醇分泌的改变，让60%50岁以上的男性患有前列腺疾病；大量吸烟、经常食入过多脂肪、工作紧张和社会压力大使得男性患心肌梗死的比例比女性高7 ~ 10倍。男性应对自身的“弱点”有所认识，提高保健意识，多食能强化免疫系统的食品，使机体更擅于抵御疾病侵袭，降低患病可能性。此类

"强力"食品如大蒜，不仅能杀灭体内的病菌，还能促进维生素B_1的吸收，促进糖类的代谢以供给能源，并能消除疲劳，抗氧化，是防癌健体不可多得的食材；再如胡萝卜，富含的胡萝卜素在体内可转化成维生素A，提高身体的抵抗力，并能防癌，降低血压。中医通过总结前人经验并结合现代科学研究，更加擅长运用这些食材制成食疗药膳，以补充男子的先后天精气为原则，针对不同类型的体质给予不同的食疗养生方法，若能结合良好的饮食与生活习惯，注意戒烟限酒、加强锻炼，必能为男性的身体强健保驾护航。

2. 中医辨证

（1）肾阳亏虚

腰膝酸软冷痛，畏寒肢冷，下肢尤甚，头晕眼花，精神萎靡，夜尿频多，晨起腹泻。

（2）肾阴亏虚

腰膝酸软，眩晕耳鸣，失眠多梦，手脚心热，夜间出汗多，形体多消瘦，口咽干燥，两颧红。

（3）脾气不足

面色萎黄，食欲不振，口淡乏味，食后易腹胀，多腹泻，伴见神疲乏力，形体消瘦或浮肿。

（4）心气不足

心悸心慌，失眠多梦，胸闷短气，神疲乏力，动则出汗。

3. 按词索剂

（1）羊肉菟丝子汤

【组成】新鲜羊瘦肉500克，羊脊骨1根，山药100克，菟丝子10克，肉苁蓉20克，粳米100克，料酒、花椒、茴香、精盐、葱白、生姜、胡椒粉、味精各适量。

【功能主治】温肾阳，补肾填精。

【烹调技巧】先将羊脊骨洗净，敲碎。将羊瘦肉洗净，放入清水中浸泡1小时，取出后切成小条块。将山药、菟丝子、肉苁蓉洗净后烘干，共研为粗末，装入纱布袋中扎紧袋口。粳米淘净后，与羊脊骨、羊肉小条块、药袋同放入砂锅，加水适量，先用大火煮沸，去浮沫，烹入料酒，放入少量花椒、茴香，改用小火炖1小时，待羊肉熟烂，取出药袋，加精盐、葱白、生姜、胡椒粉、味精，搅拌均匀，再煮沸即可。佐餐当汤，随意服食。

【关键词】肾阳亏虚。

（2）核桃粥

【组成】核桃仁30克，杜仲10克，小茴香4克，粳米80克，红糖适量。

【功能主治】补肾阳，增活力。

【烹调技巧】将核桃仁去衣捣碎，杜仲捣碎，与小茴香一起放入锅中，加水煎煮20分钟，倒出药液弃药渣。另将米用水淘洗干净，放入锅中，加入药液及适量水，用大火烧沸，再改用小火慢慢煮，至粥将成时，加入核桃仁及红糖，再煮沸即可。

【关键词】肾阳亏虚。

（3）枸杞炒肉丝

【组成】枸杞子20克，瘦猪肉100克，竹笋30克，油、食盐、味精适量。

【功能主治】滋阴养血。

【烹调技巧】先将肉、笋切成丝，枸杞子洗净。将锅加油烧热，投入肉丝和竹笋爆炒至熟，再入枸杞子炒片刻，加食盐、味精等调味即成。佐饭食用。

【关键词】肾阴亏虚。

（4）海参粥

【组成】海参60克，粳米100克。

【功能主治】补肾滋阴。

【烹调技巧】先将海参剖洗干净，切片，同米煮为稀粥。随意服食。

【关键词】肾阴亏虚。

（5）杞萸茶

【组成】枸杞子15克，山茱萸10克，大枣4枚。

【功能主治】滋养肾阴。

【烹调技巧】将上列药材加入1升水中煮滚，转小火续煮数分钟即成。可代茶饮。

【关键词】肾阴虚。

（6）党参淮山炖猪蹄

【组成】党参30克，淮山药30克，大枣4枚，猪前蹄2只，调料适量。

【功能主治】健脾益气，增强体力。

【烹调技巧】将党参、山药、大枣用清水浸洗，猪蹄切成小块放入沸水中焯；将所有材料一起煲汤，小火慢炖至猪蹄烂熟，调味即可。连汤料同吃。

【关键词】脾气不足。

（7）参芪瘦肉粥

【组成】生晒参10克，生黄芪30克，瘦肉100克，粳米80克，调料适量。

【功能主治】补益心气（尤适心悸气短者）。

【烹调技巧】将生晒参、黄芪加水适量煮滚后，去药渣取汁，复入锅内，加入瘦肉与粳米，煮至粥成，调味服食。

【关键词】心气不足。

（8）生脉茶

【组成】人参8克，麦冬8克，五味子3克。

【功能主治】益心气，敛虚汗。

【烹调技巧】将上列材料加入500毫升水，煮滚即可代茶饮。

【关键词】心气不足。

4. 按摩调理

【调理时机】经常操作。

【保健穴位】见附录，6.（4）上脘，（5）中脘；7.（1）命门，（3）至阳，

（8）肾俞。

【操作视频】见附录，视频36，视频40，视频42，视频47。

二、保肾护肝

1. 基本介绍

肝病几乎可以说是国病，且肝病患者常常因为某些原因又造成肾功能恶化，大大加重了病情的复杂性。

保肝护肾需要透过日常的饮食调整，配合适当的食疗方法，在保证生活作息规律的基础上，达到未病先防的功效。

2. 按词索剂

（1）补肝益肾汤

【组成】黄芪10克，西洋参10克，当归10克，山药10克，何首乌6克，枸杞子10克，仙灵脾8克，菟丝子10克（布包），瘦肉150克，米酒、调料适量。

【功能主治】补肾益肝，抗衰老。

【烹调技巧】将所有药材清洗后，加1碗米酒和4碗水、适量调料调味，连同瘦肉一起放入锅内炖1小时，佐饭食用。

【关键词】补益肝肾。

（2）芝麻粥

【组成】黑芝麻25克，粳米50克。

【功能主治】补益肝肾，滋润五脏。（对肝肾之精不充所引起的身体虚弱、津枯便结、须发早白、未老先衰等均宜，具有美容乌发等效果。）

【烹调技巧】先将炒熟的黑芝麻研末，用时与粳米兑水煮粥即可。

【关键词】补益肝肾。

（3）杞菊麦冬茶

【组成】枸杞子15克，菊花15克，麦门冬10克。

【功能主治】养肝补肾，祛风明目，解烦渴。

【烹调技巧】将药材放入1升水中煮开后即可代茶饮用。

【关键词】补益肝肾。

（4）蔬菜汁

【组成】黄瓜200克，胡萝卜200克，番茄200克，蜂蜜30克。

【功能主治】补充肝脏营养物质，增强解毒功能。

【烹调技巧】将黄瓜、胡萝卜、番茄分别洗净切块，在榨汁机中加入饮用水200毫升榨汁。取汁调入蜂蜜即成。

【关键词】解毒护肝。

3. 按摩调理

【调理时机】经常操作。

【保健穴位】见附录，7.（1）命门，（8）肾俞；8.（5）曲泉，（6）箕门。

【操作视频】见附录，视频40，视频47，视频52，视频53。

三、减压抗疲劳

1. 基本介绍

医学研究发现，吃是减压抗疲劳、发泄情绪的良法之一。含维生素B以及色氨酸的食物能减轻人的沮丧、不安和疲劳等症状；含矿物质钙、镁、锌以及维生素C的食物能减轻神经质、焦虑不安。它们有助于缓解压力和增加脑中血清素的制造，从而减轻对压力的感受度，使人产生快乐情绪。人在承受较大的心理压力时，会消耗比平时多8倍的维生素，由此证明，维生素也是有效的减压剂。

2. 按词索剂

（1）地瓜蜂蜜膏

【组成】地瓜2个，蜂蜜50克。

【功能主治】消疲劳，抗氧化。

【烹调技巧】将地瓜（不去皮）洗净后用适量水在铁锅中煮到刚好熟的程度；弃汁倒入蜂蜜继续用小火熬煮，可用锅铲将地瓜压烂，与蜂蜜一起搅拌直到成为膏状。

【关键词】抗疲劳。

（2）西洋参煲乌骨鸡

【组成】西洋参10克，乌骨鸡1只，香菇6朵，陈皮5克，蜜枣3枚，食盐适量。

【功能主治】滋补气阴，抗疲劳。适宜长期熬夜，阴液耗散，神疲乏力，口干食少，头晕面黄者服食。

【烹调技巧】将乌骨鸡去毛和内脏，洗净后与其他食材共同煲汤，80分后加入适量食盐调味即成。喝汤吃鸡。

【关键词】抗疲劳。

（3）增氧活力茶

【组成】红景天15克，刺五加根10克，党参10克，大枣4枚。

【功能主治】增加血液带氧量，强化记忆。

【烹调技巧】将上列药材洗净后，放入纱布包，并加入1500毫升水，煮滚后可时时代茶饮用。

【关键词】减压、增强记忆。

（4）天麻钩藤茶

【组成】天麻6克，钩藤6克，绿茶10克。

【功能主治】平肝熄风，镇静。

【烹调技巧】将天麻、钩藤洗净，加水适量煎煮2次，去渣浓煎，以其汁液冲泡绿茶，盖杯浸泡5 ~ 10分钟即可。

【关键词】减压、抗焦虑。

3. 按摩调理

【调理时机】经常操作。

【保健穴位】见附录，2.（1）中府，（7）期门；6.（1）幽门，（2）章门。

【操作视频】见附录，视频7，视频13，视频33，视频34。

四、减肥排毒

1. 基本介绍

很多人玩笑“大腹便便”是成功人士的象征，却没有深刻意识到肥胖会对身体产生极大的危害，甚至在不同程度上减短人的寿命。减肥排毒，必须在饮食上有所调整，除养成不吃宵夜、多运动、作息规律、不吸烟、不喝酒等良好的习惯外，还要透过饮食的方式及时排出身体内的毒素与多余的营养。

2. 按词索剂

（1）蜂蜜雪梨羹

【组成】雪梨2个，蜂蜜30克。

【功能主治】排除毒素，通便。

【烹调技巧】将雪梨洗净切块；将雪梨块放入炖盅，加蜂蜜及凉白开水；将炖盅放入蒸锅中，隔水炖半个小时即可。

【关键词】通便排毒。

（2）土豆苹果汁

【组成】土豆1个，苹果2个，蜂蜜少许。

【功能主治】促进肠胃蠕动。

【烹调技巧】将土豆及苹果洗净切块榨汁，加入蜂搅拌均匀饮用。

【关键词】通便排毒。

（3）薏苡仁冬瓜汤

【组成】冬瓜500克，薏苡仁50克，食盐少许。

【功能主治】利尿消肿，清热解毒。

【烹调技巧】将冬瓜洗净去皮，切块；薏苡仁洗净，浸泡5个小时后备用。在锅中放入适量水烧开，倒入薏苡仁煮熟。再将冬瓜块放入锅中，开盖中火煮至冬瓜变透明，加盐调味即可。晚餐时食用，配合清淡饮食。

【关键词】利尿消肿。

（4）海带草决明汤

【组成】海带50克，草决明15克，调料适量。

【功能主治】降脂降血压。（用于肥胖伴有高血压者。）

【烹调技巧】水煎煮，喝汤吃海带。可常服。

【关键词】化脂降压。

（5）山楂粥

【组成】山楂30克，粳米60克，白糖少许。

【功能主治】健脾消食，散瘀血。

【烹调技巧】先用砂锅煎山楂取汁，加入粳米、白糖煮粥，可常食。

【关键词】健脾消食。

3. 按摩调理

【调理时机】经常操作。

【保健穴位】见附录，2.（1）中府，（7）期门；6.（1）幽门，（2）章门。

【操作视频】见附录，视频7，视频13，视频33，视频34。

第三节
小儿

一、婴幼儿期发育

1. 基本介绍

婴儿期是指从出生至满1周岁前，又称乳儿期。婴儿期是人类生长发育仅次于胎儿期的一个高峰期，因此对各种营养物质和热量的需要相对较多。幼儿期是指1岁至3岁之间，此时期幼儿体格发育较婴儿时期减慢，但此期儿童活动所消耗的能量明显增加，因此需要摄入更多的营养素和能量。食疗应选用健脾扶正的方法，增强免疫力，使疾病容易痊愈，以保证幼儿的健康成长。

2. 按词索剂

（1）苹果汤

【组成】苹果1个。

【功能主治】伤食证腹泻有腹胀腹疼、泻前哭吵、大便酸臭如蛋花状、口臭、不思食等症状。

【烹调技巧】取苹果1只洗净，连皮切碎，加水250毫升和少量食盐，煎汤代茶饮。

【关键词】婴儿期，腹泻。

（2）党参香菇汤

【组成】党参10克，干香菇8克。

【功能主治】健脾益气。

【烹调技巧】将香菇洗净，水发4小时，与党参同入煮汤。

【关键词】婴儿期，食少。

（3）温中健脾粥

【组成】白术3克，干姜1克，黄芪6克，甘草1.5克，白米100克。

【功能主治】温补脾胃。治脾胃虚寒证流涎。

【烹调技巧】将前四味药洗净煎汁，去渣取滤液，加入白米煮成粥，一日两次食用。

【关键词】婴儿期，食少。

（4）胡萝卜汤

【组成】胡萝卜250克。

【功能主治】补脾胃，助消化。改善脾虚证腹泻有时泻时止，或久泻不愈、大便稀薄或带有白色奶块、食后便泻、面色苍白等症状。

【烹调技巧】取鲜胡萝卜洗净，连

皮切成块状，放入锅内，加水适量煮烂，去渣取汁饮，每日分2 ~ 3次服。

【关键词】婴儿期，腹泻。

（5）糯米固肠汤

【组成】糯米30克（略炒），新鲜山药50克，胡椒末、白糖适量。

【功能主治】补脾止泻。改善腹泻有大便稀薄如泡沫状、色淡、臭气少，肠鸣腹痛，或伴有发热、鼻塞流涕等症状。

【烹调技巧】将山药切碎与糯米共煮粥，熟后加胡椒末少许、白糖适量调服。

【关键词】婴儿期，腹泻。

（6）荔枝山药莲子粥

【组成】干荔枝15枚，山药、莲子各15克，大米50克。

【功能主治】健脾益气，增强抵抗力。

【烹调技巧】先将荔枝、山药、莲子用1000毫升水滚后转小火续煮10分钟，去渣取汁，后下大米煮粥食用。

【婴儿期】婴儿期，食少。

（7）蛋奶

【组成】鸡蛋、牛奶适量。

【功能主治】补充钙质。

【烹调技巧】先将鸡蛋煮老，取出蛋白，用勺子将蛋黄研碎，加入牛奶充分混合即可食用。

【关键词】婴儿期，发育缓慢。

（8）地瓜蒸饭

【组成】地瓜1碗，糙米1/2碗，水2/3碗。

【功能主治】健脾补气。（改善脾胃虚弱症状，对帮助小儿排便有非常好的效果。）

【烹调技巧】将地瓜去皮洗净，切成细丝备用；糙米洗净，连同地瓜丝与水放入容器中，再放入电饭锅中，锅中放入1碗水，蒸熟后即可食用。

【关键词】幼儿期，大便少。

（9）参术山药胡萝卜汤

【组成】党参20克，炒白术15克，山药30克，胡萝卜半条。

【功能主治】健脾胃，止泄泻。（对小儿初病刚愈具有良好的修复效果。）

【烹调技巧】将党参、白术放入纱布内，与山药、胡萝卜同入锅中，加入800毫升水，煮沸后转小火续煮10分钟即可食用。

【关键词】幼儿期，病后扶正。

（10）八宝粥

【组成】芡实、薏苡仁、白扁豆、莲子肉、山药、大枣、龙眼肉、百合各6克，粳米150克。

【功能主治】补中益气。适用小儿体虚乏力，肠胃功能失调。

【烹调技巧】先取前八味药煎煮40分钟，取汁，与大米煮成粥，加入适量冰糖食用，连吃数日。

【关键词】幼儿期，脾胃虚弱。

（11）乌梅汤

【组成】乌梅10枚，红糖少许。

【功能主治】敛肺涩肠生津。

【烹调技巧】将乌梅放入500毫升水中煎汤，加入适量红糖，代茶饮，每日服数次。

【关键词】幼儿期，腹泻。

（12）栗子汤

【组成】栗子3 ~ 5枚，白糖适量。

【功能主治】温补脾胃。

【烹调技巧】取栗子去壳捣烂，加适量水煮成糊状，再加白糖适量调味即可食用。

【关键词】幼儿期，腹泻。

（13）牛奶粥

【组成】鲜牛奶250毫升，大米60克，白糖适量。

【功能主治】补虚损，健脾胃，润五脏。

【烹调技巧】先将大米煮成半熟，去米汤，加入牛奶，文火煮成粥，加入少量白糖搅拌，充分溶解即成。早晚温热服食。

【关键词】幼儿期，强健身体。

3. 按摩调理

【调理时机】经常操作。

【保健穴位】见附录，2.（1）中府；6.（9）关元；7.（1）命门，（3）至阳。

【操作视频】见附录，视频7，视频39，视频40，视频42。

二、儿童期发育

1. 基本介绍

学龄前期是指3岁至7岁之间的时期，此时儿童的大脑皮质功能迅速发育，脑组织的耗氧量占全身耗氧量的50%左右，故学龄前儿童脑组织对血糖的变化十分敏感，应给予此期儿童充足的氧和合理的膳食，以维持正常的血糖水平。

学龄期是指7岁至12岁之间的时期，此时期是儿童体格和智力发育的关键时期。学龄期儿童体内合成代谢旺盛，所需的能量和各种营养素的量比成人相对要高，尤其是蛋白质、脂类、钙、铁、锌等营养素。

2. 按词索剂

（1）谷芽麦芽煲鸭肫

【组成】谷芽20克，麦芽20克，鸭肫1个。

【功能主治】消食健胃，助消化。

【烹调技巧】先将鸭肫割开，除去肫内脏物，洗净后同上药加水共煲，熟后，吃肉饮汁。

【关键词】学龄前期，助消化。

（2）六神汤

【组成】党参25克，茯苓25克，

山药25克，芡实25克，薏苡仁25克，莲子25克，小排骨或猪小肠、盐适量。

【功能主治】开脾健胃。

【烹调技巧】将所有材料洗净放入锅内，加600毫升水与适量盐，炖煮至小排骨或猪小肠熟烂。

【关键词】学龄前期，助消化。

（3）鸡内金山药粥

【组成】鸡内金6克，山药50克，白米300克。

【功能主治】除热止烦，固肠胃。

【烹调技巧】将鸡内金、山药与白米洗净后，放入锅内加水，煮成粥后即可食用。

【关键词】学龄前期，助消化。

（4）山楂麦芽煎

【组成】山楂10克，炒麦芽15克。

【功能主治】健脾助胃，助消化。

【烹调技巧】将以上药材放入纱布袋中加800毫升水煎煮，煮沸后即可饮用，每日1次。

【关键词】学龄前期，助消化。

（5）糖炒山楂

【组成】山楂、白糖适量。

【功能主治】消食化积。

【烹调技巧】取白糖适量，放入锅内加少许水溶化，随之放入山楂适量，共炒5 ~ 6分钟，闻及酸甜味即止，切勿炒焦。可每餐饭后吃一些。

【关键词】学龄前期，助消化。

（6）扁豆山药粥

【组成】炒扁豆50克，山药60克，大米40克，盐、油适量。

【功能主治】健脾益胃。

【烹调技巧】将上列食材放入锅内，将水适量共煮成粥，用盐、油调味即可食用。

【关键词】学龄前期，助消化。

（7）糯麦肉饼

【组成】糯米、麦曲等量（研细末），瘦猪肉150克（剁成肉饼），姜粉、盐、酱油适量。

【功能主治】补中益气，固表止汗。

【烹调技巧】将瘦猪肉加入适量盐、酱油、姜粉搅拌成肉馅，糯米、麦曲磨成粉后和成面，把肉馅放入，制成饼，烤熟后即可食用。

【关键词】学龄期，增强抵抗力。

（8）玉屏风汤

【组成】黄芪20克，白术15克，防风10克，山药60克，鸡肉120克，盐适量。

【功能主治】益气固表止汗，增强御外能力。

【烹调技巧】将黄芪、白术、防风三味药装入纱布袋；鸡肉切成块备用。将以上诸物和山药共同放入锅内，注入清水，大火煮沸后，转文火续煮15分钟，加适量盐即可食用，吃山药、鸡肉，饮汤。

【关键词】学龄期，提高抵抗力。

（9）百合糯米粥

【组成】百合30克，核桃10个，大枣10枚，糯米适量。

【功能主治】滋补肺肾，止咳，平喘。

【烹调技巧】先将核桃去壳，注意保留红色核桃衣，用清水洗净；百合、大枣分别清水洗净，大枣去核；糯米用水淘洗干净，连同以上诸物一齐入锅，加入适量清水，先用大火煮至水沸，然后改用小火继续煮1个小时。

【关键词】学龄期，润肺止咳。

（10）百合雪梨汤

【组成】百合30克，雪梨1个，冰糖适量。

【功能主治】滋阴润肺。（最适用于热病初愈之体质。）

【烹调技巧】将百合用清水浸泡一夜，次日将百合连同清水一起倒入砂锅内，再加入200毫升清水，煮1个小时，纳入去皮核、切块的雪梨及冰糖，再煮30分钟即可。

【关键词】学龄期，润肺止咳。

（11）蜂蜜姜汁蒸南瓜

【组成】南瓜1个（约500克），冰糖、蜂蜜各50克，姜汁适量。

【功能主治】补肺肾，止咳喘。

【烹调技巧】将南瓜洗净，切开顶盖，除去瓤及瓜子，放入适量姜汁、冰糖及蜂蜜，盖上顶盖，用竹签固定，隔水蒸2个小时即可。

【关键词】学龄期，润肺止咳。

（12）杏仁蜜奶

【组成】杏仁30克，蜂蜜300克，鲜牛奶500克，淀粉50克。

【功能主治】润肺止咳，化痰平喘。

【烹调技巧】将砂锅置火上，加开水约800毫升，煮沸，入鲜牛奶，再煮沸，加湿淀粉勾成芡汁，然后加入蜂蜜搅匀即成，将杏仁捣碎，吃时撒入，搅拌均匀。

【关键词】学龄期，润肺止咳。

3. 按摩调理

【调理时机】经常操作。

【保健穴位】见附录，2.（1）中府；6.（9）关元；7.（1）命门，7.（3）至阳。

【操作视频】见附录，视频7，视频39，视频40，视频42。

三、青春期发育

1. 基本介绍

青春期是从少年过渡到成年人的时期，也是第二性征出现至性成熟的时期，此期人体会发生很大变化，生殖系统发育迅速，代谢旺盛。

身高的发育主要受生长激素的调控。睡眠时生长激素的分泌较白日更多，如果睡眠受到干扰，生长激素的分泌就会显著减少，身高的增长也极有可能受到影响。中医在食疗建议上仍需依据不同体质，使用健脾补肾，活血化瘀等各种药材来调节个体的阴阳盛衰，以保证良好的睡眠与充沛的精力来迎接来自各方面的压力与挑战。

2. 中医辨证

（1）脾胃气虚

面色萎黄，食欲不振，口淡乏味，食后易腹胀，多腹泻，伴见神疲乏力，形体消瘦或浮肿。

（2）肾气不足

腰膝酸软，神疲乏力，耳聋耳鸣，小便频数，夜尿多或遗尿，男子多遗精，女子多月经淋沥不尽，带下量多、色白清稀。

（3）肾阴亏虚

腰膝酸软，眩晕耳鸣，失眠多梦，手脚心热，夜间出汗多，形体多消瘦，口咽干燥，两颧发红。

（4）气滞血瘀

情志抑郁或烦躁易怒，或有胸胁胀闷、疼痛，唇甲青紫，肌肤干燥粗糙如鱼鳞状，月经颜色多紫暗并伴有血块。

3. 按词索剂

（1）参芪炖排骨

【组成】黄芪10克，党参10克，益智仁10克，杜仲15克，远志6克，米酒、排骨适量。

【功能主治】转骨，开胃，益智。

【烹调技巧】先将药材简单冲洗一下，以3碗水加半杯米酒先浸泡2小时，然后加小排骨三四块，放在电饭锅中炖，大约炖1小时即可，1剂以1日内分3次吃完为原则。

【按】通常要连吃1星期到10日，之后每半个月再服用3剂；排骨可更换为鱼头、猪脑、鸡肉。吃素者可改放豆腐。

【关键词】脾胃气虚。

（2）八珍转骨汤

【组成】党参10克，白术15克，茯苓15克，炙甘草5克，当归10克，川芎10克，炒白芍15克，熟地10克，川七10克，丹参10克，大枣5枚，枸杞10克，米酒、鸡肉适量。

【功能主治】大补气血，培元健骨。

【烹调技巧】先将药材简单冲洗一下，以6碗水加2杯米酒先浸泡2小时，然后加鸡肉适量，洗净后放在电饭锅中炖，大约炖1小时即可。

【关键词】脾胃气虚。

（3）栗子糕

【组成】栗子250克，白糖50克。

【功能主治】强筋健骨，厚肠胃，补肾气。

【烹调技巧】将栗子在水中煮开30

分钟后去壳，再蒸30分钟，加白糖压成泥，做成小糕即可食用。

【关键词】肾气不足。

（4）山药羊肉汤

【组成】羊肉250克，山药25克，生姜10克，葱白15克，胡椒3克，食盐1.5克，米酒10毫升，醋、香菜适量。

【功能主治】补脾益胃（适用于小儿营养不良，发育迟缓）。

【烹调技巧】将前七种物质投入锅中，加适量水武火煮开，继用文火将羊肉炖烂，出锅后可加入适量醋与香菜即可。

【关键词】肾气不足。

（5）杜仲炖猪腰

【组成】猪腰子2个，杜仲30克，核桃仁30克，肉苁蓉20克，枸杞子15克，食盐、孜然少许。

【功能主治】补肾助阳。

【烹调技巧】将猪腰去肾盂后洗净，与其他药同炖，待煮烂后将猪腰拣出，加少许食盐、孜然调味即可。

【关键词】肾气不足。

（6）生地黄鸡

【组成】生地黄150克，乌鸡1只，饴糖100克。

【功能主治】滋阴养血，补充生长元素。

【烹调技巧】将生地黄切碎与饴糖拌匀，放入鸡腹内，将鸡蒸熟即可。

【关键词】肾阴亏损。

（7）增高粥

【组成】黑糯米1杯，枸杞子15克，山药20克，核桃仁、龙眼肉各30克，大枣6枚。

【功能主治】强腰壮骨（有利于骨骼肌肉发育）。

【烹调技巧】将黑糯米先浸泡3小时，大枣去核。将黑糯米和大枣、山药、枸杞子、核桃仁、龙眼肉同放入锅中，加适量水煮，以小火熬煮至八分熟成粥即可。可经常服用，当作早餐吃。

【关键词】肾阴亏损。

（8）罗勒炖鸡

【组成】罗勒60克，川七5克，当归5克，川芎5克，土鸡半只，盐少许。

【功能主治】行气止痛，通经活络。

【烹调技巧】以沸水将块状的土鸡烫去血水和杂质，洗净后备用。把罗勒浸泡在水中约10分钟，然后用刷子刷去表皮上的污泥；在锅中加4碗清水煮滚后，将罗勒、川七、当归、川芎放入约煮10分钟，再加入适量清水，并且将鸡块倒入锅内，待沸腾后改中小火再煮20分钟，即可食用。

【关键词】气滞血瘀。

（9）丹七鸡肉汤

【组成】丹参20克，桃仁10克，

川七12克，党参20克，茯苓15克，续断12克，山药20克，鸡肉适量。

【功能主治】活血化瘀，通络解郁。

【烹调技巧】将上列药材洗净后放入纱布袋内，将药材与鸡肉同置电饭锅内，加水适量，隔水炖熟，即可食用。吃肉饮汤，早晚分服，3日1次。

【关键词】气滞血瘀。

4. 按摩调理

【调理时机】经常操作。

【保健穴位】见附录,2.（1）中府；6.（9）关元；7.（1）命门,（3）至阳。

【操作视频】见附录，视频7，视频39，视频40，视频42。

第四节 老年人

一、益智健脑

1. 基本介绍

老年人身体各器官功能都会随着年龄增长有不同程度减退，尤其是逐渐硬化的血管壁使罹患心脑血管疾病的概率大大增加，最常见的失智症种类是老人失智症，即阿尔茨海默病。失智症是后天性的智力退化，主要症状包括记忆障碍，语言表达困难，认知功能缺损和时间空间感丧失。此外，一半以上的患者会出现行为与心理症状，包括情绪不稳、妄想、幻觉、行为异常、睡眠周期混乱等。

中医认为肾主骨生髓，肾中阴精如淖泽注于骨，骨属屈伸时，便泄泽补益脑髓。故脑由“肾水”所涵养，肾水是人体最精微的养分，主要供生长、发育、生殖之用。因此老年人益智健脑、预防心脑疾病的食疗选方要主抓心肾两脏，同时还需注意软化血管，酌情使用具有活血化瘀作用的药膳。

2. 按词索剂

（1）柏子仁炖猪心

【组成】柏子仁15克，猪心1个。

【功能主治】补养心神。适用于心气虚造成心悸怔忡，失眠多梦，记忆力减退者。

【烹调技巧】将猪心洗净，用竹片剖开，将柏子仁放入猪心内，再将已放柏子仁的猪心放入瓦锅内，加水适量，置入锅中隔水炖熟，以猪心烂为度。

【关键词】养心安神。

（2）葱枣汤

【组成】大枣20枚，葱白7根。

【功能主治】益气安神。适用于心血虚造成的神经衰弱，失眠多梦，记忆力减退等症。

【烹调技巧】将大枣洗净，用水泡发；将葱白（连须）洗净备用；将大枣放入锅内，加水适量，用大火烧沸，约20分钟后，再加入葱白，继续用小火煎熬10分钟即成。服用时吃枣喝汤。

【关键词】养心安神。

（3）龙眼枸杞粥

【组成】龙眼肉15克，大枣4枚，枸杞子10克，粳米100克。

【功能主治】养心安神。适用于心血不足的健忘等症。

【烹调技巧】将药材分别洗净；将加入粳米和适量水的砂锅置中火上，煮开10分钟后，加入龙眼肉、枸杞子、大枣煮成粥。晨起空腹食之，晚上睡前食之。

【关键词】养心安神。

（4）淡菜粥

【组成】淡菜50克，粳米100克，豆油、盐适量。

【功能主治】补肝肾，填精补血。

【烹调技巧】淡菜用温水浸泡半日，烧开后去心；往淡菜锅投入粳米100克，加水至800毫升，加入油、食盐适量，煮成稀粥。每日早晚2次，温热服食。

【关键词】补肾填精。

（5）杞子山药猪脑汤

【组成】枸杞子25克，山药50克，猪脑（2个）30克，生姜、生葱各适量，食盐少许。

【功能主治】滋补肝肾，安神益智。

【烹调技巧】将山药、枸杞子洗净，猪脑洗去血浆；把山药、枸杞子、姜、葱放入砂锅中，加清水500毫升，用小火煲30分钟，放入猪脑，再煲30分钟，加入食盐调味即可。可佐餐食用。

【关键词】补肾填精。

3. 按摩调理

【调理时机】经常操作。

【保健穴位】见附录，7.（1）命门，（3）至阳，（8）肾俞；9.（5）太溪。

【操作视频】见附录，视频40，视频42，视频47，视频58。

二、聪耳明目

1. 基本介绍

中医认为，“肾开窍于耳”“肝开窍于目”，故在治疗老年患者耳目疾患时，应着重滋养肝肾阴血。通过食疗补充肝肾阴血并佐以开窍明目之品，能很大程度上解决耳目问题的困扰，提高老年人生活的幸福指数。

2. 按词索剂

（1）芦笋党参炖鲍鱼

【组成】芦笋300克，鲍鱼7个，排骨400克，当归2片，党参10克，枸杞子30克，姜、葱段、食盐适量，米酒1碗。

【功能主治】清肝明目，益肾养颜。

【烹调技巧】将党参、枸杞子洗净备用；当归洗净后浸泡在米酒备用；水烧开放入葱段、姜片，再放入鲍鱼去腥，将排骨也洗净放入烧开的水中烫好后备用；水烧开放入排骨、党参及米酒，一起炖煮约20分钟；将鲍鱼、当归放入锅中同煮5分钟，起锅前加枸杞子、食盐调味熄火，淋入泡当归的米酒即可。

【关键词】补益肝肾。

（2）桑椹粥

【组成】桑椹25克（鲜者50克），糯米100克，冰糖少许。

【功能主治】滋补肝肾，养血明目。

【烹调技巧】先将桑椹浸泡片刻，洗净后与米同入砂锅煮1个小时，出锅前加少许冰糖即可。

【关键词】补益肝肾。

（3）何首乌煨鸡

【组成】制首乌30克，母鸡1只，食盐、生姜、料酒适量。

【功能主治】滋补肝肾，养血填精。

【烹调技巧】将制首乌研成细末备用，将母鸡宰杀后，去毛和内脏，洗净；用布包制首乌粉，纳入鸡腹内，将鸡放瓦锅内，加水适量，煨熟；从鸡腹内取出制首乌袋，加食盐、生姜、料酒适量即可。

【关键词】补益肝肾。

（4）桑椹酒

【组成】鲜桑椹5千克，糯米3千克，酒曲适量。

【功能主治】补益肝肾，聪耳明目。

【烹调技巧】将鲜桑椹捣汁去渣；糯米煮半熟沥干，与桑椹汁拌和，蒸煮后凉，下酒曲适量搅拌和匀，装入瓦坛内，将瓦坛放在周围盛有棉花或稻草的箱里发酵，根据季节气温不同，直到味甜可口取出饮用。

【关键词】补益肝肾。

（5）黄精枸杞汤

【组成】黄精20克，枸杞子、菊花各10克，珍珠母20克，橘皮5克，红糖适量。

【功能主治】清肝明目（可有助于老花眼、白内障等目疾恢复与防止其继续发展）。

【烹调技巧】将黄精、枸杞子、菊花、珍珠母、橘皮用水煎2次，每次用水400毫升，煎20分钟，两次混合，去渣留汁于锅中，加入红糖，煮沸。分1～2次服，连服10～15日。

【关键词】补益肝肾。

（6）磁石羊肾粥

【组成】磁石250克（捣碎，绵裹），羊腰子1对（去脂膜，研烂），粳米80克，料酒60毫升。

【功能主治】养肾脏，强骨气，益精髓，聪耳目。

【烹调技巧】先用水1500毫升煮磁石，煎至1000毫升，去磁石，将羊腰子与粳米加入煮粥，临熟入酒调和，空腹食之。

【关键词】补益肝肾。

3. 按摩调理

【调理时机】经常操作。

【保健穴位】见附录，1.（1）百会，（2）风池；7.（1）命门，（8）肾俞；9.（5）太溪。

【操作视频】见附录，视频1，视频2，视频40，视频47，视频58。

三、强身健体

1. 基本介绍

老年人由于脏器功能的减退，机体免疫功能也随之下降，逐渐降至年轻时峰值的5%～30%。因此加强老年保健，延缓衰老过程，防治各种老年常见病，成为老年人食疗的主要方向。中医根据老年人主要的体质特点和疾病性质，以药膳辅以正确的养生方式，以期达到祛邪扶正、强身健体、提高免疫力的目的。

2. 中医辨证

（1）气血亏虚

面色苍白或萎黄，唇甲色淡，形体消瘦，或伴手足麻木，疲倦乏力，头晕眼花，懒言气短，心悸失眠。

（2）肾气不足

腰膝酸软，神疲乏力，耳聋耳鸣，小便频数，夜尿多或遗尿。

（3）脾气不足

面色萎黄，食欲不振，口淡乏味，食后易腹胀，多腹泻，伴见神疲乏力，形体消瘦或浮肿。

（4）心肺两虚

胸闷心悸，咳嗽气喘，少气懒言，时有咳痰，神疲乏力，易出汗，畏风。

3. 按词索剂

（1）酒酿蒸鲥鱼

【组成】鲥鱼1000克，酒酿50克，黄酒、精盐、葱、姜、味精各适量。

【功能主治】大补气血。适用于老年体倦乏力。

【烹调技巧】将鲥鱼剖成两片，除去内脏，刮尽腹中黑膜，洗净后用黄酒、精盐擦遍鱼全身。鱼身上再放上黄酒，加味精、酒酿放在长盘中，上面再放上葱、姜片。放蒸笼中蒸熟，拣出葱姜即成，分2次趁热服，或用于佐餐。

【关键词】气血亏虚。

（2）八珍全鸭

【组成】老公鸭1只（重约1500克），党参、茯苓、当归、熟地各10克，炒白术、白芍、川芎、炙甘草各5克，猪骨汤1000毫升，姜、葱、黄酒、精盐、味精各适量。

【功能主治】补气养血。适用于老年面色萎黄、体倦乏力。

【烹调技巧】将老公鸭洗净，沥干，党参、茯苓、当归、熟地、炒白术、白芍、川芎、炙甘草装纱布袋内，填入鸭腹腔，放于砂锅中，腹面向上，然后把姜拍裂，葱打成结，摆在里面，注入猪骨汤，加入黄酒和精盐，烧开后，去浮沫，小火炖至熟烂。拣出姜块、葱结和药纱袋，将鸭翻扣于汤中，沥出原汁，下味精，调匀。分四五次趁热食鸭肉喝汤。

【关键词】气血亏虚。

（3）龙眼鸽蛋汤

【组成】龙眼肉30克，枸杞子15克，鸽蛋2个，冰糖适量。

【功能主治】补气血，增强抵抗力。

【烹调技巧】分别将龙眼肉、枸杞子洗净，加水烧开后，再将鸽蛋打入，煮熟后，下冰糖，继续煮至糖溶。分1～2次趁热服。

【关键词】气血亏虚。

（4）人参茯苓酒

【组成】人参、生地、茯苓、白术、白芍、当归、红曲各30克，川芎15克，龙眼肉120克，高粱酒2千克。

【功能主治】补气益血。

【烹调技巧】将药材研碎，置纱布包贮于净器中，将高粱酒倒入浸泡4～5日，去渣加冰糖250克即可。日服2次，酌量使用。

【关键词】气血亏虚。

（5）苁蓉炖牛鞭

【组成】肉苁蓉20克，牛鞭1个，料酒、葱花、姜末、精盐、味精各适量。

【功能主治】补肾益精。

【烹调技巧】先将肉苁蓉洗净，切片备用。将牛鞭洗净，用温开水泡软，切成若干段或小块，倒入砂锅中，加水适量，先用大火煮沸，去浮沫，烹入料酒，加入肉苁蓉片，混合均匀，改用小火炖1小时，加葱花、姜末、精盐、味精等，继续煮至沸即成。佐餐当菜，随量服食，当日吃完。

【关键词】肾气不足。

（6）固肾药膳翠玉五物汤

【组成】排骨600克，黑豆30克，冬瓜皮50克，黑糖、黑枣、肉桂各适量。

【功能主治】补肝，强肾。

【烹调技巧】将排骨先以滚水去油，再将排骨炖煮黑豆、黑枣、冬瓜皮，煮汤食用，待黑豆软了后加入黑糖、肉桂，即可食用。

【关键词】肾气不足。

（7）补肾栗子粥

【组成】栗子30克，糯米100克，佐料适量。

【功能主治】补肾强筋。

【烹调技巧】将米洗净，加入栗子与适量水同煮成粥，再加入佐料即可食用。

【关键词】肾气不足。

（8）五加地黄酒

【组成】五加皮、熟地黄、丹参、杜仲、蛇床子、干姜各90克，天冬30克，钟乳石120克，枸杞子60克，高粱酒、冰糖适量。

【功能主治】温阳补肾。适用于老年人肾水虚寒、阴气不足、五劳七伤等。

【烹调技巧】将以上药物研粒，装入纱布袋，浸高粱酒7.5千克，浸两宿后滤清加冰糖0.75千克，调匀即可食用。

【关键词】肾气不足。

（9）山药饭

【组成】山药、莲子、粳米、扁豆各30克。

【功能主治】补气健脾。适用于老年人脾虚泄泻、食欲不振。

【烹调技巧】将上列药材洗净切碎，莲子去皮、心后煮烂，再与粳米一起煮饭。

【关键词】脾气不足。

（10）山药鱼汤

【组成】山药500克，河鱼1条（约250克，去杂洗净），盐、酒、姜、葱适量。

【功能主治】强脾胃。适用于脾虚所致的腹胀、泄泻。

【烹调技巧】将上列药材同煮成汤，再加入佐料即可食用。

【关键词】脾气不足。

（11）白扁豆粥

【组成】白扁豆60克（鲜白扁豆120克），粳米100克。

【功能主治】健脾强胃，止泄泻。

【烹调技巧】将白扁豆洗净后，与粳米同熬为粥。

【关键词】脾气不足。

（12）强身药酒

【组成】党参1000克，五加皮500克，制首乌750克，牛膝、地黄、桑寄生、熟地黄、女贞子、鸡血藤、炒白术、木瓜、香附、丹参、山药各500克，陈皮、姜制半夏、桔梗各250克，泽泻500克，焦六神曲500克，大枣250克，焦山楂500克，炒麦芽500克，白酒86000克。

【功能主治】强身健胃。适用于身

体衰弱，脾胃不和，食欲不振等症。

【烹调技巧】将上列药材分别放置纱布袋中，置入瓶中，倒入白酒，浸泡1个月即可食用。

【关键词】脾气不足。

（13）豆豉炒空心菜

【组成】豆豉1大匙，空心菜管180克，肉丝60克，盐适量。

【功能主治】补养肺气，促进新陈代谢。

【烹调技巧】将空心菜管洗净，切小段；油锅热入油，先入肉丝炒，再入空心菜管、豆豉炒，加1小匙水、盐，继续快炒，至空心菜管熟即可盛盘食用。

【关键词】心肺两虚。

（14）菱角排骨汤

【组成】去壳菱角300克，排骨600克，食盐适量。

【功能主治】补强肺气，增益体能。

【烹调技巧】将排骨洗净，入热水中汆烫，捞起沥干，再用清水洗净。将菱角洗净，与排骨加6碗水熬汤，大火烧开后转小火煮，约几分钟后，加盐调味即可食用。

【关键词】心肺两虚。

（15）人参枣仁粥

【组成】白参3克，酸枣仁10克，粳米100克，冰糖20克。

【功能主治】益心肺之气，增强免疫力。

【烹调技巧】先将白参研成细末，枣仁去除薄壳研成细粉。将粳米淘洗干净，放入砂锅，加水适量，大火煮沸，调入白参粉、枣仁粉，改用小火煮成稠粥，粥将成时加入冰糖，煮至冰糖溶化，拌匀即成。早晚2次分食，当日吃完。

【关键词】心肺两虚。

4. 按摩调理

【调理时机】经常操作。

【保健穴位】见附录，7.（1）命门，（8）肾俞；9.（1）公孙，（3）昆仑，（5）太溪，（7）足三里。

【操作视频】见附录，视频40，视频47，视频54，视频56，视频58，视频60。

四、延缓衰老

1. 基本介绍

衰老是人体功能变缓的直接表现，也是一种自然的生命过程。衰老的原因主要有以下几个方面。一是机体自身的过度氧化，过度氧化会引发炎症、自身免疫反应而使身体健康遭受破坏；还会产生色素沉淀，导致色斑出现。二是细胞、蛋白质的老化，由于基因突变等原因，蛋白质合成障碍，细胞凋亡增加，新生细胞逐渐减少。三是微循环代谢障碍，由于代谢废物的积聚，破坏了微血管系统，导致血管管腔的狭窄甚至封闭，使代谢交换活动受到限制，加速细胞凋亡。

中医认为肾为“先天之本”，脾为“后天之本”，脾肾二脏是中医抗衰老的核心，与此同时还应兼顾心肺功能。

2. 中医辨证

（1）脾气不足

面色萎黄，食欲不振，口淡乏味，食后易腹胀，多腹泻，伴见神疲乏力，形体消瘦或浮肿。

（2）肾阴亏虚

腰膝酸软，眩晕耳鸣，失眠多梦，手脚心热，夜间出汗多，形体多消瘦，口咽干燥，两颧红。

（3）肾阳亏虚

腰膝酸软冷痛，畏寒肢冷，下肢尤甚，头晕眼花，精神萎靡，夜尿频多，晨起腹泻。

（4）肾精不足

腰膝酸软，足痿软无力，发脱齿摇，耳鸣耳聋，健忘恍惚，神情呆钝。

3. 按词索剂

（1）参枣米饭

【组成】党参10克，大枣10枚，糯米250克，白糖少许。

【功能主治】健脾益气。适用于体虚气弱，乏力倦怠，食欲不振等症。

【烹调技巧】将党参、大枣放在瓷锅内，加水泡发，然后煎煮30分钟左右，去药渣备用；将糯米洗净，放在大瓷碗中，加水适量，经蒸熟后扣在盘中，然后将党参、大枣摆在糯米饭面上；再将药液加白糖，煎成浓汁倒在枣饭上即可。

【关键词】益气健脾。

（2）白茯苓粥

【组成】白茯苓粉15克，粳米100克，冰糖适量。

【功能主治】健脾利湿。适用于老年性浮肿，小便不利，腹泻等症。

【烹调技巧】将粳米洗净，然后和茯苓粉、冰糖共同置于锅内，加水适量，先用大火烧开，后转小火续煮至米烂即可。

【关键词】益气健脾。

（3）补髓汤

【组成】鳖1只，猪脊髓200克，生姜、葱、胡椒粉、味精适量。

【功能主治】滋阴补肾，填精补髓。

【烹调技巧】将鳖去内脏和头爪并洗净，鳖肉放入锅内，加生姜、葱、胡椒粉，用大火烧沸，再用小火将鳖肉炖熟，然后放入猪脊髓，煮熟后加味精，吃肉饮汤。

【关键词】补肾滋阴。

（4）阿胶粥

【组成】阿胶20克，粳米50克。

【功能主治】滋肾养血。

【烹调技巧】先将阿胶捣烂研末，取粳米煮粥，粥成后下阿胶末搅匀即可食用。

【关键词】补肾滋阴。

（5）韭菜鳝丝

【组成】韭菜100克，黄鳝500克，玉竹10克，黄精10克，米酒、盐、姜汁、胡椒、葱各适量。

【功能主治】壮阳补肾。

【烹调技巧】将韭菜洗净切段；黄鳝剖开，去内脏及骨，切丝；玉竹和黄精泡软。起油锅爆炒鳝丝，加少量水、米酒，放入玉竹和黄精，煮沸10分钟，倒入韭菜翻炒均匀，加盐、姜汁、胡椒、葱等调味，炒熟收汁即可食用。

【关键词】补肾壮阳。

（6）枸杞栗子炖羊肉

【组成】羊肉250克，栗子200克，枸杞子20克，佐调适量。

【功能主治】补肾填精，温阳。

【烹调技巧】将羊肉洗净切块，用盐、料酒稍腌渍；枸杞子洗净，栗子剥壳。先用滚油略炒羊肉一会，加水2升，用大火煮开后，转小火煮至半熟时加入栗子、枸杞子，再炖1小时，加佐料即可。

【关键词】补肾填精。

4. 按摩调理

【调理时机】经常操作。

【保健穴位】见附录，2.（1）中府，（7）期门；6.（1）幽门，（2）章门。

【操作视频】见附录，视频7，视频13，视频33，视频34。

第五节

不良嗜好的保健

一、吸烟

俗话说："饭后一根烟，赛过活神仙。"但是在吞云吐雾的同时，您了解香烟对人体的危害吗？您知道香烟在燃烧时产生的种种毒性物质对人体有哪些影响吗？

1. 吸烟的危害

烟草燃烧时会释放尼古丁和一氧化碳。尼古丁是烟中最主要的成分，作为一种毒性生物碱，会导致吸烟者末梢血管收缩，血管收缩压及舒张压上升，心跳加快，心肌耗氧量上升，血糖上升，兴奋中枢神经，引起香烟成瘾。一氧化碳是一种会干扰氧气交换利用的有毒气体，会使可利用的氧合血红素下降，造成慢性氧气利用不够，进而影响中枢神经系统功能。香烟另外含有的许多肺部刺激物质会直接刺激支气管黏膜，破坏其功能及渗透性，造成慢性肺疾病等。焦油、刺激物质则是慢性支气管炎、肺气肿等慢性肺疾病及各种癌症的元凶。妊娠时吸烟或吸入二手烟易导致死胎，易造成新生儿死亡率增加、新生儿体重较轻等。

中医在食疗保健上对这些吸烟者也提供了平时饮食上的保健方法，用以降低香烟对身体的危害，尤其是对心、肺功能的损害，当然，最好的保养方法还是戒除吸烟的习惯。

2. 按词索剂

（1）冰糖杏仁糊

【组成】甜杏仁15克，苦杏仁3克，粳米50克，冰糖适量。

【功能主治】润肺祛痰，止咳平喘。

【烹调技巧】将甜杏仁和苦杏仁用清水泡软去皮，捣烂加粳米、清水及冰糖煮成稠粥，隔日一次。

【关键词】慢性肺疾病。

（2）白芷炖燕窝

【组成】白芷9克，燕窝9克，冰糖适量。

【功能主治】补肺养阴，止咳扶正。

【烹调技巧】将白芷、燕窝隔水炖至极烂，过滤去渣。加冰糖适量调味后再炖片刻即成，每日1 ～ 2次。

【关键词】慢性肺疾病。

（3）紫皮大蒜粥

【组成】紫皮蒜头30克，粳米100克。

【功能主治】修补受损细胞，排毒。

【烹调技巧】将紫皮蒜头掰瓣后去外皮，洗净，放入洁净纱布袋中，扎口，在沸水中煮1分钟，捞出纱布袋，盛入碗中。将粳米淘净，放入砂锅，加煮蒜头的沸水，小火煮成稠粥，即成。早晚2次分服，同时嚼食紫皮蒜头。

【关键词】慢性肺疾病。

（4）藕汁蜂蜜饮

【组成】鲜藕汁、蜂蜜各适量。

【功能主治】润肺生津。适用于咳嗽，痰中带血，咽喉干痛，皮肤干燥，毛发干枯。

【烹调技巧】将上列食材调匀，1次喝完，每日2次。

【关键词】慢性肺疾病。

（5）丹参蜂蜜汁

【组成】丹参30克，蜂蜜20克。

【功能主治】活血化瘀。增强心血管通畅度，预防冠心病。

【烹调技巧】先将丹参洗净，晒干，

切片，放入砂锅，加水1000毫升，大火煮沸，改用小火煎至500毫升，过滤，去渣留汁，加入蜂蜜，调匀即成。早晚2次分服。

【关键词】心血管疾病。

（6）红花檀香茶

【组成】红花3克，白檀香1克。

【功能主治】理气活血祛瘀。预防心血管疾病。

【烹调技巧】先将白檀香洗净，切成薄片，与红花同放入有盖杯中，用沸水冲泡，加盖闷15分钟即可饮服。当茶频频饮用，一般可冲泡3 ~ 5次。

【关键词】心血管疾病。

（7）百合冬花汤

【组成】百合60克，款冬花15克，冰糖适量。

【功能主治】补虚止咳。治疗久咳不愈。

【烹调技巧】将百合、款冬花用水煎2次，每次用水350毫升，煎半小时，两次混合，去渣留汁于锅中，加入冰糖，煎至糖溶。分2 ~ 3次服。

【关键词】慢性肺疾病。

（8）戒烟汤

【组成】干南瓜藤30克，适量红糖。

【功能主治】戒烟。

【烹调技巧】用水2碗煎1碗再加适量红糖1次服，1日3次。另外每日睡眠充足，多喝水以利尼古丁排出，起床后喝1 ~ 2杯，每餐之间应喝2杯以上，每日沐浴2 ~ 3次，以15 ~ 20分钟的温水浴为宜；生活宜规律，多做户外运动，做深呼吸15 ~ 30分钟；不喝酒、茶、咖啡、可乐等刺激性饮料，可多喝牛奶、新鲜果汁；少食油炸、甜点、辛辣食物，多吃豆类、硬壳果及富含蛋白质的食物，要补充维生素，尤其是B族维生素。

【关键词】香烟成瘾。

3. 按摩调理

【调理时机】经常操作。

【保健穴位】见附录，2.（1）中府，（7）期门；6.（1）幽门，（2）章门。

【操作视频】见附录，视频7，视频13，视频33，视频34。

二、酗酒

1. 酗酒的危害

酗酒对身体的坏处有下列几项。

① 脂肪堆积在肝脏引起脂肪肝。

【关键词】肝肾伤害。

② 胃溃疡甚至胃出血而危及生命。

【关键词】胃损伤。

③ 周边神经病变。

【关键词】神经系统损害。

④ 有慢性酒瘾者的大脑皮质有萎缩现象，也有部分患者有智力衰退的迹象。

【关键词】嗜酒成瘾。

⑤ 酒精在胎儿体内代谢和排泄速率较慢，对发育中的胎儿造成各种伤害，包括胎儿畸形、胎死腹中、生长迟滞及行为缺陷等。

【关键词】胎儿损伤。

中医临床上发现，长期酗酒的人大多会形成湿热体质，对于一些常常为工作而不得不交际应酬的人，可以利用饮食的调整来降低酒精对身体的危害。

2. 按词索剂

（1）五味子粥

【组成】五味子10克，大米100克。

【功能主治】养肝补肾，护胃解酒。

【烹调技巧】将大米、五味子一起加水，文火熬制。

【关键词】肝肾损伤。

（2）蛤蜊蒸姜

【组成】蛤蜊1斤，姜50克，盐适量。

【功能主治】清肝利湿，滋阴，软坚散结。

【烹调技巧】将蛤蜊吐沙吐净，再与姜加水800毫升共同蒸煮，加入适量盐调味，蒸好喝汤即可。

【关键词】肝肾损伤。

（3）鲤鱼红豆汤

【组成】鲤鱼1条，红豆120克，陈皮6克，葱白5茎，老姜适量。

【功能主治】清热利湿，补血养阴。

【烹调技巧】将鲤鱼去鳞洗净，加陈皮、红豆、生姜、葱白共煮，以烂为度，吃肉喝汤，每周1 ~ 2次。

【关键词】肝肾损伤。

（4）葛花水

【组成】葛花10克。

【功能主治】醒酒。

【烹调技巧】取葛花放入开水中冲泡。

【关键词】肝肾损伤。

（5）荸荠甜汁

【组成】荸荠100克，冰糖适量。

【功能主治】缓解酒精中毒。

【烹调方式】将荸荠捣烂滤汁200毫升，加少量冰糖水1次喝下。

【关键词】胃损伤。

（6）芹菜蜜汁

【组成】鲜芹菜100 ~ 150克，蜂蜜适量。

【功能主治】清热解毒养肝。

【烹调方式】将芹菜洗净，捣烂取汁，加蜂蜜顿服，每日1次。

【关键词】肝肾损伤。

3. 按摩调理

【调理时机】经常操作。

【保健穴位】见附录，2.（1）中府，（7）期门；6.（1）幽门，（2）章门，（3）腹哀。

【操作视频】见附录，视频7，视频13，视频33，视频34，视频35。

三、熬夜

1. 基本介绍

每日23点至3点原本是肝胆排毒、休息与修复的黄金时间，压力过大、缺乏运动、饮食失宜等使得肝胆功能失常，不断地熬夜更是雪上加霜，使肝胆疾病日渐显露。

因为人体各个系统、器官、细胞，都需要在夜间休息（此称为阴），以储备日间活动的能源（称为阳）。若违反自然规律会导致阴阳失衡，影响心、肝及肾脏，出现心火盛、肝火盛及相火亢盛（意即肾火盛）。

熬夜的危害主要有以下几点。

① 口舌生疮、口腔溃疡。

【关键词】心火亢盛。

② 头痛、头晕，血压上升，眼睛微有血丝。

【关键词】肝火亢盛。

③ 腰痛、尿频。

【关键词】肾火亢盛。

④ 高血压、腰痛等。

【关键词】肝肾亏虚、气阴两虚、气血亏虚。

因此除了逐渐调整作息时间外，如何通过食疗的方式，使人体的阴阳得到调整、气血得到适当的补充和恢复，成了现代人希望了解和学习的一项知识。

2. 按词索剂

（1）生地炖鸭蛋

【组成】生地黄20克，鸭蛋1 ~ 2个，冰糖适量。

【功能主治】滋阴清热，生津止渴。适用于熬夜后口燥咽干、手足心热者食用。

【烹调技巧】将上列食材加水适量隔水炖煮，蛋熟后去壳，再放入汁中炖20分钟，加冰糖调味，吃蛋饮汁，每日1次或每周2 ~ 3次。

【关键词】肝肾阴虚。

（2）西洋参瘦肉响螺汤

【组成】西洋参15克，瘦肉600克，响螺肉（切片）1只，生姜1片，蜜枣2枚。

【功能主治】补气养阴。适合熬夜后阴阳失调人士饮用。

【烹调技巧】洗净材料，加5 ~ 6碗水，放入锅内，用大火煮滚后转小火再煲约2小时。

【关键词】气血两虚。

（3）莲子百合煲

【组成】莲子（去心）20克，百合20克，猪瘦肉100克，盐适量。

【功能主治】清心润肺，益气安神。适宜熬夜后干咳、失眠、心烦、心悸等症。

【烹调技巧】将上列药材加水适量同煲，肉熟烂后加盐调味食用。

【关键词】心火亢盛。

（4）猪肝鸡蛋粥

【组成】猪肝50克，鸡蛋1个，粳米50克，盐、姜、味精少许。

【功能主治】补肝明目。适用于长期熬夜所致视物不清。

【烹调技巧】将猪肝切细，与米同煮粥，熟时打入鸡蛋，加盐、姜、味精调味，稍煮即可。

【关键词】肝火亢盛。

（5）菊花杞子茶

【组成】菊花6克，枸杞子6克、绿茶茶叶适量。

【功能主治】补肝肾，清肝火。

【烹调技巧】将所有材料置入杯中，加入滚水冲泡，约闷10分钟即可饮用。

【关键词】肝火亢盛。

（6）夏枯草银菊露

【组成】夏枯草15克，金银花12克，杭菊花12克，白糖少许。

【功能主治】清肝火，清热解毒，降血压。适合肝火盛人士饮用；脾胃虚寒者不宜。

【烹调技巧】将所有材料洗净，倒入汤煲中，加入适量清水煲10 ~ 15分钟，加少许白糖调味。

【关键词】肝火亢盛。

（7）粉葛生鱼汤

【组成】粉葛250克，生鱼1条（去腮、内脏），姜、油、盐适量。

【功能主治】舒筋活络，益气和血，解肌痛。适用于劳力过度熬夜后的肌肉酸痛、颈肌胀痛者服用。

【烹调技巧】将上列食材同放锅中，加水适量共煲，鱼熟后放入姜丝、油、盐调味，食鱼饮汤，每日或隔日1次。

【关键词】气血两虚。

3. 按摩调理

【调理时机】经常操作。

【保健穴位】见附录，2.（1）中府，（7）期门；6.（1）幽门，（2）章门；9.（5）太溪。

【操作视频】见附录，视频7，视频13，视频33，视频34，视频58。

第六节 体质养生食疗方

生活中经常听到有人说自己喝凉水都长肉，而有的人却每日吃山珍海味依旧身轻如燕，这就不得不说一个概念——体质。体质的不同直接影响到人的生命体验、生存质量。自古以来中医学就非常重视人的体质，目前中国人常见体质，大致分为平和质、气虚质、阳虚质、阴虚质、痰湿质、湿热质、瘀血质、气郁质、特禀质九种，以下谈谈不同体质在日常饮食中的食养。

一、平和质

1. 什么是平和质

平和体质是指没有明显形体、精神偏颇的体质。

【关键词】没有偏颇。

2. 如何自我辨别平和质

平和体质形态匀称，动作敏捷，面色红润，声音洪亮，精力充沛，胃口好，大小便正常，睡眠佳，适应能力强，患病少，舌正脉和，为正常体质。

3. 食疗方

平和体质的人在饮食方面不需受到太多限制，只要做到饮食有节制，养成良好的饮食习惯，就可保持身体健康。

二、气虚质

1. 什么是气虚质

气虚质是指元气不足，表现为疲乏、气短、自汗等气虚特点的体质。

【关键词】疲乏气短。

2. 如何自我辨别气虚质

气虚体质面色偏黄或㿠白，目光少神，呼吸浅短，语音低微，精神倦怠，气短懒言，精神不振，心悸失眠，稍微劳作便有疲劳之感，眩晕，动则汗出，食欲降低，内脏下垂，舌质淡，苔薄白，脉弱无力等。机体抗病能力比较低下，寒热耐受力差，尤其不耐寒，容易感冒。

3. 食疗方

（1）黄芪童子鸡

【组成】童子鸡1只，生黄芪9克，盐、味精、黄酒、姜、葱各适量。

【功能主治】益气补虚。

【烹调技巧】将洗净的鸡用热水烫一下；加入盐、味精、黄酒略腌制入味；把生黄芪清洗后用纱布包好，扎紧纱布袋口，把黄芪包、姜、葱塞入童子鸡体内，将鸡放在蒸锅内蒸熟，待童子鸡熟后，拿出黄芪包、姜、葱。即可食用。

【按】适用于脾胃虚弱之疲乏无力等症。

（2）人参大枣粥

【组成】人参3克，大枣5枚，大米60克。

【功能主治】补中益气。

【烹调技巧】将人参、大枣洗净，大枣去核，将人参、大枣放入大米中煮粥，粥成即可食用。

【按】适用于脾胃虚弱之少气懒言等症。

（3）山药粥

【组成】山药30克，粳米180克。

【功能主治】补中益气，益肺固精。

【烹调技巧】将山药、粳米清洗干净，加水适量煮粥，煮熟即可食用。

【按】适用于脾胃虚弱诸症。

（4）人参莲肉汤

【组成】人参10克，莲子15粒，冰糖适量。

【功能主治】大补元气，养心安神。

【烹调技巧】将莲子洗净，去心，与人参、冰糖一齐放入炖盅内，加开水适量，炖盅加盖，置锅内用文火隔水炖至莲肉熟烂即可食用。

【按】适用于心气不足之心悸、失眠。

（5）山药龙眼粥

【组成】山药100克，龙眼肉15克，荔枝肉3克，五味子3克，白糖适量。

【功能主治】补中益气，益肺固精，壮筋强骨，生长肌肉。

【烹调技巧】把山药去皮切成薄片。将山药片、龙眼肉、荔枝肉、五味子同煮，煮好后加入白糖即成。

【按】适用于疲乏无力，肺气亏虚患者。

（6）花生红米饭

【组成】糯米100克，莲子50克，炒扁豆50克，花生15克，黄豆50克，淮山药10克，党参10克。

【功能主治】健脾益气，祛湿止泻。

【烹调技巧】先将莲子、炒扁豆、花生、黄豆洗净，浸泡6 ~ 8小时；将淮山药、党参煎煮取汁；将泡好的莲子、炒扁豆、花生、黄豆和淘洗好的糯米及药汁一同放置锅中，加水适量煮熟即可。

【按】适用于脾气亏虚，消化不良人群。

三、阳虚质

1. 什么是阳虚质

阳虚质是指阳气不足，以畏寒怕冷、手足不温等虚寒表现为主要特征的体质。

【关键词】阳气不足。

2. 如何自我辨别阳虚质

阳虚体质形体白胖，手脚发凉，怕冷，毛发易落，头晕自汗，身寒，口唇色淡，喜热饮食，穿衣较厚，精神不振，腰酸腿软，容易腹泻，阳痿早泄，小便清长，舌淡胖嫩，苔白润，脉沉迟而弱。

3. 食疗方

（1）蒸虫草老鸭

【组成】冬虫夏草15克，核桃30

克，栗子60克，老雄鸭1只，黄酒、生姜、葱白、食盐等调料适量。

【功能主治】补肾益精，滋阴壮阳。

【烹调技巧】将老雄鸭加工冲洗干净，放入沸水锅中略烫后捞出控干水。将冬虫夏草、核桃、栗子洗净后放入鸭内膛，放入大盘中，再加入黄酒、生姜、葱白、食盐等调料，上蒸笼隔水蒸约两个小时即可。

【按】适用于虚劳咳喘、腰膝酸痛、阳痿遗精、自汗盗汗、病后体虚等症。

（2）当归生姜羊肉汤

【组成】当归20克，生姜30克，羊肉500克，料酒、食盐适量。

【功能主治】温中补血，祛寒止痛。

【烹调技巧】把当归冲洗干净，生姜冲洗后切片。把羊肉放入开水锅中略烫，除去血水后捞出，切成肉片。把羊肉放入砂锅中，放入当归、生姜，加清水、料酒、食盐，旺火烧沸改用小火炖至羊肉熟烂即成。

【按】适用于阳虚身寒体痛等症。

（3）韭菜炒核桃仁

【组成】核桃仁50克，韭菜200克，麻油、食盐适量。

【功能主治】补肾助阳，温暖腰膝。

【烹调技巧】将胡桃仁用开水浸泡去皮，沥干备用；将韭菜择洗干净，切成寸段备用；麻油倒入炒锅，烧至七成热时，加入胡桃仁，炸至焦黄，再加入韭菜、食盐，翻炒至熟。

【按】适用于肾阳不足，腰膝冷痛。

（4）苁蓉羊肉粥

【组成】肉苁蓉15克，精羊肉100克，粳米100克，精盐少许，葱白2根，生姜3片。

【功能主治】补肾助阳，健脾养胃。

【烹调技巧】将肉苁蓉洗净后，煎煮两遍取汁，药液混合在一起。将精羊肉洗净细切备用。将粳米清洗干净放入锅里，加入羊肉、肉苁蓉汁，加水适量，煮沸后，加入精盐、生姜、葱白调味即成。

【按】适用于肾阳虚衰所致的腰膝冷痛等症。

（5）鹿血酒

【组成】新鲜鹿血100毫升，白酒500克。

【功能主治】补肾助阳。

【烹调技巧】取新鲜鹿血注入酒瓶内，倒入白酒，搅拌均匀，密封。用时取上层清酒液饮用。

【按】适用于肾阳虚衰所致的腰膝冷痛、性欲降低等症。

四、阴虚质

1. 什么是阴虚质

阴虚质是指由于精、血、津液等物质的亏耗，阴虚不能制阳，导致阴精亏，虚阳热相对偏亢，常有虚火的体质。

【关键词】阴精亏耗。

2. 如何自我辨别阴虚质

阴虚体质体形瘦长，颜面潮红，午后潮热，手足心热，视物昏花，眼睛干涩，口燥咽干，耳鸣耳聋，多饮，失眠心烦，多梦，遗精盗汗，小便短赤，大便干燥，舌红少苔，脉细弦或数。阴虚常发于肝、心、肺、胃、肾等脏腑。

3. 食疗方

（1）山药炖兔肉

【组成】鲜山药150克，兔肉120克，葱、姜各10克，五香粉、味精、精盐各3克，料酒15克，花生油40克。

【功能主治】养阴生津，润肠通便。

【烹调技巧】将鲜山药洗净去皮切成小块；姜葱洗净，姜切片，葱切段；兔肉洗净切小块。先将锅中油烧至六成熟，放入兔肉块，翻炒至兔肉变色时，再加入山药块同炒，加清汤、五香粉、料酒、姜片、葱段，以文火烧煮，最后加入精盐、味精调味即可。

【按】适用于津液不足所致的大便秘结者。

（2）莲子百合煲瘦肉

【组成】莲子20克，百合20克，猪瘦肉100克，盐适量。

【功能主治】清心润肺，益气安神。

【烹调技巧】将莲子去心，百合洗净；猪瘦肉洗净切小块；三种材料同放入汤煲内，加水适量，煲至肉熟烂后，加盐调味即可食用。

【按】适用于阴虚干咳、失眠健忘、心情烦躁、心悸不安等症。

（3）蜜蒸百合

【组成】百合120克，蜂蜜30克。

【功能主治】清燥润肺。

【烹调技巧】将百合洗净后用蜂蜜拌和均匀，放置蒸锅内水蒸，待百合熟软即可。先含服，后嚼食。

【按】适用于燥热伤阴咳嗽、咽喉干痛等症。

（4）沙参麦冬粥

【组成】沙参20克，麦冬20克，粳米100克，冰糖适量。

【功能主治】润肺养胃。

【烹调技巧】先煎煮沙参、麦冬两遍，两次药汁混合；将粳米洗净入锅，加入药汁，加适量水，煮熟后加入冰糖调味即可。

【按】适用于肺胃阴虚之燥咳及食欲降低等症。

（5）石斛粥

【组成】鲜石斛50克，粳米100克，冰糖适量。

【功能主治】益胃生津，养阴清热。

【烹调技巧】先煎煮鲜石斛两遍，两次药汁混合；将粳米洗净入锅，加入药汁，加适量水，煮熟后加入冰糖调味即可。

【按】适用于津亏不足之饮食无味等。

（6）天冬枸杞粥

【组成】天冬30克，枸杞子30克，粳米100克。

【功能主治】益肾养阴。

【烹调技巧】将天冬、枸杞子用清水冲洗干净，加水煎取两次，药汁混合待用。把粳米清洗干净，放进锅内，加入天冬、枸杞子药汁，加水熬煮成粥，食用。

【按】适用于肺肾阴虚所致的口燥咽干、失眠盗汗等症。

（7）玉竹冰糖粥

【组成】鲜玉竹50克，粳米100克。

【功能主治】滋阴润燥，生津止渴。

【烹调技巧】将鲜玉竹洗净，去掉根须，切碎加水煎，取浓汁去渣，待用。把粳米淘洗干净，放进锅中，加入玉竹汁，加水熬制成粥，食用。

【按】适用于肺胃阴虚之燥咳及食欲不佳等症。

（8）五汁饮

【组成】梨汁30克，荸荠汁20克，藕汁20克，麦冬汁10克，鲜芦根汁25克。

【功能主治】生津止渴，润肺止咳，清热解暑。

【烹调技巧】将梨汁、荸荠汁、藕汁、麦冬汁、鲜芦根汁同放入锅内，加水适量，大火烧开煮沸，然后放凉饮用即可。

五、痰湿质

1. 什么是痰湿质

痰湿质是指体内痰湿过盛，以形体肥胖、肢体沉重为特点的体质。

【关键词】肥胖沉重。

2. 如何自我辨别痰湿质

痰湿体质形体肥胖，肤白无华，面色淡黄，精神倦怠，身体沉重，乏力懒动，嗜睡，口黏腻或甜，口干不欲饮，痰多，脘腹胀满，胸闷不舒，四肢发沉，恣肥甘，大便正常或不实，舌体胖大，舌苔黏腻，女子带下多，淋沥难愈。

3. 食疗方

（1）泥鳅炖豆腐

【组成】泥鳅500克，豆腐250克，食盐适量。

【功能主治】利湿清热。

【烹调技巧】将泥鳅去腮及内脏洗净备用；豆腐切块。锅中热油，加入清水，把泥鳅放入煮至半熟，再加入豆腐块，炖至熟烂，加食盐调味即成。

【按】适用于痰湿体质身体沉重、口中黏腻、口气重之人。

（2）山药冬瓜汤

【组成】鲜山药50克，冬瓜150克，食盐适量。

【功能主治】健脾益气，清利湿热。

【烹调技巧】将冬瓜洗净去皮切块，山药去皮洗净切段，将山药、冬瓜同放入锅中慢火煲煮30分钟，加入适量食盐调味即可饮用。

【按】适用于痰湿体质之疲乏、食欲不振、腹胀腹泻等症。

（3）赤小豆鲤鱼汤

【组成】活鲤鱼1尾，赤小豆50克，陈皮10克，草果6克，料酒、生姜、葱段、胡椒、食盐适量。

【功能主治】健脾除湿，理气化痰。

【烹调技巧】将活鲤鱼宰杀去鳞、鳃及内脏，清洗干净；将赤小豆、陈皮、草果过水洗净后放入鱼腹，置于盆中，加适量料酒、生姜、葱段、胡椒，食盐少许，腌制30分钟后，上蒸笼蒸熟即可。

【按】适用于痰湿体质之疲乏、食欲不振、腹胀腹泻、胸闷等症。

（4）扁豆薏苡仁瘦肉粥

【组成】扁豆20克，薏苡仁30克，猪瘦肉200克，粳米200克，食盐适量。

【功能主治】清热利湿，健脾益气。

【烹调技巧】将猪瘦肉洗净切肉粒；扁豆、薏苡仁洗净；把猪肉粒、扁豆、薏苡仁与淘洗干净的粳米一同放入砂锅，加适量清水，大火煮沸，小火熬煮成粥，加食盐调味即可。

【按】适用于痰湿体质之食欲不振、腹胀腹泻等症。

（5）薏苡仁猪脚汤

【组成】薏苡仁30g，干净猪脚1只，黄酒，葱、姜、胡椒粉、盐、酱油各适量。

【功能主治】健脾利湿，益胃强腰。

【烹调技巧】将猪脚洗净剁大块过沸水烫，薏苡仁洗净后与烫好的猪脚一同放入砂锅中，加黄酒、姜及适量水，盖上盖子。用猛火煮沸，后改用文火煨2小时左右，猪蹄烂熟后，依次加入盐、酱油、葱、胡椒粉。

【按】适用于痰湿体质之身体沉重、乏力懒动等症。

六、湿热质

1. 什么是湿热质

湿热质是指身体内湿与热同时存在，以湿热内蕴为主要特征的体质。

【关键词】湿热内蕴。

2. 如何自我辨别湿热质

湿热体质形体偏胖，平素面垢油

光，易生痤疮粉刺，易口苦口干，身重困倦，心烦懈怠，眼睛红赤，大便燥结或黏滞，小便短赤，性格急躁易怒，男子阴囊潮湿，女子带下量多，舌质偏红，苔黄腻，脉滑数。

3. 食疗方

（1）陈皮三焦茶

【组成】焦麦芽、焦山楂、焦神曲、陈皮各10克。

【功能主治】健脾化热，消积除胀。

【烹调技巧】将上述四药等量泡入水杯，加入开水闷5 ~ 10分钟，代茶饮即可。

（2）冬瓜荷叶水

【组成】冬瓜100克，荷叶10克。

【功能主治】祛湿消肿减肥。

【烹调技巧】将冬瓜洗净，与荷叶一同煮水，饮用即可。

【按】针对水肿型的湿热体质。

（3）冬瓜赤小豆汤

【组成】冬瓜100克，赤小豆10克。

【功能主治】祛湿利尿。

【烹调技巧】将冬瓜洗净，和赤小豆同煮汤，喝汤吃豆。

（4）黄连薄荷汤

【组成】黄连6克，甘草6克，钩藤10克，佩兰叶10克，薄荷10克。

【功能主治】清热化湿。

【烹调技巧】将黄连、甘草、佩兰叶放入砂锅煮15分钟，然后再放钩藤煮5分钟，出锅前1分钟放薄荷。

【按】针对湿热导致的口臭、口中异味。

七、血瘀质

1. 什么是血瘀质

血瘀质是指血液运行不畅，以面部色斑、肌肤晦暗为特征的体质。

2. 如何自我辨别血瘀质

血瘀体质面部色暗无华，颜面部有色斑，口唇色暗或口唇紫暗，皮肤发黑粗糙，严重者肌肤甲错，眼眶发黑，妇人易出现经行腹痛，舌体紫暗、有瘀点或瘀斑，脉涩、细涩或结代。

3. 食疗方

（1）山楂红糖汤

【组成】山楂10枚，红糖少量。

【功能主治】活血散瘀。

【烹调技巧】将山楂冲洗干净，掰开去核，放入锅中，加清水煮约20分钟，加入红糖搅拌即可。

【按】适用于血液运行不畅所致的颜面色斑、经行腹痛等症。

（2）黑豆川芎粥

【组成】川芎10克，黑豆25克，

粳米50克，红糖适量。

【功能主治】活血祛瘀，行气止痛。

【烹调技巧】将川芎洗净后，装入纱布袋，和洗净的黑豆、粳米一起放到锅中，加适量水，煮熟，加适量红糖调味。

【按】适用于血液运行不畅所致的肌肤粗糙、经行腹痛等症。

八、气郁质

1. 什么是气郁质

气郁质是指肝气郁结，以性格内向、神情抑郁为特点的体质。

【关键词】神情抑郁。

2. 如何自我辨别气郁质

气郁体质体型偏瘦，性格内向，神情抑郁，胸闷不舒，唉声叹气，呃逆频频，情绪消沉，时而急躁易怒，容易激动，走窜疼痛，舌淡红，苔白，脉弦。气郁主要影响肝、胃、心等脏腑。

3. 食疗方

（1）橘皮粥

【组成】橘皮50克，粳米100克。

【功能主治】理气健脾。

【烹调技巧】将橘皮洗净掰成小块备用，粳米煮粥后加入橘皮，焖3 ~ 5分钟即可。

【按】适用于肝气郁结所致的脘腹胀满、不思饮食等症。

（2）菊花鸡肝汤

【组成】银耳15克，菊花10克，茉莉花24朵，鸡肝100克，料酒、姜汁、食盐各适量。

【功能主治】清热平肝，健脾宁心。

【烹调技巧】将银耳水发洗净撕成小片备用；菊花、茉莉花用清水洗净；鸡肝洗净切薄片备用。将水烧开，加入料酒、姜汁、食盐，然后放入银耳及鸡肝，烧沸，再加入菊花、茉莉花稍沸即可。

【按】适用于肝气郁结所致的急躁易怒等症。

（3）郁金佛手蜂蜜饮

【组成】郁金15克，佛手12克，蜂蜜30克。

【功能主治】疏肝理气，清热解郁。

【烹调技巧】将郁金、佛手用清水浸泡20分钟后，入锅，加适量水，煎煮两遍，倒出药汁，两次药汁混合在一起，待药汁转温后把蜂蜜倒入调匀即成。

【按】适用于肝气郁结所致的胸闷不舒、急躁易怒等症。

（4）玫瑰花代茶饮

【组成】玫瑰花10朵，冰糖适量。

【功能主治】疏肝解郁，理气活血。

【烹调技巧】将玫瑰花用清水洗净，放入杯中冲入少量开水，迅速倒掉，再加满杯开水冲泡，加冰糖搅拌饮用。

【按】适用于肝气郁结所致的情绪抑郁等症。

九、特禀质

1. 什么是特禀质

特禀质是由先天禀赋不足和遗传等因素造成的一种特殊体质，包括先天性、遗传性的生理缺陷与疾病，过敏反应等。

【关键词】先天遗传。

2. 如何自我辨别特禀质

特禀体质形体正常，或有畸形等先天生理缺陷，先天患有某些遗传疾病或胎传性疾病，过敏体质，易对药物、花粉等过敏。

3. 食疗方

（1）固表粥

【组成】粳米100克，黄芪20克，乌梅15克，当归12克，冰糖适量。

【功能主治】养血消风，扶正固表。

【烹调技巧】将黄芪、乌梅、当归放入砂锅中，加适量清水，大火煎开，再改用小火慢煎成浓汁，取出药汁后，加水煎开后再取汁；将两次所取药汁放入锅中，放入粳米，煮粥至熟，加冰糖，趁热食用。

【按】适用于皮肤易过敏的人群。

（2）黄芪粥

【组成】大米100克，黄芪10克，白糖少许。

【功能主治】健脾补肺，益气升阳，固表止汗。

【烹调技巧】将黄芪择净，切薄片，用冷水浸半小时，水煎取汁，共煎两次；将两次所得药液合并，与大米同煮，待熟时调入白糖，再煮沸即成。

【按】适用于平素怕风，容易感冒的人群。

（3）葱白大枣鸡肉粥

【组成】粳米100克，连骨鸡肉100克，大枣10枚（去核），香菜10克，生姜10克，葱白5茎。

【功能主治】健脾益肺，理气通窍。

【烹调技巧】将上述材料分别洗净，生姜切片，香菜、葱白切段。锅内加适量清水，放入鸡肉、姜片大火煮开，再放入粳米、大枣熬45分钟，最后加入葱白、香菜调味，即可服用。

【按】适用于有过敏性鼻炎的人群。

（4）参苓莲子粥

【组成】粳米100克，人参3克，

茯苓10克，莲子（去心）15克，砂仁9克，炙甘草5克。

【功能主治】健脾补气。

【烹调技巧】将所有药材置于砂锅中，加适量清水，大火煮沸，再用小火煎煮30分钟，弃渣取汁，依同法再煎1次。将两次所取的药汁合并，放入粳米，大火煮沸，再改用小火煮20分钟即可。每日1剂，早晚温服，5剂为1个疗程，连服3个疗程，

【按】适用于有过敏性结肠炎的人群。

（5）黄芪灵芝炖瘦肉

【组成】瘦猪肉100克，黄芪60克，灵芝30克，姜1块。

【功能主治】补益肺脾，益气固表。

【烹调技巧】将黄芪和灵芝置清水中浸泡30分钟，瘦猪肉洗净切成小方块。将泡好的黄芪和灵芝放进砂锅，再放入瘦猪肉、姜，加适量盐，再倒入适量清水，盖盖，水开后，用大火隔水蒸3小时即成。

【按】治疗过敏体质免疫力低下。

第七节 食物相克表

现代营养学中并没有“食物相克”的说法。但客观地说，不同食物中的各种营养素和化学成分在人体消化、吸收和代谢过程中确实存在相互影响，这些营养素之间的相互影响是不可避免的。但这种影响并不像流传中说的那么可怕。一般说来影响的是某些营养素的吸收和利用。如菠菜中的草酸可以降低食物中钙的吸收；黄瓜中的维生素C分解酶，可以分解番茄中维生素C；钙、磷、铁、锌等元素在消化道吸收过程中也存在着相互间比例失调等问题。这是正常现象。

日常生活中所谓食物相克，是指食物之间（包括各种营养素、化学成分）存在的这种相互拮抗相互制约的关系。如果长期搭配不当，会引起慢性不良反应，往往在人体的消化吸收和代谢过程中，降低营养物质的生物利用率，从而导致营养缺乏，代谢失常，进而容易产生疾病。

食物相克表

不良搭配		不良反应
狗肉	黄鳝	同食易鼻出血
羊肉	田螺	同食易食积腹胀
蒜	地黄	同食则影响营养成分的吸收
牛奶	糖	牛奶在加热的情况下能与果糖反应，产生有毒的果糖氨基酸，有害人体
豆腐	小葱	豆腐含钙，小葱中含一定量草酸，二者共食，结合成草酸钙，不易吸收
西瓜	羊肉	同食则伤元气，可以用甘草100克煎水服
黄瓜	芹菜	同食则减少营养成分的吸收
巧克力	牛奶	这两者同食易结成不溶性草酸钙，还会出现头发干枯
水果	萝卜	同食容易患甲状腺肿
黄豆	猪血	同食会消化不良
猪肝	菜花	菜花含的纤维素中的醛糖醋残基与猪肝的铁、铜、锌等形成螯合物
牛奶	果汁	果汁属于酸性饮料，能使蛋白质凝结成块影响吸收，降低牛奶的营养
牛奶	橘子	饮用牛奶后食用橘子，影响消化吸收，而且可引起腹胀、腹痛、腹泻
豆浆	红糖	红糖的有机酸和豆浆的蛋白质结合产生变性沉淀物，降低了营养价值
柿子	土豆	食用土豆后，易产生大量胃酸，柿子在胃酸的作用下沉淀，难消化不易排出
番茄	猪肝	猪肝使维生素C氧化脱氧，使其失去原来的抗坏血酸功能
猪肝	豆芽	猪肝中的铜会加速豆芽中的维生素C氧化，失去其营养价值
牛奶	韭菜	牛奶与含草酸多的韭菜混合食用，就会影响钙的吸收
豆浆	鸡蛋	鸡蛋中黏液性蛋白易和豆浆中的胰蛋白酶结合，不易吸收
鱼肉	番茄	番茄中的维生素C会对铜的释放量产生抑制作用
番茄	黄瓜	黄瓜中含有维生素C分解酶，同食可使番茄中的维生素C遭到破坏
胡萝卜	白萝卜	胡萝卜含的抗坏血酸酶破坏白萝卜的维生素C，使营养价值降低

附录 疾病调理的常用穴位和自行操作方法

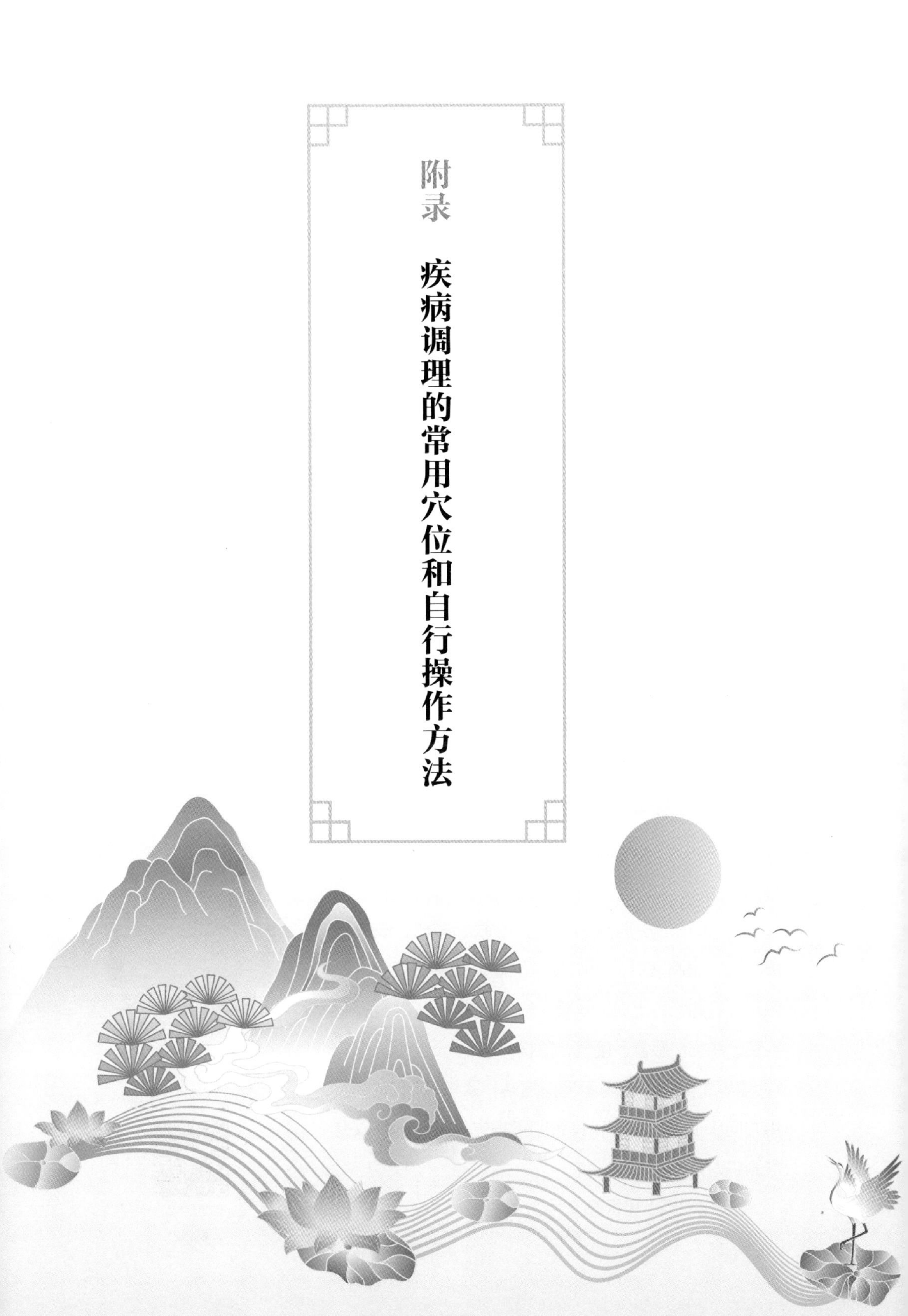

1. 头颈部穴位

（1）百会

【经属】督脉。

【位置】头顶正中线与两耳尖连线的交点处。

【穴位主治】头痛、头重脚轻、痔疮、高血压、低血压、宿醉、目眩失眠、焦躁、惊悸、健忘、尸厥、中风不语、癫狂、痫证、癔病、耳鸣、鼻塞、脱肛、痔疾、阴挺、泄泻、眩晕、血管性头痛等。

【养生操作】端坐在椅子上，用左手手掌推拿百会穴，每次按顺时针方向按摩27圈。再用右手掌，指根轻轻拍击百会穴，每次24下，当外感风寒出现头痛或休息不好、失眠引起头部胀痛时，可用此方法缓解。

【操作视频】见视频文件1。

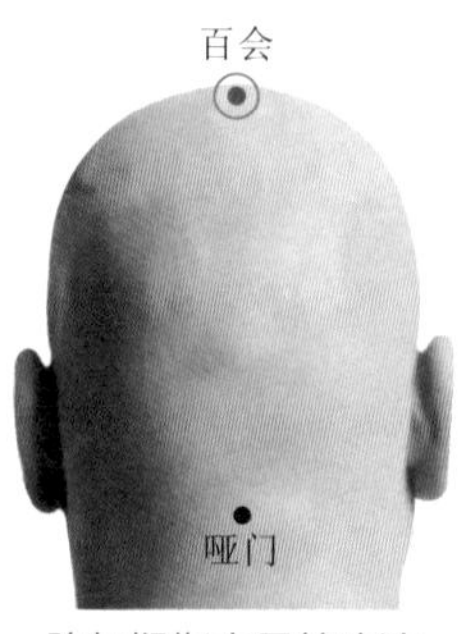

陈虹樑指尖易筋疗法

视频1

（2）风池

【经属】足少阳胆经。

【位置】双手掌心贴住耳朵，十指自然张开抱头，拇指向上推，在脖子与发际的交接线各有一凹陷处。

【穴位主治】消除黑眼圈，给眼部减压，改善目痛流泪、眼睛疲劳，改善颈肩酸痛、偏头痛等；治疗眩晕、鼻渊、鼻出血、耳聋、气闭、中风、口眼歪斜、疟疾、热病、感冒、瘿气、落枕。

【养生操作】以两手拇指指端，紧按风池穴部位，用力向头顶上方点按，其余四指指端抓住头部，以有酸胀感为宜，10次/分钟。

【操作视频】见视频文件2。

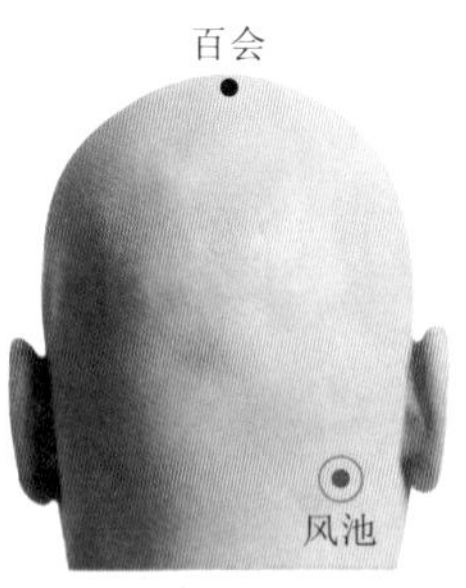

陈虹樑指尖易筋疗法

视频2

（3）大椎

【经属】督脉。

【位置】人体的颈部下端，第7颈椎棘突下凹陷处。（正坐低头，颈部最高点下方凹陷处。若突起骨不太明显，让患者活动颈部，不动的骨节为第1胸椎，约与肩平齐，上方凹陷处即是。）

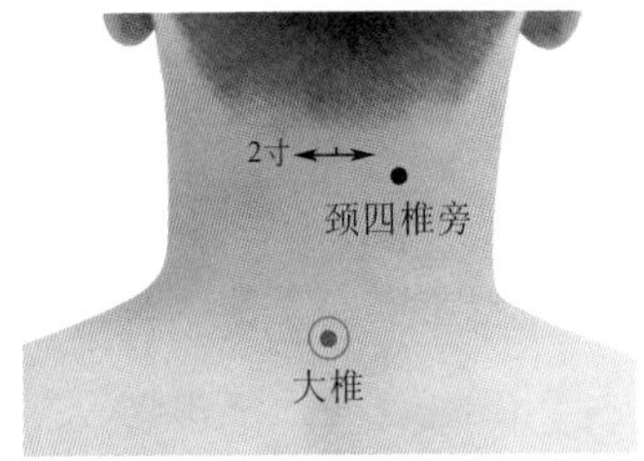

陈虹樑指尖易筋疗法

【穴位主治】①舒缓热病、疟疾、咳嗽、喘逆、骨蒸潮热、项强、霍乱、呕吐、风疹、颈椎病、发热、中暑；②治疗面部色斑、粉刺、湿疹、皮肤过敏、黄疸；③治疗肩背疼痛、腰脊强、角弓反张、小儿惊风、癫狂痫证、五劳虚损、七伤乏力。

【养生操作】手握空拳，手臂上举，屈肘，用掌根及空拳敲击大椎穴，敲击时略颔首，20～30次/分钟。

【操作视频】见视频文件3。

视频3

（4）人迎

【经属】足阳明胃经。

【位置】位于颈部，结喉旁开1.5寸，胸锁乳突肌前缘，颈总动脉搏动处。

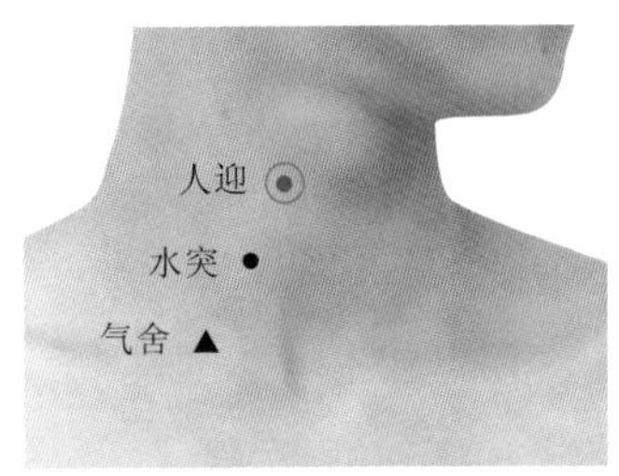

陈虹樑指尖易筋疗法

【穴位主治】缓解治疗咽喉肿痛、咯血、喘息、瘰疬、瘿气、高血压等。

【养生操作】左手成掌，手指微屈，环抱颈后寰椎部位，经过右侧人迎穴向左侧锁骨方向滑动，对侧同理，此动作有颈部塑形的功效。注意推拿力度适当，手法不宜过重；推拿人迎穴切忌两侧同时进行，必须左右分开按揉。每次以指甲轻缓拨15下。

【操作视频】见人迎视频文件4。

视频4

（5）水突

【经属】足阳明胃经。

【位置】位于颈部，胸锁乳突肌的前缘，当人迎穴与气舍穴连线的中点。

【穴位主治】咽喉肿痛、咳嗽、气喘。

【养生操作】左手成掌，手指微曲，环抱颈后寰椎部位，经过右侧水突穴向左侧锁骨方向滑动，对侧同理，此动作有颈部塑形的功效。

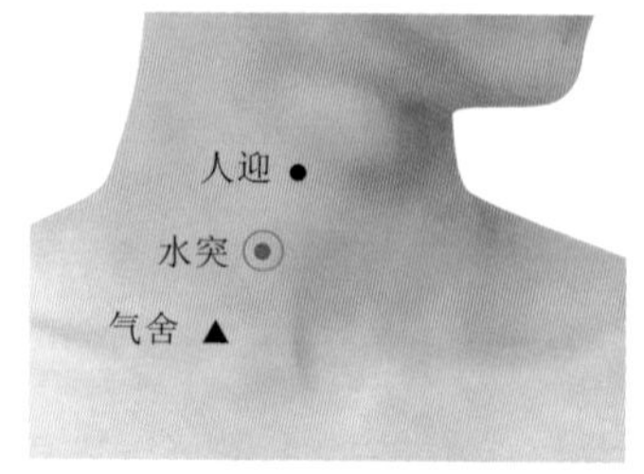

陈虹樑指尖易筋疗法

刺激水突穴可以采用按揉的方法，将食指指腹置于水突穴上，以穴位为中心轻轻用力进行旋转按揉，左右两侧的水突穴每次各按揉100次，每日数次。每次以指甲轻缓拨15下。

【操作视频】见人迎视频文件5。

视频5

（6）气舍

【经属】足阳明胃经。

【位置】位于颈部，当锁骨内侧端的上缘，胸锁乳突肌的胸骨头与锁骨头之间。[简便取穴：把头转向身（一）侧，（位）于锁骨内侧端上缘两筋之间的凹陷处。]

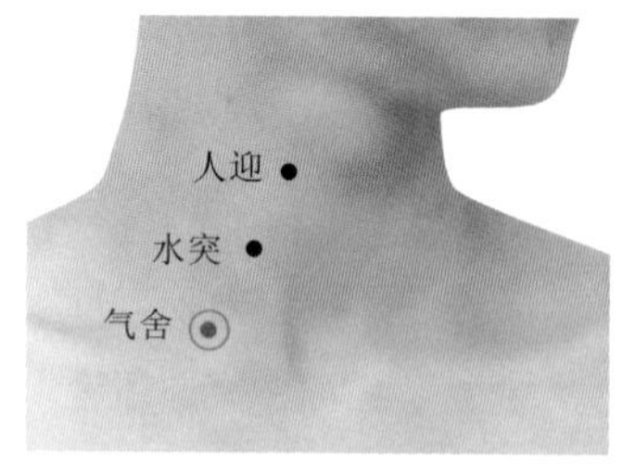

陈虹樑指尖易筋疗法

【穴位主治】①咽喉肿病、气喘、呃逆；②瘿瘤、瘰疬；③颈项强。

【养生操作】用中指指腹按揉气舍穴，每次1～3分钟，力度适中，可保护肺脏，预防感冒。每次或以指甲轻缓拨10下。

【操作视频】见视频文件6。

视频6

2. 胸部穴位

（1）中府

【经属】手太阴肺经。

【位置】胸前壁的外上方云门穴下1寸，前正中线旁开6寸，平第1肋间隙处。（简便取穴：腋下上方1寸或者将上臂外展平举，肩关节部即可呈现出两个凹窝，前面一个凹窝中即为本穴。）

【穴位主治】胸满、气喘、扁桃体炎、咳嗽、支气管炎、肺痨、心脏病、腹胀、呕秽、皮痛面肿、肩周炎、胸肌疼痛等。

【养生操作】右手中间三指并拢，顺时针方向揉按中府；再用左手以同样的方式，逆时针方向揉按中府。每次左右各1 ~ 3分钟，力度要轻。

【操作视频】见视频文件7。

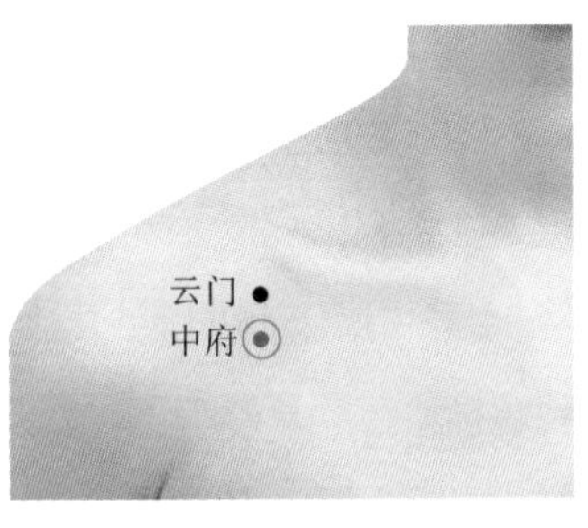

陈虹樑指尖易筋疗法

视频7

（2）云门

【经属】手太阴肺经。

【位置】位于人体胸前壁的外上方，肩胛骨喙突上方，锁骨下窝凹陷处，距前正中线6寸。（两手叉腰直立，胸廓上部锁骨外侧端下缘的三角形凹窝正中处即是本穴。）

【穴位主治】咳嗽、气喘、胸痛、肩背痛、喘息、呕逆、胸中烦满、气上冲心、胸痛彻背、暴心腹痛、喉痹、瘿气、肩关节周围炎、肩引缺盆痛、肩痛不可举、四肢热不已、上肢麻木、脉代不至寸口。

【养生操作】用双手拇指指腹按揉同侧云门穴并做环状运动，以指甲入云门下丝状组织中间拨，每日2次，每次1分钟。

【操作视频】见视频文件8。

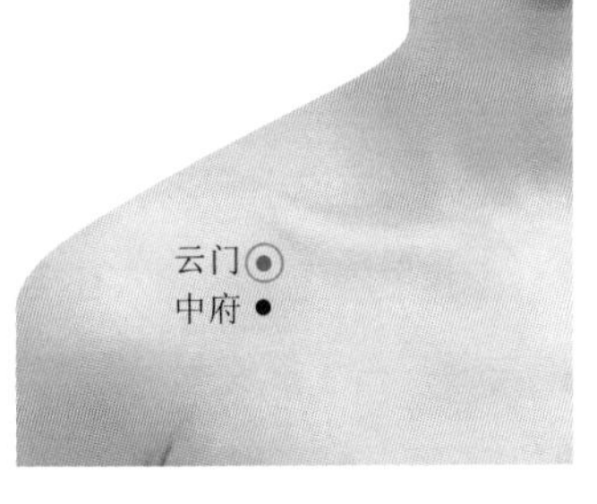

陈虹樑指尖易筋疗法

视频8

（3）周荣

【经属】足太阴脾经。

【位置】仰卧位，在胸部，当第2肋间隙，前正中线旁开6寸。

【穴位主治】咳嗽、气喘、胸胁支满、胸膜炎、肺脓肿、支气管扩张、肋间神经痛、饮食不下。

【养生操作】仰卧或正坐，把左右手食指、中指、无名指伸直并拢，指尖朝左，将食指放在锁骨外端下，此时无名指所在的地方就是周荣穴。食指、中指、无名指并拢，用指腹适度地用力按揉穴位，每日早晚各按揉一次，每次1 ~ 3分钟，也可以指甲从胸大肌下方入探此穴而缓拨约10下。

【操作视频】见视频文件9。

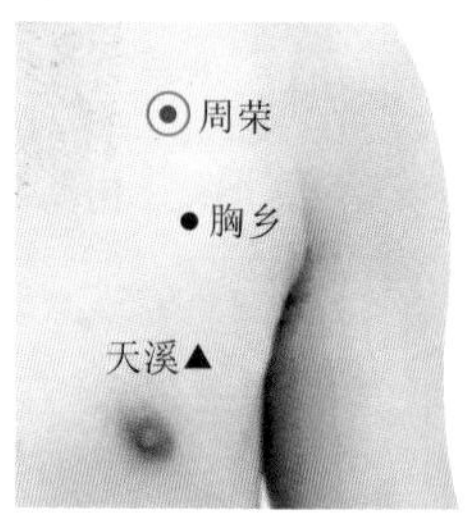

陈虹樑指尖易筋疗法

视频9

（4）腋渊

【经属】足少阳胆经。

【位置】在人体侧胸部，举臂，当腋中线上，腋下3寸，第4肋间隙中。

【穴位主治】胸满、上肢麻痹、肋痛、腋下肿、臂痛不举。

【养生操作】腋渊穴在自我调理的过程中宜采用拍打法，如调理左侧腋渊穴时，抬左臂，右手握空拳，敲打左侧腋渊穴，20 ~ 30次/分钟，拍打力度不宜过重，时间不宜过长，也可以指甲贴肋骨缓拨约10下。

【操作视频】见视频文件10。

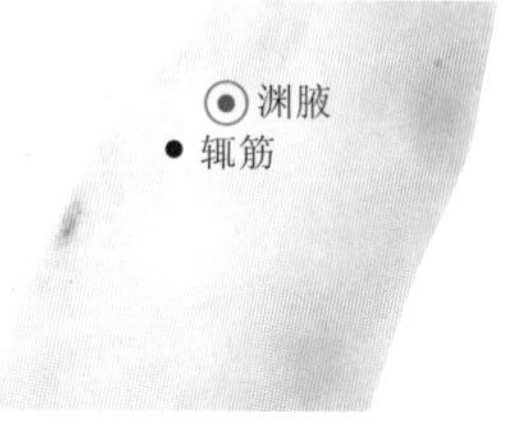

陈虹樑指尖易筋疗法

视频10

（5）大包

【经属】足太阴脾经。

【位置】在侧胸部，举臂，当腋中线上，腋下6寸，横平乳头处。

【穴位主治】①调节气喘、哮喘、胸闷、心内膜炎、胸膜炎、肋间神经痛、胸胁病等疾病；②解除全身疼痛、四肢无力、食多身瘦；③提高记忆力，缓解疲劳。

【养生操作】大包穴不宜拍打，仅以指甲缓拨约10下。

【操作视频】见视频文件11。

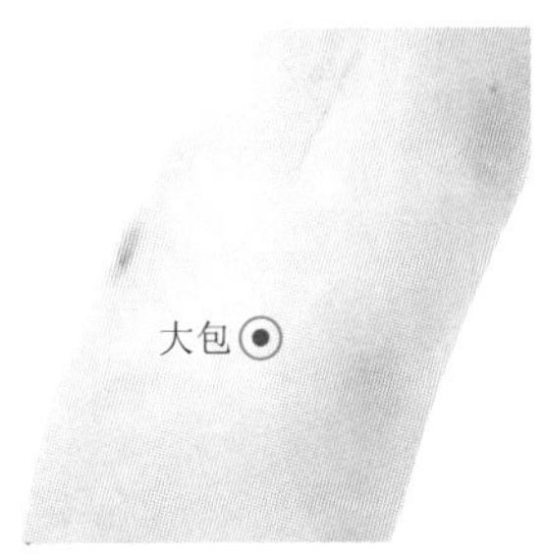

陈虹樑指尖易筋疗法

视频11

（6）乳中

【经属】足阳明胃经。

【位置】取正坐位，在乳头中央，距前正中线4寸，按压有麻胀感。

【穴位主治】①改善母乳不畅、乳汁分泌不足；②促进消化；③治咳嗽、哮喘、咽喉肿痛、颈部肿大、锁骨上窝痛、目瘤、癫痫、产后出血、月经不调。

【养生操作】宜从乳头下方，指甲切入后轻拨约10下。

【操作视频】见视频文件12。

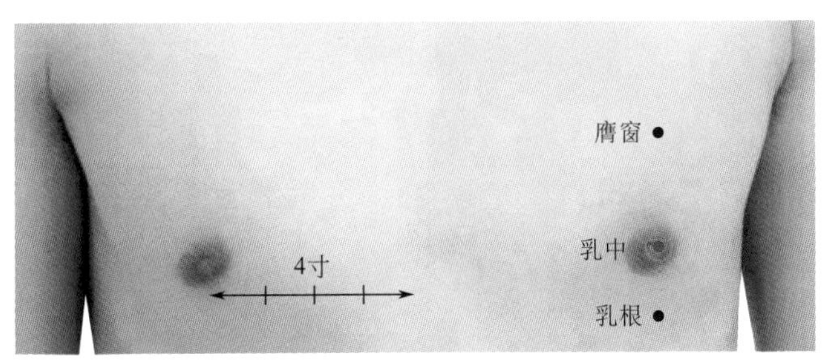

陈虹樑指尖易筋疗法

视频12

（7）期门

【经属】足厥阴肝经。

【位置】在胸部，当乳头直下，第6肋间隙，前正中线旁开4寸。

【穴位主治】胸胁胀满疼痛、呕吐、呃逆、吞酸、腹胀、泄泻、饥不欲食、胸中热、喘咳、奔豚、疟疾、伤寒热入血室。

【养生操作】先用手掌轻擦双侧胁（肋）部至微微发热，然后用拇指指面着力于期门穴之上，由轻至重，待产生酸、麻、胀、痛、热和走窜等感觉后，再施以按揉的方式，让刺激充分达到肌肉组织的深层，持续数秒后，渐渐放松。如此，反复操作，左右交替，每次每穴按压3 ~ 5分钟，每日2 ~ 3次。

【操作视频】见视频文件13。

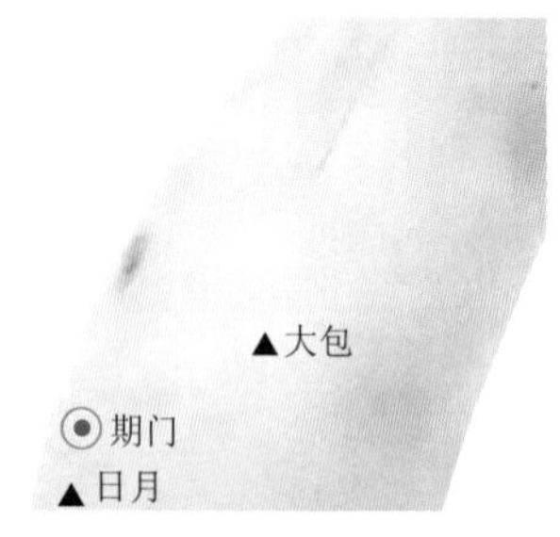

陈虹樑指尖易筋疗法

视频13

（8）乳根

【经属】足阳明胃经。

【位置】在乳头直下，乳房根部，当第5肋间隙，距前正中线旁开4寸。

【穴位主治】乳痛、乳腺炎、乳汁不足、胸痛、胸下满痛、臂肿痛、咳嗽、呃逆。

【养生操作】以指甲轻缓贴骨拨10下。

【操作视频】见视频文件14。

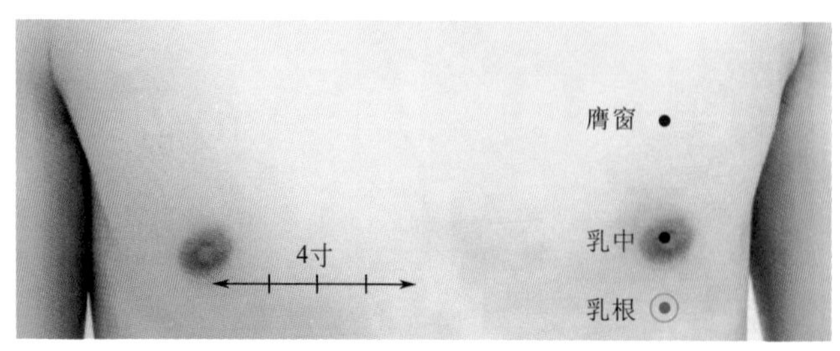

陈虹樑指尖易筋疗法

视频14

3. 上臂穴位

（1）天泉

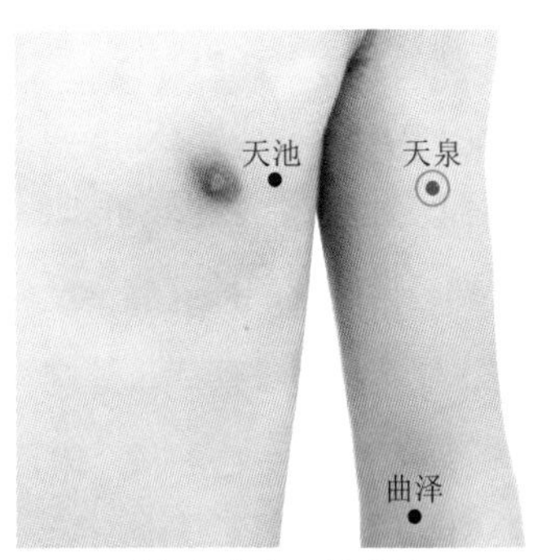

陈虹樑指尖易筋疗法

【经属】手厥阴心包经。

【位置】位于人体上臂内侧，当腋前纹头下2寸。

【穴位主治】①循环系统疾病：心绞痛、心动过速、心内膜炎。②精神神经系统疾病：肋间神经痛、膈肌痉挛。③其他：支气管炎、上臂内侧痛、视力减退等。

【养生操作】上肢前伸60度，以指甲深入肌缝缓拨约5下。

【操作视频】见视频文件15。

视频15

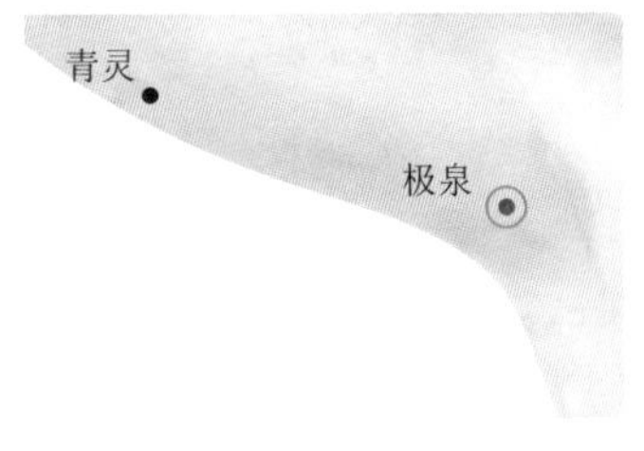

陈虹樑指尖易筋疗法

（2）极泉

【经属】手少阴心经。

【位置】位于腋窝顶点，腋动脉搏动处（腋窝最深处）。

【穴位主治】心肌炎、心绞痛、冠心病、心悸、心痛、肩臂疼痛、臂丛神经损伤、臂肘冷寒、肩关节炎、肋间神经痛、黄疸、腋臭、上肢麻痛、颈淋巴结核。

【养生操作】在抬起手臂时，腋窝前缘会有一条筋腱显露出来，操作此穴时不可按，仅以指甲深入后，缓拨约10下，切不可揉捏腋窝内部淋巴等结缔组织。

【操作视频】见视频文件16。

视频16

（3）少海

【经属】手少阴心经。

【位置】屈肘取穴，位于肘横纹内侧端与肱骨内上髁连线的中点处。

【穴位主治】①精神神经系统疾病：神经衰弱、精神分裂症、头痛、眩晕、三叉神经痛、肋间神经痛、尺神经炎、尺神经麻痹。②呼吸系统疾病：肺结核、胸膜炎。③运动系统疾病：落枕、前臂麻木及肘关节周围软组织疾患、肘臂挛痛、下肢痿痹。④其他：心绞痛、淋巴结炎、疔疮、瘰疬、急性舌骨肌麻痹或萎缩、肋间神经痛等。

【养生操作】用中指指腹按压少海穴位，按压时要注意力度适中，每次按压5分钟，每日按压2次。刺激少海穴可以采用按揉的方式，将大拇指的指腹置于少海穴上，以穴位为中心做旋转按揉，左右两侧的穴位每次各按揉3 ~ 5分钟即可，每日1次，按压时，以酸痛感为度，按揉力度要适中。

【操作视频】见视频文件17。

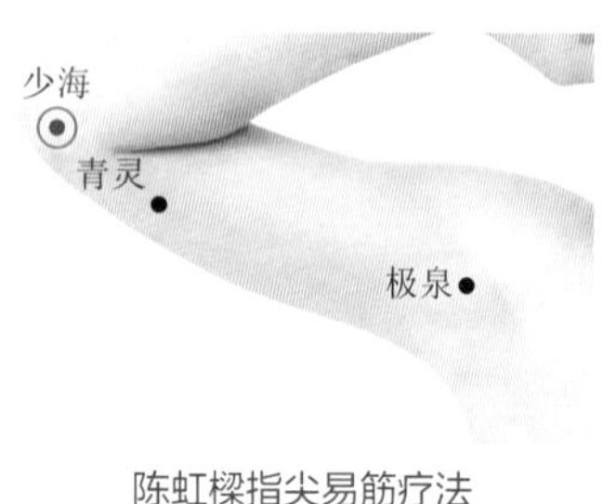

陈虹樑指尖易筋疗法

视频17

（4）清冷渊

【经属】手少阳三焦经。

【位置】以手叉腰，肘尖与肩峰角连线上，肘尖上约3横指处，按压有酸胀感。

【穴位主治】头痛、项强、目黄、肩臂痛。

【养生操作】屈肘，以食指指尖入穴，在肱三头肌与筋腱间隙处，仅以指甲缓缓而拨，至肱三头肌松弛，不可以指背推，切忌用力过重。缓拨后，以指端顶轻轻推筋腱而动，推过重会造成不适之感。

【操作视频】见视频文件18。

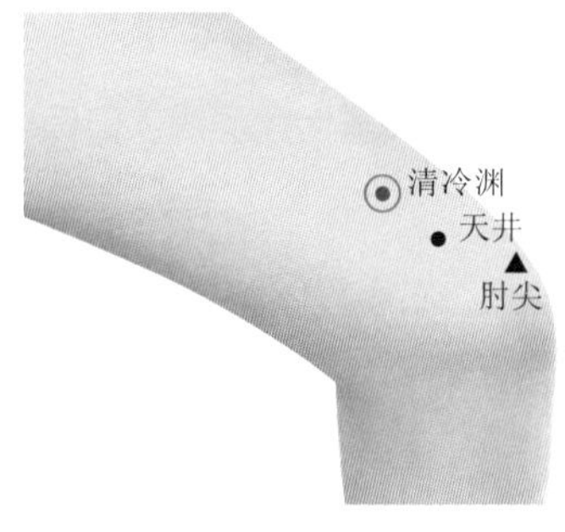

陈虹樑指尖易筋疗法

视频18

4. 手及小臂穴位

（1）合谷

【经属】手阳明大肠经。

【位置】以一手的拇指指间关节横纹放置在另一手拇指、食指之间的指蹼缘上，拇指尖下即合谷穴。

【穴位主治】牙龈疼痛、耳鸣、耳聋、鼻炎、扁桃体炎、视力模糊、口腔溃疡、三叉神经痛、咽喉肿痛、痤疮、面瘫、痰阻塞、窒息、虚脱、失眠、神经衰弱、痛经、月经不调、荨麻疹、中风、脱肛、湿疹、乳腺炎、外感发热。

【养生操作】用大拇指指尖按揉合谷穴靠近拇指关节处，以出现酸胀为佳，1分钟/次，或以指甲背缓推约5下。

【操作视频】见视频文件19。

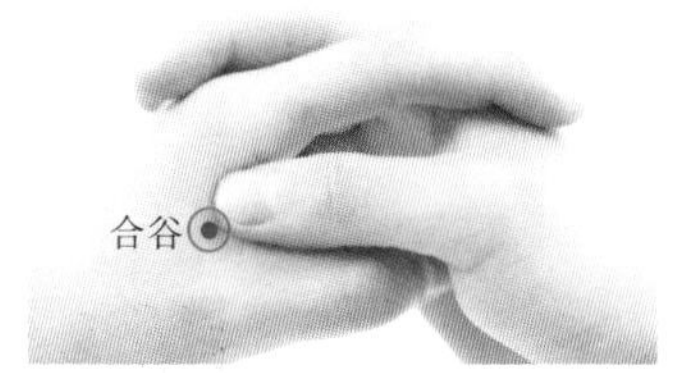

陈虹樑指尖易筋疗法

视频19

（2）阳池

【经属】手少阳三焦经。

【位置】腕背横纹中，指伸肌腱的尺侧缘凹陷处。（简便取穴：手背朝上握拳，在腕关节的横纹与无名指延伸线交点处，有一凹陷，即阳池穴。）

【穴位主治】①缓解治疗头痛、目赤肿痛、耳聋、喉痹等头面五官疾患；②缓解治疗手腕疼痛、腕部疾病、腕痛、鼠标手等；③缓解治疗消渴、口干、喉痹等；④缓解治疗女性手脚冰凉等。

【养生操作】左手食指指端点按右手阳池穴，右手以腕关节为轴做上下摆动运动，1 ~ 2分钟/次，对侧同理。

【操作视频】见视频文件20。

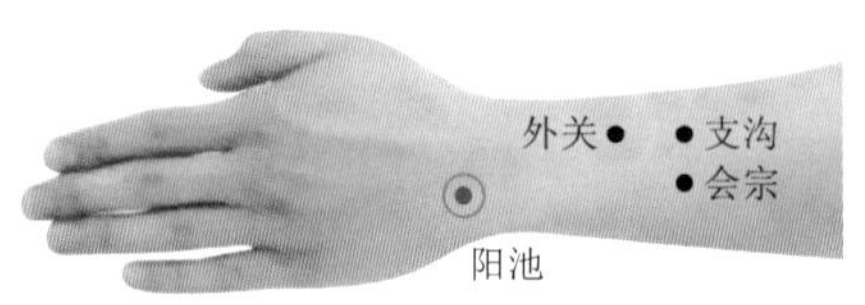

陈虹樑指尖易筋疗法

视频20

（3）内关

【经属】手厥阴心包经。

【位置】在前臂掌侧，腕横纹上2寸，掌长肌腱与桡侧腕屈肌腱之间。

【穴位主治】①心痛、心悸、胸痛、心绞痛、心律不齐；②胃痛、呕吐、孕吐、晕车、呃逆；③健忘、失眠、癫狂、痫证、郁证、眩晕、神经衰弱、精神分裂症、癔病；④中风、偏瘫、哮喘、偏头痛、热病、产后血晕；⑤肘臂挛痛、手臂疼痛；⑥无脉症。

【养生操作】左手大拇指垂直按在内关穴，指甲与两筋平行，以指尖有节奏地垂直于筋腱拨动，1分钟/次，对侧同理。

【操作视频】见视频文件21。

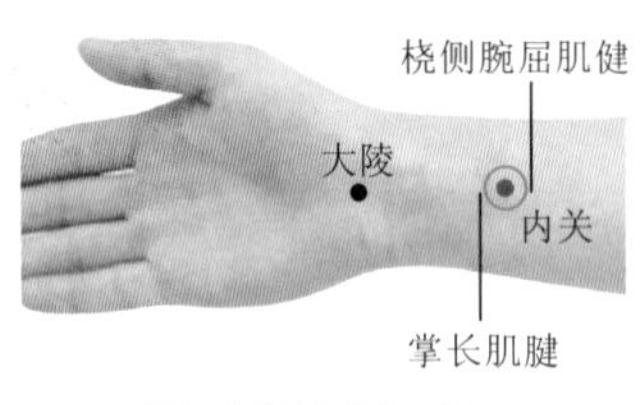

陈虹樑指尖易筋疗法

视频21

（4）三阳络

【经属】手少阳三焦经。

【位置】位于人体前臂背侧，腕背横纹上4寸，尺骨与桡骨之间。

【穴位主治】①头痛、耳聋、暴瘖、臂痛等，三阳络穴为肺切除手术针麻常用穴之一；②头面五官疾病：暴喑卒聋、龋齿牙痛；③运动系统疾病：挫闪腰痛、手臂痛不能上举；④其他疾病：恶寒发热无汗、内伤、脑血管后遗症、眼病、失语。

【养生操作】右手食指指端点按左手三阳络穴，左手握拳，以腕关节为轴做旋转动作，1 ~ 2分钟/次，对侧同理。

【操作视频】见视频文件22。

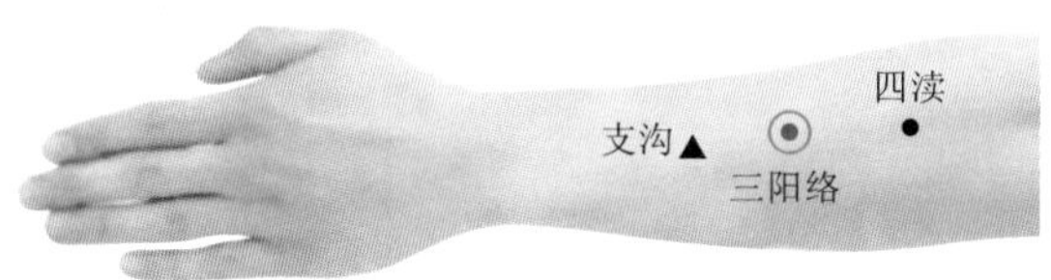

陈虹樑指尖易筋疗法

视频22

（5）外关

【经属】手少阳三焦经。

【位置】位于前臂背侧，阳池穴与肘尖的连线上，腕背横纹上2寸，尺骨与桡骨之间。

【穴位主治】①热病；②头痛、目赤肿痛、耳鸣、耳聋等头面五官病；③瘰疬；④胁肋痛；⑤上肢痿痹不遂。

【养生操作】以食指指尖点揉外关穴，1 ~ 2分钟/次。

【操作视频】见视频文件23。

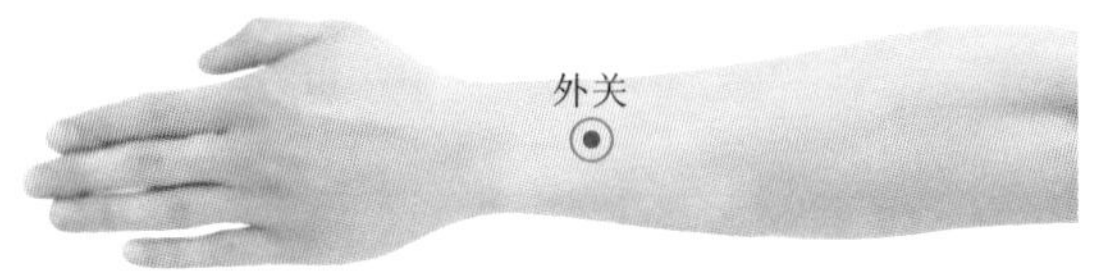

陈虹樑指尖易筋疗法

视频23

（6）曲池

【经属】手阳明大肠经。

【位置】屈肘取穴，屈肘90度，（位于）肘横纹外侧端凹陷中。

【穴位主治】①外感发热、咳嗽、气喘；②腹痛、吐泻；③齿痛；④手臂肿痛、半身不遂。

【养生操作】屈肘，用拇指指腹按压曲池穴，每次1 ~ 3分钟。

【操作视频】见视频文件24。

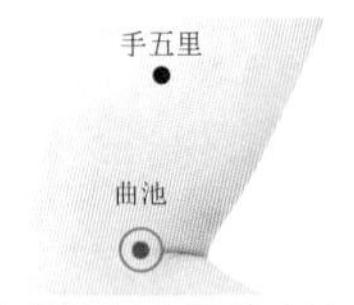

陈虹樑指尖易筋疗法

视频24

（7）孔最

【经属】手太阴肺经。

【位置】位于人体前臂掌面桡侧，尺泽穴与太渊穴连线上，腕横纹上7寸。（简便取穴：首先，确定尺泽穴与太渊穴的连线中点，向上一横指。）

【穴位主治】①咯血、咳嗽、气喘、咽喉肿痛等肺系疾病；②肘臂挛痛。

【养生操作】左手成掌，握住右侧前臂，拇指点按孔最穴，右侧前臂以尺骨为轴做旋转动作，对侧同理。

【操作视频】见视频文件25。

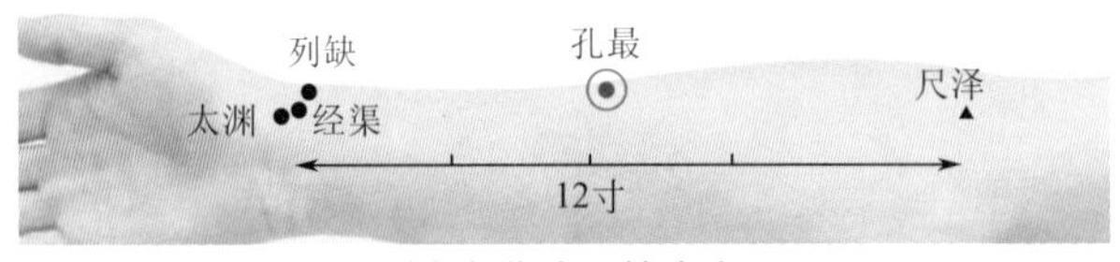

陈虹樑指尖易筋疗法

视频25

（8）手三里

【经属】手阳明大肠经。

【位置】屈肘取穴，在前臂背面桡侧，肘横纹下2寸。

【穴位主治】①运动系统疾病：缓解腰痛、肩臂痛、上肢麻痹、半身不遂等；②消化系统疾病：缓解溃疡病、肠炎、消化不良等；③五官科系统疾病：缓解牙痛、口腔炎等；④其他：缓解颈淋巴结核、面神经麻痹、感冒、乳腺炎等。

【养生操作】用大拇指指端按揉手三里穴，以出现酸胀为佳，1分钟/次。

【操作视频】见视频文件26。

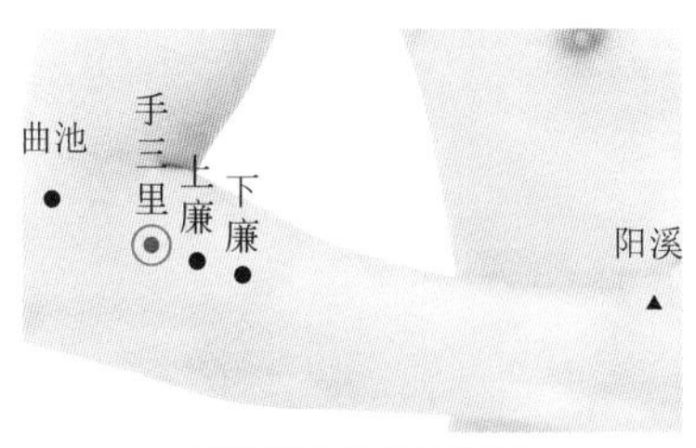

陈虹樑指尖易筋疗法

视频26

（9）小海

【经属】手太阳小肠经。

【位置】位于人体肘内侧，屈肘取穴，当尺骨鹰嘴与肱骨内上髁之间凹陷处。

【穴位主治】①头痛、项强、耳鸣、颊肿；②肘臂痛；③瘰疬；④癫痫等。

【养生操作】用大拇指指尖按压小海穴1分钟/次，每日坚持。

【操作视频】见视频文件27。

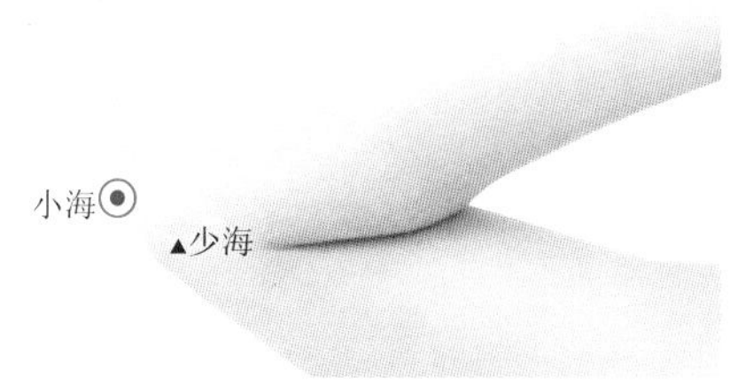

陈虹樑指尖易筋疗法

视频27

（10）肘髎

【经属】手阳明大肠经。

【位置】屈肘取穴，曲池穴上一横指处。

【穴位主治】主要用于治疗肩、臂、肘部疼痛，上肢麻木，拘挛等病症。

【养生操作】以拇指指端按住肘髎穴，然后以肘髎穴为中心进行旋转按揉，每次按揉1 ～ 2分钟。

【操作视频】见视频文件28。

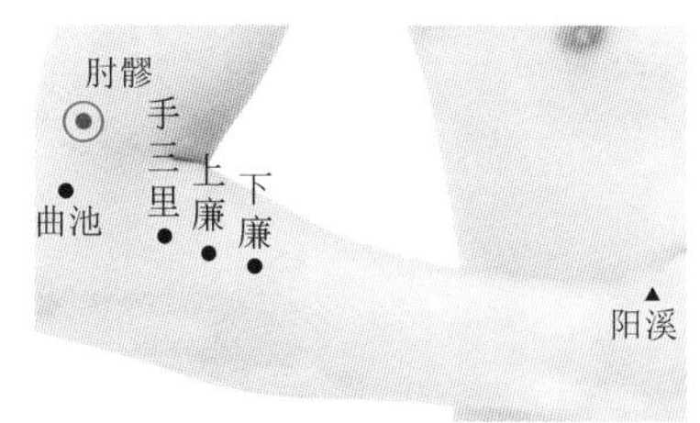

陈虹樑指尖易筋疗法

视频28

5. 背部穴位

（1）膈俞

【经属】足太阳膀胱经。

【位置】位于人体背部，当第7胸椎棘突下，左右旁开1.5寸。

【穴位主治】①缓解治疗鼻出血、牙龈出血、吐血、咯血等各种血证；②缓解治疗呕吐、呃逆、噎膈、胸满、胁痛、胃痛、癫狂、贫血、脊背痛等。

【养生操作】将后背膈俞穴置于门框或突出的墙面，利用身体压力做平行滑动，起到被动推拿作用。

【操作视频】见视频文件29。

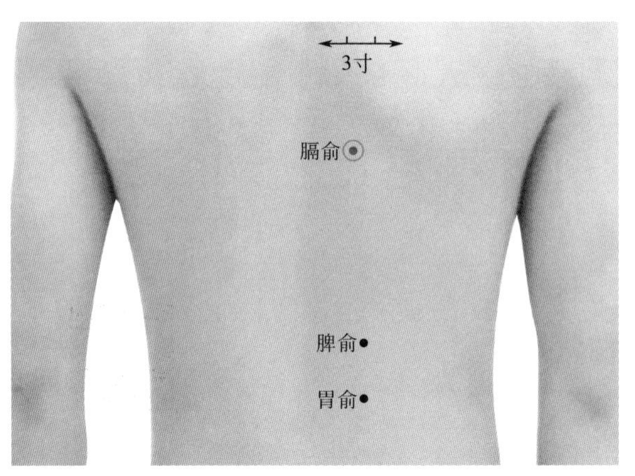

陈虹樑指尖易筋疗法

视频29

（2）脾俞

【经属】足太阳膀胱经。

【位置】位于背部，当第11胸椎棘突下，旁开1.5寸。

【穴位主治】①缓解治疗消化性溃疡、脘腹胀痛、胃下垂、胃炎、胃出血、消化不良、泄泻、痢疾、肝炎等；②缓解治疗胸胁支满、呕吐、噎膈、便血、带下、糖尿病、贫血、月经不调、肾炎等。

【养生操作】两手拇指指腹用力点按在脾俞穴上，其余四指放在肋骨上，呈叉腰状，拇指点按脾俞穴，臀部做摇跨晃腰运动，2 ~ 3分钟/次。也可以手握空拳捶打脾俞穴。

【操作视频】见视频文件30。

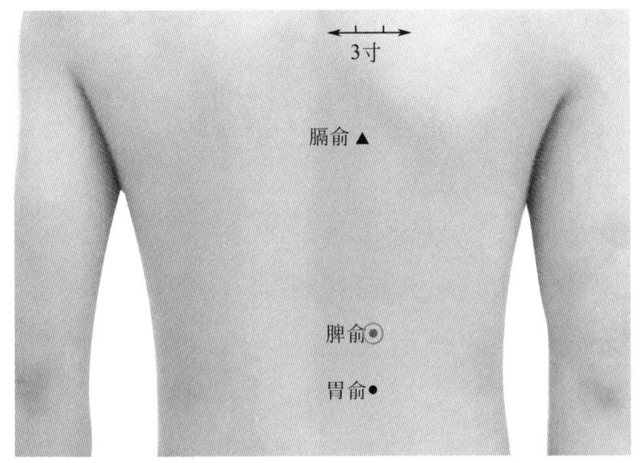

视频30

陈虹樑指尖易筋疗法

（3）天宗

【经属】手太阳小肠经。

【位置】左手搭右肩，左手掌贴在右肩二分之一处，中指指尖处。

【穴位主治】①肩膀酸痛、五十肩、气喘、乳痈、肩部疾病等；②缓解肩关节周围肌肉劳累，促进气血运行，丰胸美乳，预防乳腺增生。

【养生操作】用左手搭右肩，以食指、中指的指腹，点按右侧天宗穴，同时，右侧手臂以最大幅度旋转，使天宗穴产生被动推拿效果，对侧同理。

【操作视频】见视频文件31。

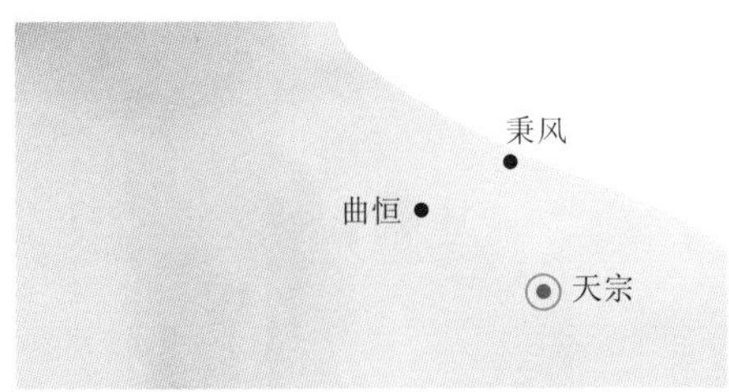

视频31

陈虹樑指尖易筋疗法

（4）肩井

【经属】足少阳胆经。

【位置】位于肩上，大椎穴与肩峰端连线的中点。

【穴位主治】①治疗头酸痛、头重脚轻、眼睛疲劳、耳鸣、高血压等；②缓解治疗肩背痛、颈项痛、落枕、牙痛、乳痛、乳腺炎、肩周炎、肩软组织损伤、上肢痛、难产、半身不遂、胞衣不下、肺炎、扁桃体炎、瘫痪、四肢厥冷、中风不语、诸虚百损等。

【养生操作】用右手食指、中指、无名指按压左侧肩井穴，用力按压5秒之后缓慢放开，重复十次之后换左手操作右侧肩井穴。

注意：孕妇不能按压肩井穴，否则容易造成流产。

【操作视频】见视频文件32。

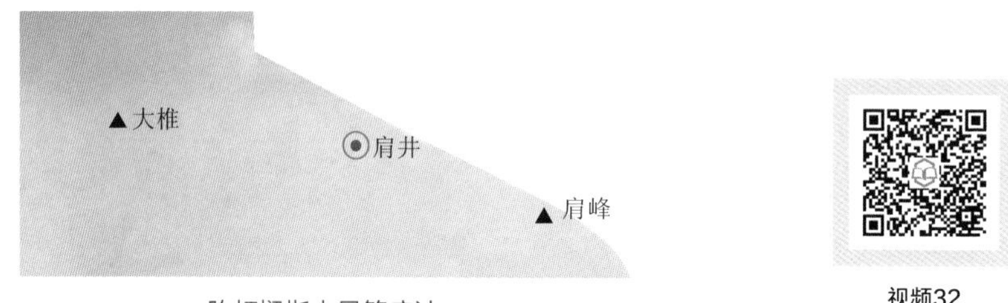

陈虹樑指尖易筋疗法

视频32

6. 腹部穴位

（1）幽门

【经属】足少阴肾经

【位置】位于人体上腹部，脐中上6寸，旁开5分。

【穴位主治】腹痛、腹胀、呕吐、善哕、消化不良、泄泻、痢疾等胃肠病。

【养生操作】以双手除拇指外四指微屈，置于肋骨下缘，做上提动作，直到感觉皮下肌肉组织能在肋骨处滑动，2 ～ 3分钟/次。

【操作视频】见视频文件33。

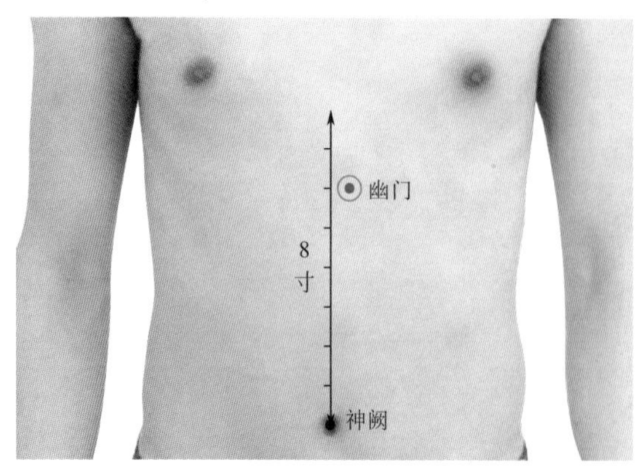

陈虹樑指尖易筋疗法

视频33

（2）章门

【经属】足厥阴肝经。

【位置】位于人体侧腹部，当第11肋游离端下方。

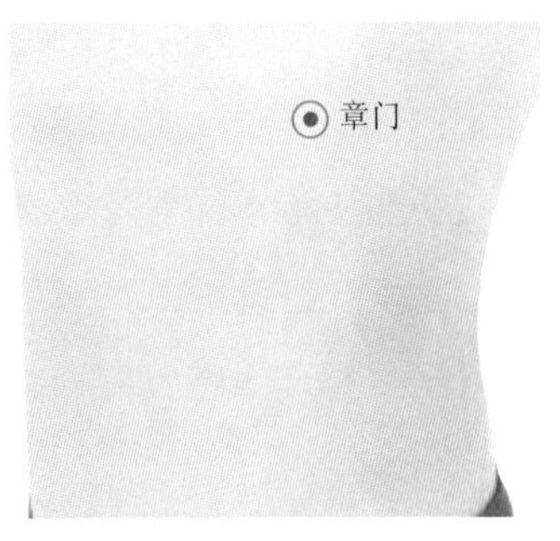

陈虹樑指尖易筋疗法

【穴位主治】①消化系统疾病：消化不良、腹痛腹胀、肠炎泄泻、肝炎黄疸、肝脾肿大、小儿疳积。②其他疾病：高血压、胸胁痛、腹膜炎、烦热气短、胸闷肢倦、腰脊酸痛。

【养生操作】以双手除拇指外四指微屈置于肋骨下缘，做上提动作，直到感觉皮下肌肉组织能在肋骨处滑动，2 ～ 3分钟/次。此法可同时解章门穴与幽门穴。

【操作视频】见视频文件34。

视频34

（3）腹哀

【经属】足太阴脾经。

【位置】位于人体上腹部，当脐中上3寸，前正中线旁开4寸。

【穴位主治】消化不良、腹痛、便秘、泄泻、痢疾等。

【养生操作】以食指指端点按该穴后，做顺时针按揉，1 ～ 2分钟/次。腹部穴，用力切忌过重。

【操作视频】见视频文件35。

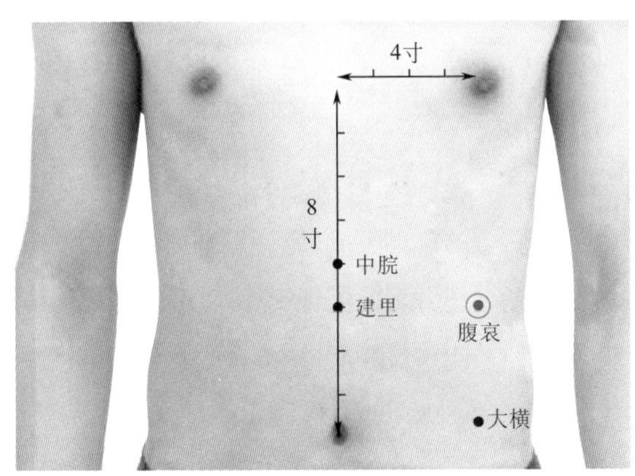

陈虹樑指尖易筋疗法

视频35

（4）上脘

【经属】任脉。

【位置】位于人体的上腹部，前正中线上，当脐中上5寸。（仰卧位，在上腹部，前正中线上，神阙与胸剑结合点连线的中点处，再向上量1寸处，按压有酸胀感。）

【穴位主治】①胃脘疼痛、反胃、胃胀、打嗝、消化不良、腹胀、呕吐；②黄疸、泻痢、虚劳吐血、咳嗽痰多等。

【养生操作】将食指和中指并拢，按照顺时针方向按揉上脘穴，宜空腹操作，2 ~ 3分钟/次。

【操作视频】见中脘视频文件36。

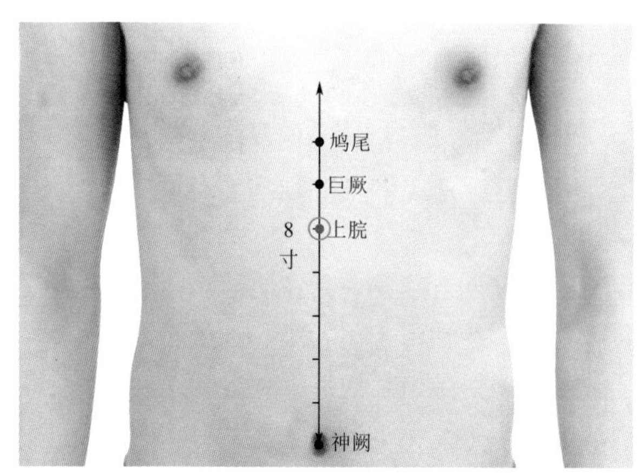

视频36

陈虹樑指尖易筋疗法

（5）中脘

【经属】任脉。

【位置】位于上腹部，当脐中上4寸。（简便取穴：心口窝到肚脐眼中央连线的中点。）

【穴位主治】①疏肝养胃、消食导滞、和胃健脾、降逆利水，且有去眼袋、美容养颜、延缓衰老的作用；②缓解治疗胃痛、腹痛、腹胀、呕逆、纳呆、反胃、食不化、慢性胃炎、胃溃疡、黄疸、胃扩张等；③缓解治疗肠鸣、泄泻、便秘、便血、胁下坚痛、慢性肝炎等；④缓解治疗喘息不止、恶心、痰多、咳喘、失眠、脏躁、癫痫、尸厥、子宫脱垂、荨麻疹、食物中毒、胃灼热等。

【养生操作】将食指与中指并拢，按照顺时针方向按揉中脘穴，2 ~ 3分钟，宜

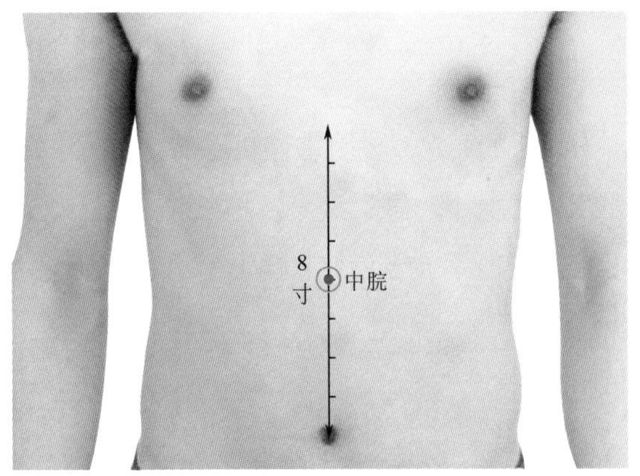

视频36

陈虹樑指尖易筋疗法

空腹操作。此操作方法，应用于上腕穴、中脘穴和下腕穴。

【操作视频】见视频文件36。

（6）下脘

【经属】任脉。

【位置】位于人体的上腹部，前正中线上，脐中上2寸。

【穴位主治】①脘痛、腹胀、呕吐、呃逆、消化不良、肠鸣、泄泻；②痞块、虚肿等。

【养生操作】将食指和中指并拢，按照顺时针方向按揉下脘穴，宜空腹操作，2 ~ 3分钟。

【操作视频】见中脘视频文件36。

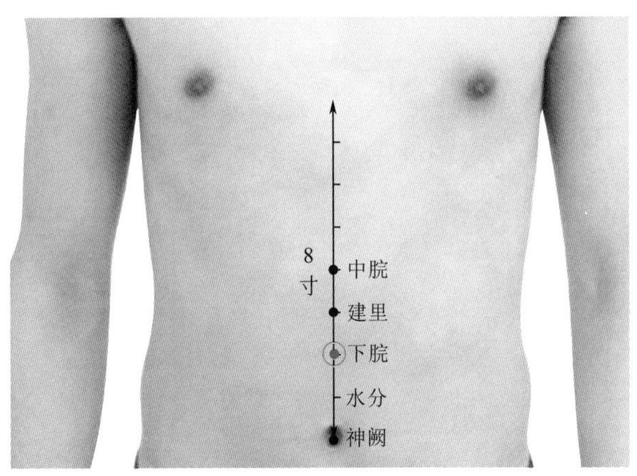

视频36

陈虹樑指尖易筋疗法

（7）神阙

【经属】任脉。

【位置】位于肚脐中央，是人体任脉上的要穴，与命门穴前后平齐。

【穴位主治】①腹痛、泄泻、脱肛；②水肿、虚脱。

【养生操作】将双手搓热，双手左下右上叠放于肚脐，顺时针方向按揉，每次72下。

【操作视频】见视频文件37。

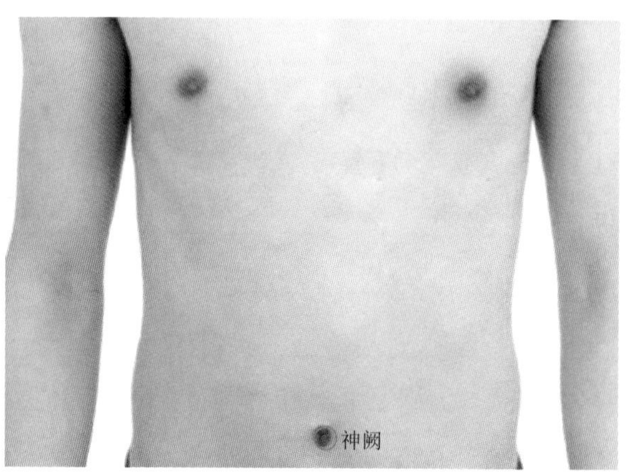

视频37

陈虹樑指尖易筋疗法

（8）大横

【经属】足太阴脾经。

【位置】位于腹中部，距脐中4寸。

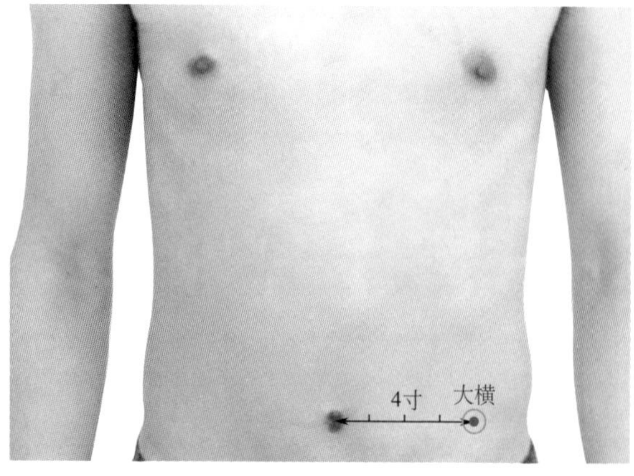

陈虹樑指尖易筋疗法

【穴位主治】腹痛、泄泻、便秘、痢疾、肠蛔虫病等。

【养生操作】以双手除拇指外四指微屈，置于大横穴下缘，做上提动作，直到感觉肌肉松软，2 ~ 3分钟/次。

【操作视频】见视频文件38。

视频38

（9）关元

【经属】任脉。

【位置】位于腹部前正中线，脐中下3寸。

【穴位主治】①阳痿、早泄、月经不调、崩漏、带下、不孕、子宫脱垂、闭经、遗精、遗尿、小便频繁、小便不通、痛经、产后出血；②小腹痛、腹泻、腹痛、痢疾等症状。

【养生操作】震颤法操作关元穴，以双手交叉重叠于关元穴上，稍加压力，然后交叉之手快速地小幅度上下推动。

【操作视频】见视频文件39。

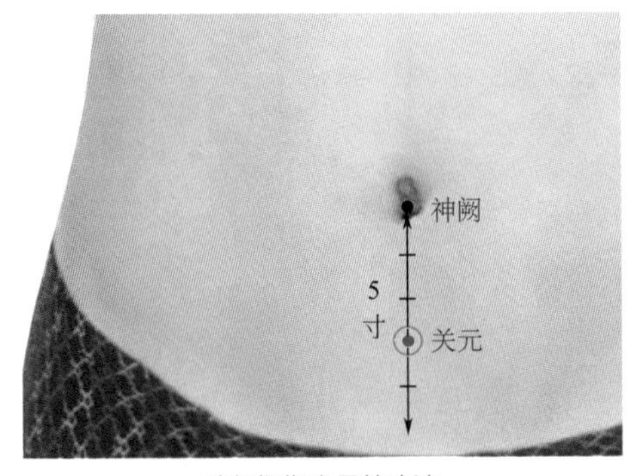

陈虹樑指尖易筋疗法

视频39

7.腰部穴位

（1）命门

【经属】督脉。

【位置】位于腰部，当后正中线上，第2腰椎棘突下凹陷中。（简便取穴：系裤腰带的地方，和肚脐是前后对应的。）

【穴位主治】①治疗腰痛、肾脏疾病、夜啼哭、精力减退、疲劳感、老年斑、骨质疏松、青春痘等；②治疗遗尿、尿频、泄泻、遗精、白浊、阳痿、早泄、赤白带下、胎屡坠、五劳七伤、头晕耳鸣、癫痫、惊恐、手足逆冷等；③治疗肾寒阳衰、行走无力、四肢困乏、腿部浮肿、耳部疾病等。

【养生操作】双掌对搓，以感觉发热发烫为度，然后将两掌捂住两肾及命门穴，约10分钟即可。推拿命门穴对于腰脊疼痛的治疗效果尤为显著。

【操作视频】见视频文件40。

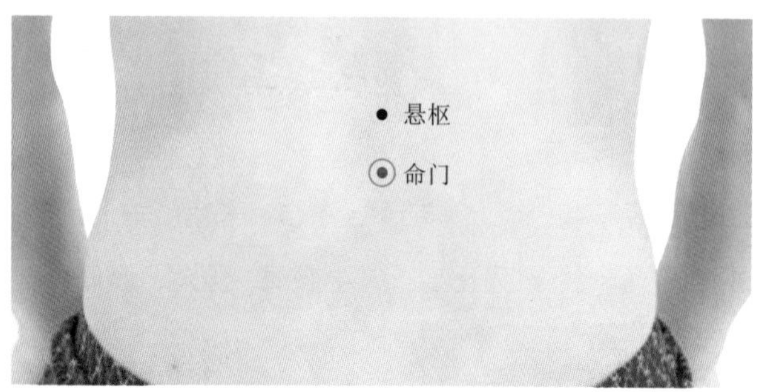

陈虹樑指尖易筋疗法

视频40

（2）京门

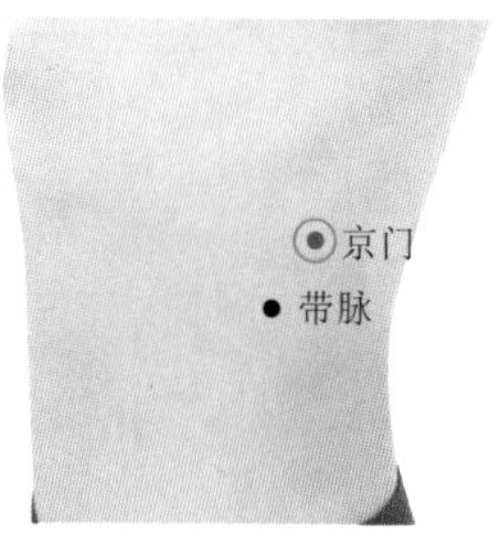

陈虹樑指尖易筋疗法

【经属】足少阳胆经。

【位置】位于人体侧腰部，章门穴后1.8寸，当12肋骨游离端下方。

【穴位主治】①腹胀、小腹痛、里急、洞泄、水道不通、肠鸣、泄泻；②溺黄、腰痛、骨痹痛引背、腰胁痛。

【养生操作】掌心朝上，用食指、中指点按京门穴，将拇指置于章门穴上，做晃腰动作，3 ～ 5分钟/次。

【操作视频】见视频文件41。

视频41

（3）至阳

【经属】督脉。

【位置】位于背部，当后正中线上，第7胸椎棘突下凹陷中。（简便取穴：坐位或站立位，两手自然放置于身体两侧，两侧肩胛下角连线中点。）

【穴位主治】①缓解治疗腰背疼痛、胸胁胀痛、腹痛黄疸、脊强、身热等；②缓解治疗咳嗽、气喘、头痛、失眠、嗜睡、梦游等；③缓解治疗胆囊炎、心绞痛、躁烦、虚胖、乳房松弛等。

【养生操作】右手握拳，放置在背后，利用外物及躯体将中指指掌关节与至阳穴紧密接触，靠背部晃动产生被动推拿效果。

【操作视频】见视频文件42。

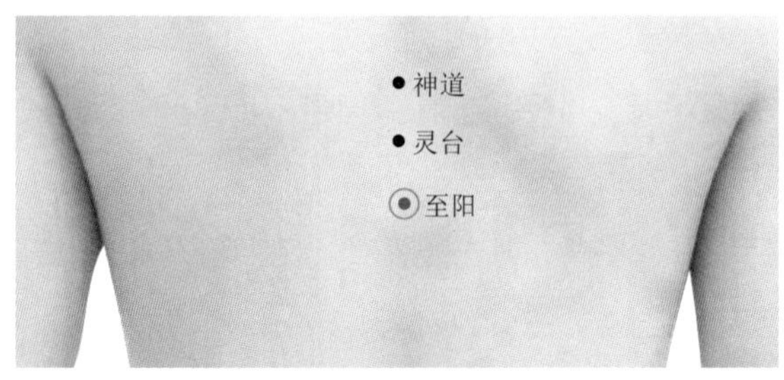

陈虹樑指尖易筋疗法

视频42

（4）上髎

【经属】足太阳膀胱经。

【位置】位于骶部，当髂后上棘与中线之间，适对第1骶后孔处。

【穴位主治】①妇产科系统疾病：月经不调、子宫脱垂、子宫内膜炎、盆腔炎、卵巢炎。②运动系统疾病：腰痛、腰骶关节炎、膝关节炎。③精神神经系统疾病：坐骨神经痛、下肢瘫痪、小儿麻痹后遗症。④其他：外阴湿疹、痔疮、睾丸炎、便秘、尿潴留等。

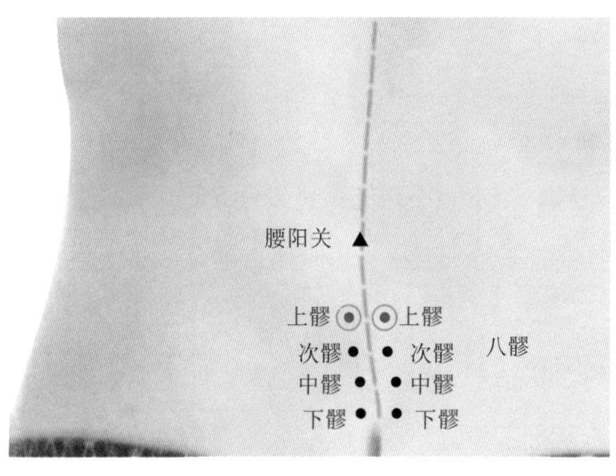

陈虹樑指尖易筋疗法

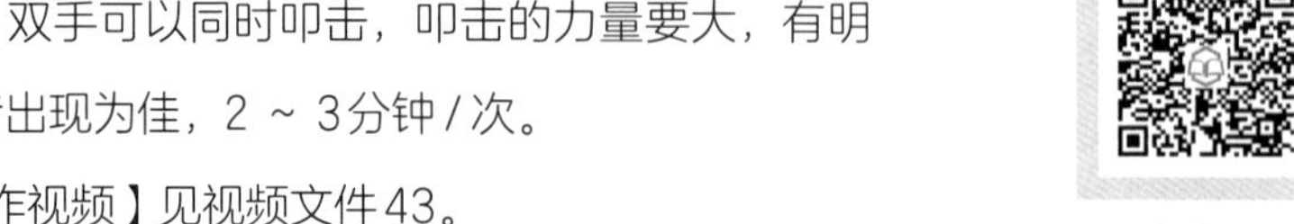

【养生操作】采用叩击法，将手握一个空拳，叩击腰骶部，双手可以同时叩击，叩击的力量要大，有明显的声音出现为佳，2 ~ 3分钟/次。

【操作视频】见视频文件43。

视频43

（5）次髎

【经属】足太阳膀胱经。

【位置】位于骶部，当髂后上棘内下方，适对第2骶后孔处。

【穴位主治】①腰痛、疝气、月经不调、痛经、遗精、小便不利；②下肢痿痹、坐骨神经痛、盆腔炎；③催产、引产等。

【养生操作】采用叩击法，将手握一个空拳，叩击腰骶部，双手可以同时叩击，叩击的力量要大，有明显的声音出现为佳，2 ~ 3分钟/次。

【操作视频】见视频文件45。

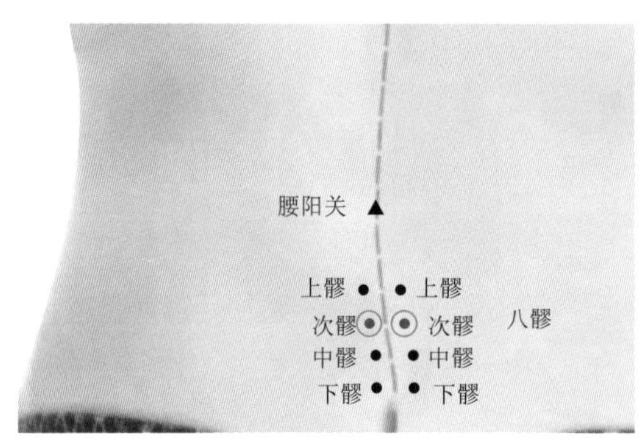

陈虹樑指尖易筋疗法

视频45

（6）中髎

【经属】足太阳膀胱经。

【位置】；位于骶部，当次髎下内方，适对第3骶后孔处。

【穴位主治】①腰痛（腰骶痛）；②便秘、泄泻；③月经不调、带下、小便不利等。

【养生操作】采用叩击法，将手握一个空拳，叩击腰骶部，双手可以同时叩击，叩击的力量要大，有明显的声音出现为佳，2 ~ 3分钟/次。

【操作视频】见视频文件44。

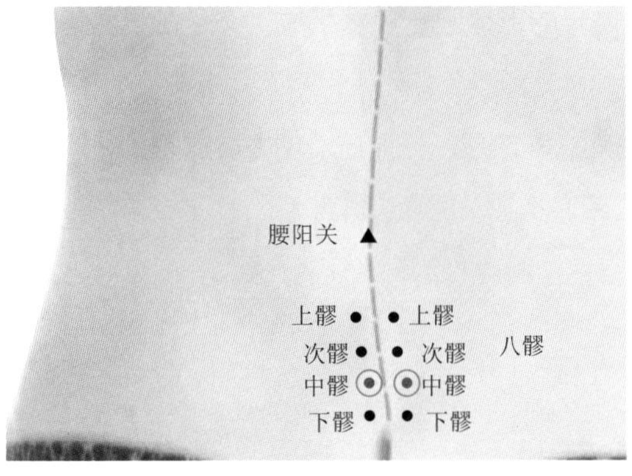

陈虹樑指尖易筋疗法

视频44

（7）下髎

【经属】足太阳膀胱经。

【位置】位于骶部，当中髎下内方，适对第4骶后孔处。

【穴位主治】①腹痛、便秘；②月经不调、赤白带下、疝痛、阴痒、小便不利、腰痛、腰骶痛；③子宫内膜炎、盆腔炎、下肢瘫痪等。

【养生操作】采用叩击法，将手握一个空拳，叩击腰骶部，双手可以同时叩击，叩击的力量要大，有明显的声音出现为佳，2 ~ 3分钟/次。

【操作视频】见视频文件46。

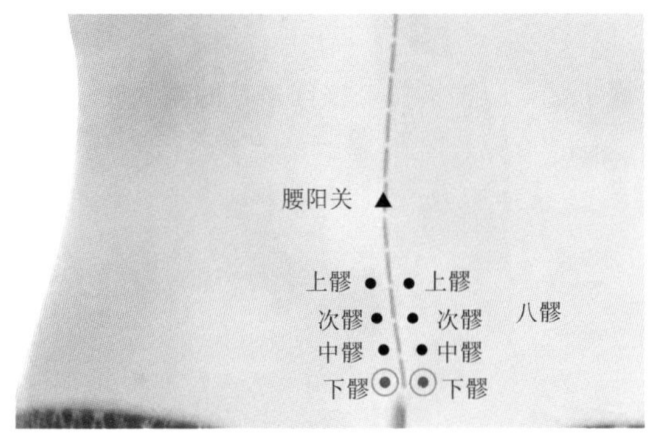

陈虹樑指尖易筋疗法

视频46

（8）肾俞

【经属】足太阳膀胱经。

【位置】第2腰椎棘突下，左右两指宽处。（取穴方法：直立或正坐，然后吸气，先摸到侧腰部肋骨的下缘，沿肋骨的下缘画一条水平线，交叉在腰两旁的肌肉处。）

【穴位主治】①缓解腰痛、肾脏病、高血压、低血压、精力减退等；②缓解治疗遗尿、遗精、阳痿、月经不调、白带、水肿、耳鸣、耳聋等。

【养生操作】双手呈叉腰状，拇指点按肾俞穴2 ~ 3分钟/次。

【操作视频】见视频文件47。

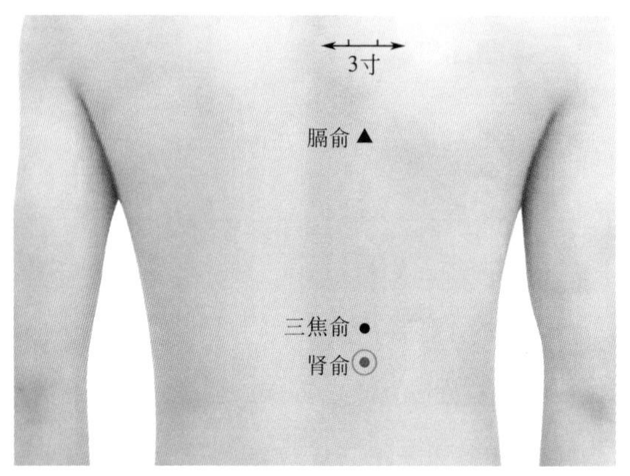

陈虹樑指尖易筋疗法

视频47

8. 臀部及大腿部穴位

（1）环跳

【经属】足少阳胆经。

【位置】取侧卧位，伸直下腿，屈上腿，以拇指关节横纹按在股骨大转子上，拇指指向脊柱，当拇指尖处，按压有酸胀感。

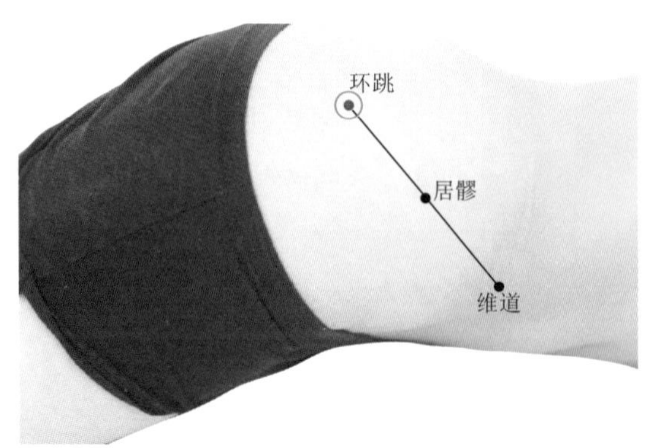

陈虹樑指尖易筋疗法

【穴位主治】腰痛、背痛、半身不遂、下肢痿痹、腰胯疼痛、挫闪腰疼、膝踝肿痛不能转侧等。

【养生操作】身体前倾，两手握拳，手心向内，两拳同时捶打两侧环跳穴，1分钟/次。

【操作视频】见视频文件48。

视频48

(2)带脉

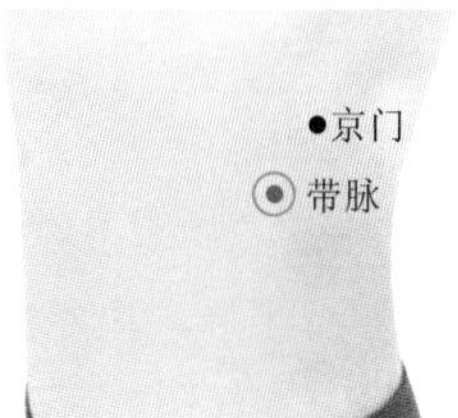

陈虹樑指尖易筋疗法

视频49

【经属】足少阳胆经。

【位置】在侧腹部，章门下1.8寸，第11肋骨游离端直下，横平脐处。

【穴位主治】经闭、月经不调、赤白带下、腹痛、疝气、腰胁痛、子宫内膜炎、附件炎、盆腔炎、带状疱疹。

【养生操作】双手掌根按压在髂前上棘带脉穴处，做上提运动，1 ～ 2分钟/次。

【操作视频】见视频文件49。

(3)足五里

【经属】足厥阴肝经。

【位置】仰卧位伸足，先取曲骨穴旁开2寸处的气冲穴，再于其直下3寸处取穴。

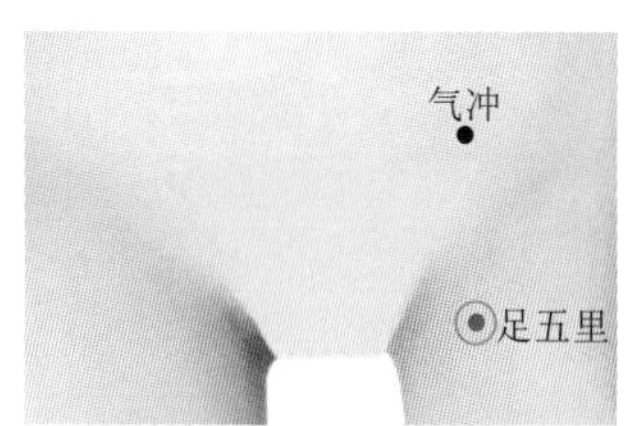

陈虹樑指尖易筋疗法

【穴位主治】①少腹胀痛、小便不通、阴挺、睾丸肿痛、尿潴留、遗尿；②嗜卧、四肢倦怠、胸闷气短、颈疬、股内侧痛。

【养生操作】跷二郎腿取穴，操作右侧足五里穴时，将右侧悬钟穴置于左侧梁丘穴处，双手拇指在足五里穴处寻找硬筋，做揉捏动作，2 ～ 3分钟/次。

【操作视频】见视频文件50。

视频50

（4）血海

【经属】足太阴脾经。

【位置】用自己的对侧手掌心盖住膝盖骨，五指朝上，手掌自然张开，大拇指端下面即为血海穴。

【穴位主治】①月经不调、经闭、痛经、崩漏、小便淋涩；②气逆、腹胀、便溏腹泻、体倦无力、腹痛；③缓解治疗膝盖疼痛、股内侧痛、膝关节疼痛；④贫血、风疹、瘾疹、湿疹、皮肤瘙痒、神经性皮炎、丹毒、雀斑。

【养生操作】双手拇指点按血海及梁丘穴，做小腿屈伸运用，两个穴位同时得到推拿效果，5 ~ 10组/次。

【操作视频】见视频文件51。

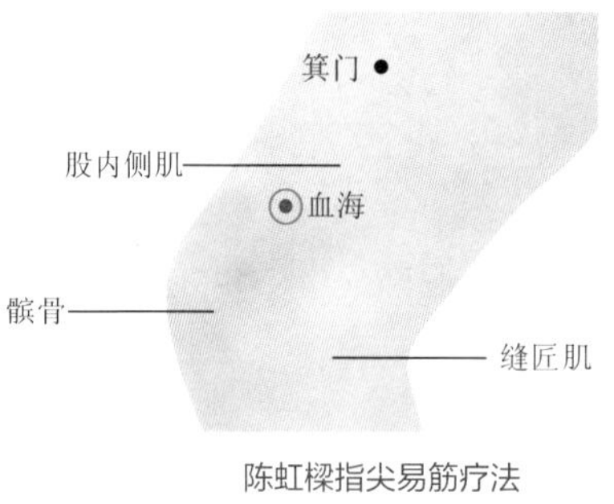

陈虹樑指尖易筋疗法

视频51

（5）曲泉

【经属】足厥阴肝经

【位置】屈膝，在膝关节内侧，大腿与小腿连接褶皱尽头的凹陷处。

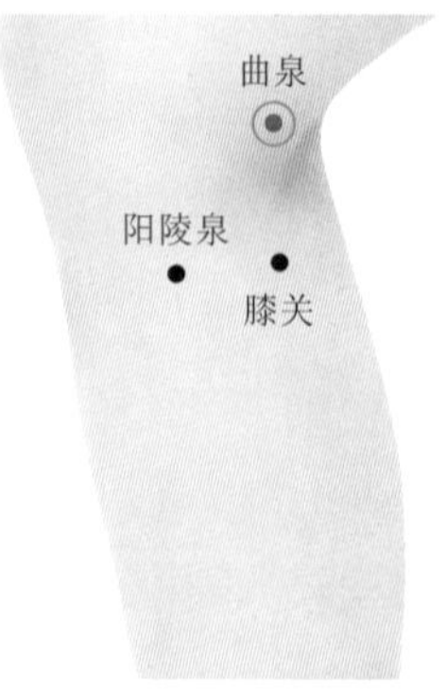

陈虹樑指尖易筋疗法

【穴位主治】①生殖系统疾病：遗精、白带、产后腹痛、阳痿、月经不调、痛经等。②泌尿系统疾病：小便不利、肾炎等。③神经系统疾病：精神疾病、目眩目痛等。④消化系统疾病：泄泻痢疾、膨胀纳差等。⑤其他疾病：膝膑肿痛、下肢痿痹、膝关节及周围软组织疾患、衄血、高血压等。

【养生操作】以大拇指垂直按压同侧曲泉穴，两手同时进行，2 ~ 3分钟/次。

【操作视频】见视频文件52。

视频52

（6）箕门

【经属】足太阴脾经。

【位置】位于大腿内侧，当血海穴与冲门穴连线上，血海上6寸。（简便取穴：取坐位绷腿，大腿内侧有一鱼状肌肉隆起，鱼尾凹陷处即为箕门穴。）

【穴位主治】①小便不利、遗尿、阴囊湿痒；②下肢麻痹、足部肿痛等。

【养生操作】用同侧小臂尺骨近肘端，压在腿部箕门穴上，做上下滑动，2 ~ 3分钟/次。

【操作视频】见视频文件53。

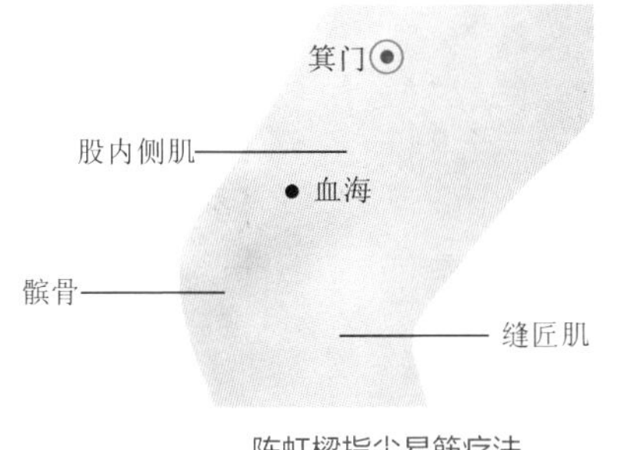

陈虹樑指尖易筋疗法

视频53

9. 足部及小腿部穴位

（1）公孙

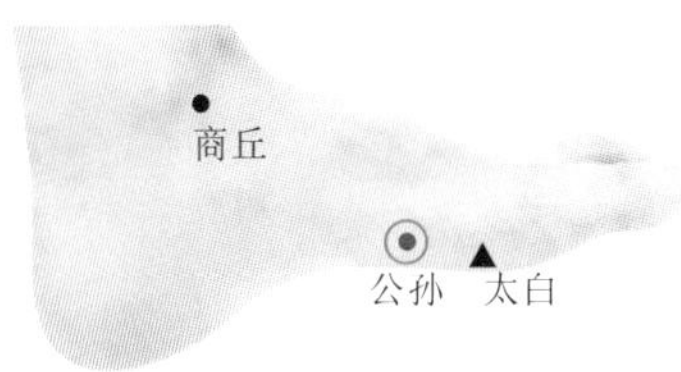

陈虹樑指尖易筋疗法

【经属】足太阴脾经。

【位置】在足内侧缘，当第1跖骨基底的前下方，赤白肉际处。

【穴位主治】①胃痛、呕吐、肠鸣、腹痛、泄泻、痢疾、腹胀、食不化；②心烦、失眠；③脚气、足踝痛；④月经不调；⑤颜面水肿等。

【养生操作】跷二郎腿，操作右侧公孙穴时，将右侧悬钟穴置于左腿梁丘穴处，在公孙穴位处寻找硬筋按揉，可双手配合转动足大拇指，2 ~ 3 分钟/次。

【操作视频】见视频文件54。

视频54

（2）京骨

【经属】足太阳膀胱经。

【位置】位于足外侧部，第5跖骨粗隆下方，赤白肉际处。

【穴位主治】①头痛、目翳、项强、眩晕；②癫痫；③腰痛、踝关节肿痛等。

【养生操作】以指尖轻拨京骨穴下纤维，以有酸痛感为宜。

【操作视频】见视频文件55。

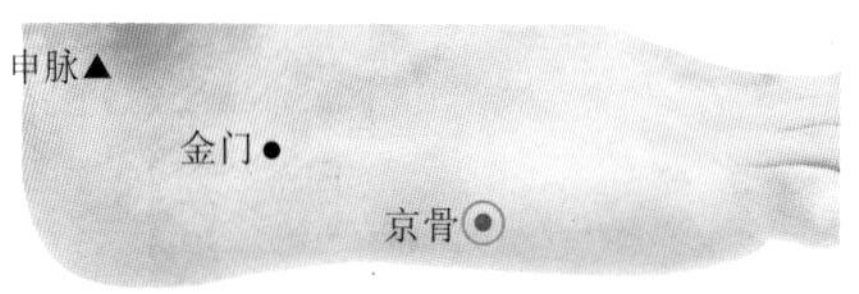

陈虹樑指尖易筋疗法

视频55

（3）昆仑

【经属】足太阳膀胱经。

【位置】位于足外踝后方，当外踝尖与跟腱之间的凹陷处。

【穴位主治】①缓解治疗头痛、高血压、眼疾、目眩、项强、鼻衄等；②腰痛、怕冷症、肩背拘急、脚跟肿痛等；③小儿痫证、难产、癫痫、腹气上逆、肠结石、下痢等。

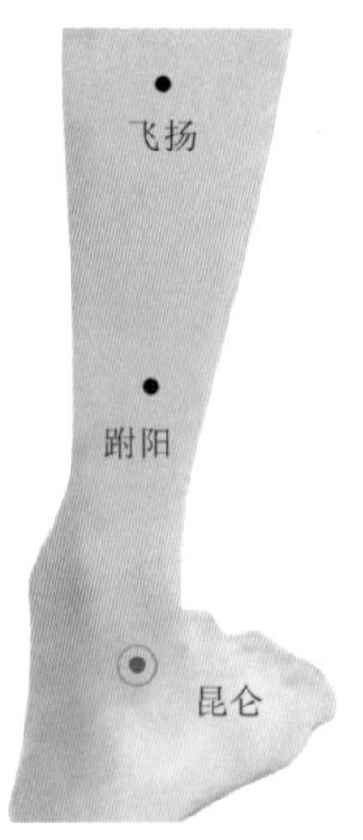

陈虹樑指尖易筋疗法

【养生操作】拇指点按同侧昆仑穴，一边缓缓吐气一边强压昆仑穴6秒钟，如此重复10次。

【操作视频】见视频文件56。

视频56

(4)照海

【经属】足少阴肾经。

【位置】足内侧，内踝尖下方凹陷处。

【穴位主治】①急性扁桃体炎、慢性咽喉炎、咽喉干燥、目赤肿痛等五官热性病；②神经衰弱、癔病、癫痫、失眠、惊恐不宁等精神、神志疾患；③子宫脱垂、月经不调、痛经、赤白带下、阴挺、阴痒、小便频数等妇科病；④便秘、疝气、脚气、下肢痿痹等。

【养生操作】跷二郎腿，操作右侧照海穴时，将右侧悬钟穴置于左腿梁丘穴处，右手拇指在照海穴处寻找痛点边缘点按，左手可配合转动踝关节向外侧旋转，1分钟/次。

【操作视频】见视频文件57。

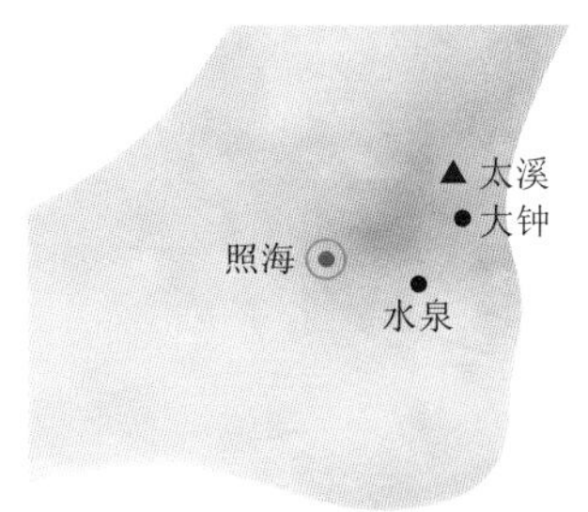

视频57

(5)太溪

【经属】足少阴肾经。

【位置】位于脚内踝后缘的凹陷当中。

【穴位主治】①头痛、目眩、牙痛、咽喉肿痛、耳聋、耳鸣；②气喘、支气管炎、咳嗽、气喘、肺气肿、支气管炎、哮喘等肺系疾病；③月经不调、肾脏病、遗精、膀胱炎、阳痿、小便频数、乳腺炎；④风湿痹痛、下肢疼痛、腰肌劳损、手脚冰凉、手脚无力等；⑤精力不济、失眠、健忘等。

【养生操作】跷二郎腿，操作右侧太溪穴时，将悬钟穴置于左腿梁丘穴处，右手拇指在太溪穴处寻找痛点边缘点按，左手可配合踝关节向外侧旋转，1分钟/次。

【操作视频】见视频文件58。

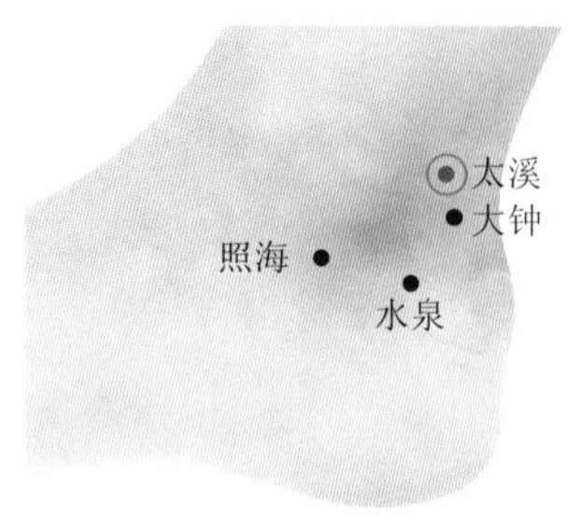

陈虹樑指尖易筋疗法

视频58

（6）跗阳

【经属】足太阳膀胱经。

【位置】位于足外踝后方，平足外踝尖，直上四横指。

【穴位主治】①运动系统疾病：急性腰扭伤、下肢瘫痪、腓肠肌痉挛。②精神神经系统疾病：面神经麻痹、三叉神经痛、头痛等。

【养生操作】跷二郎腿，操作右侧跗阳穴时，将右侧昆仑穴置于左腿血海穴处，双手拇指在跗阳穴处寻找痛点边缘点按推揉，2 ~ 3分钟/次。

【操作视频】见视频文件59。

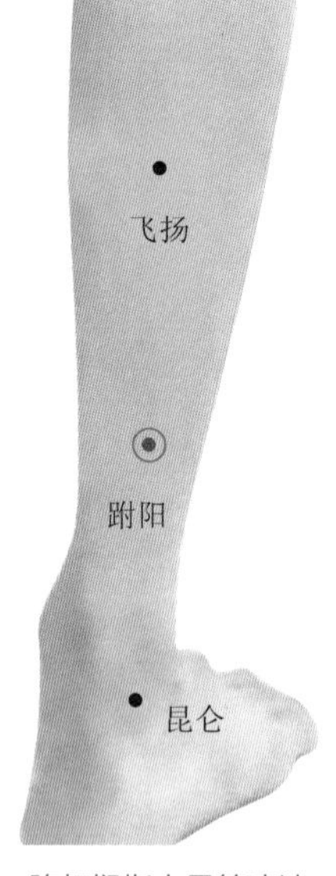

陈虹樑指尖易筋疗法

视频59

（7）足三里

【经属】足阳明胃经。

【位置】坐位屈膝，取犊鼻穴，自犊鼻穴向下3寸，按压有酸胀感。

【穴位主治】①食欲不振、瘿气、肠鸣、腹泻、便秘、胃痉挛、急慢性胃炎、急慢性肠炎、胃下垂、尿路感染；②下肢不遂；③高血压、肥胖、口臭等。

【养生操作】屈膝，用手指指尖，推拨足三里穴，1 ~ 3分钟/次。

【操作视频】见视频文件60。

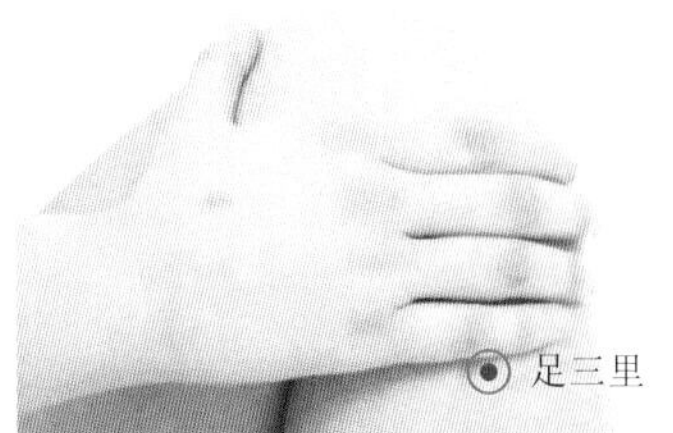

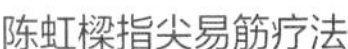
陈虹樑指尖易筋疗法

视频60

(8)阴陵泉

【经属】足太阴脾经。

【位置】仰卧或正坐取穴，位于小腿内侧，胫骨内侧髁后下方凹陷处。

【穴位主治】①腹胀、腹泻(泄泻)、水肿、黄疸、小便不利、遗尿、尿失禁等脾不运化水湿病证；②月经不调、赤白带下、阴部痛、痛经、遗精、膝痛(膝胫酸痛、腰腿痛)等。

【养生操作】跷二郎腿，操作右侧阴陵泉穴时，将右侧昆仑穴置于左腿血海穴处，双手拇指在阴陵泉穴处寻找痛点边缘点按推揉，2 ~ 3分钟/次。

【操作视频】见视频文件61。

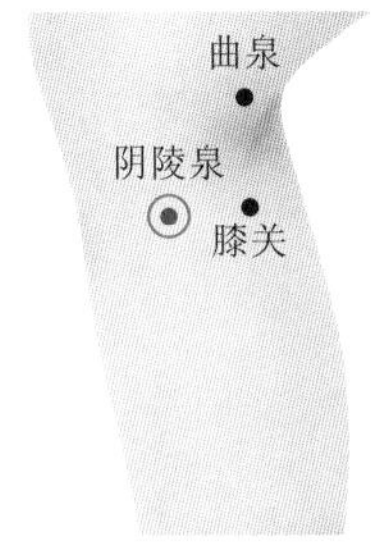

陈虹樑指尖易筋疗法

视频61

(9)上巨虚

【经属】足阳明胃经。

【位置】位于人体小腿前外侧，犊鼻下6寸，足三里穴下3寸。

【穴位主治】①肠鸣泄泻、阑尾炎、胃肠炎、腹痛胀满、痢疾、便秘；②膝胫酸痛、膝关节肿痛、下肢痿痹、脚气等。

【养生操作】与下巨虚共同操作，一手在下扶住飞扬穴处往上顶，另一手以二指或三指背深入其穴下筋腱根处往腿骨上方向缓推，至肌肉松弛，再探足三里处，也会同时感到相应松弛。

【操作视频】见视频文件62。

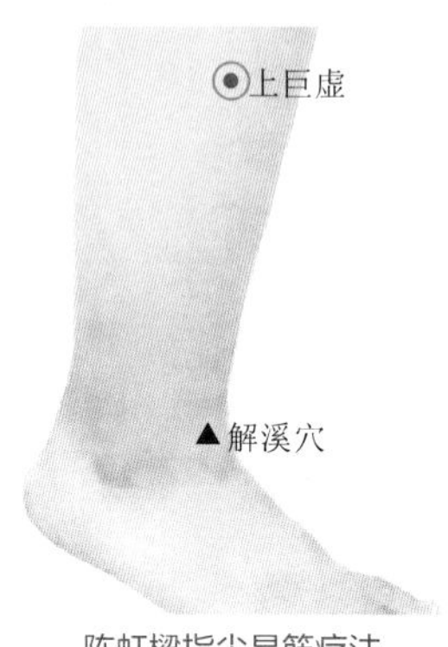

陈虹樑指尖易筋疗法

视频62

参考文献

[1] 葛均波，徐永建. 内科学［M］. 8版. 北京：人民卫生出版社，2013.

[2] 中国营养学会. 中国居民膳食指南（2016）［M］. 北京：人民卫生出版社，2016.

[3] 孙建琴. 营养与膳食［M］. 上海：复旦大学出版社，2015.

[4] 忽思慧. 饮膳正要［M］. 北京：中国医药科技出版社，2011.

[5] 王琦. 中医体质学［M］. 北京：人民卫生出版社，2009.

[6] 夏翔，施杞. 中国食疗大全［M］. 3版. 上海：上海科技出版社，1995.

[7] 胡维勤. 防癌抗癌营养护理全书［M］. 乌鲁木齐：新疆人民卫生出版社，2016.

[8] 顾平，杨建宇，刘从明. 抗癌食疗药膳方［M］. 北京：化学工业出版社，2008.

[9] 周作新，张元. 癌症患者康复期调养方略［M］. 北京：中国科学技术出版社，2018.

[10] 许鹏. 肿瘤中医食疗集萃［M］. 西安：陕西科学技术出版社，2016.

[11] 叶振宇，黄霖. 内科病食疗与宜忌手册［M］. 广州：羊城晚报出版社，2002.

[12] 刘翠格. 营养与健康［M］. 北京：化学工业出版社，2017.

[13] 孟宪生，包永睿.食疗养生精要［M］. 北京：化学工业出版社，2019.

[14] 胡维勤.图解饮食相宜相克速查书［M］. 乌鲁木齐：新疆人民卫生出版社，2017.

[15] 林小田，王昱. 传染病饮食疗法［M］. 广州：广东科技出版社，2000.

[16] 曹武君，刘展羽. 常见病症的辨证与食疗［M］. 北京：金盾出版社，1985.

[17] 刘玉兰，王德润. 千家食疗妙方［M］. 北京：北京科学技术出版社，1992.

[18] 章穆. 调疾饮食辩［M］. 北京：中医古籍出版社，1987.

[19] 王怀隐. 太平圣惠方［M］. 北京：人民卫生出版社，2016.

[20] 马文飞. 食物疗法［M］. 郑州：河南人民出版社，1979.

[21] 雷永乐. 传染病病人的饮食与食物疗法［M］. 广州：广东科技出版社，1988.

[22] 刘清泉. 中医传染病学［M］. 北京：科学出版社，2017.

[23] 李文刚. 中国药粥谱［M］. 北京：科学技术文献出版社，1995.

[24] 于康. 常见病食疗1001例［M］. 重庆：重庆出版社，2007.

[25] 李群堂. 天然食物营养治病［M］. 石家庄：河北科学技术出版社，2006.

[26] 高汉森，黎秋蝉，欧阳惠卿，等. 疾病饮食疗法［M］. 广州：广东科技出版社，1999.

[27] 杜玉堂. 偏方秘方治疗百病［M］. 北京：中国青年出版社，1994.

[28] 黄士通. 心血管疾病的食疗 [M] . 上海：上海科学技术出版社，1998.
[29] 赵金勇. 常见疾病的食疗与食补 [M] . 北京：化学工业出版社，1997.
[30] 刘元. 百病食疗全书 [M] . 北京：海潮出版社，2006.
[31] 李振琼. 食疗百味 [M] . 广州：中山大学出版社，1992.
[32] 刘晓伟. 常见病中医辨证食疗 [M] . 北京：人民军医出版社，2004.
[33] 雷威，刘建伟，李晓峰. 冠心病人食疗自疗与生活宜忌 [M] . 北京：中医古籍出版社，2008.
[34] 周俭. 糖尿病食疗方 [M] . 北京：中国医药科技出版社，2004.
[35] 叶强. 常见病食疗便方 [M] . 广州：广州出版社，2001.
[36] 杨天权. 食疗治百病 [M] . 上海：上海科学技术文献出版社，2005.
[37] 赖祥林. 中老年百病食疗妙方 [M] . 南宁：广西科学技术出版社，2002.
[38] 申鸿砚，董天恩. 家庭食疗菜谱二百例 [M] . 北京：中国旅游出版社，1992.
[39] 王长海. 新编家庭食疗手册 [M] . 西安：世界图书出版公司，2001.
[40] 王晓明，王维佳. 常见神经疾病的防治与食疗 [M] . 广州：广东科技出版社，2002.
[41] 卞兆祥，赵中振. 百病食疗 [M] . 北京：人民卫生出版社，2003.
[42] 顾奎琴. 泌尿系疾病食疗 [M] . 石家庄：河北科学技术出版社，2002.
[43] 雷载权. 中国食疗学实用食疗方精选 [M] . 北京：中医古籍出版社，1988.
[44] 彭铭泉. 肾脏病药膳 [M] . 珠海：珠海出版社，2006.
[45] 张耀圣，李彩芬. 呼吸病中医食疗验方 [M] . 沈阳：辽宁科学技术出版社，1999.
[46] 太平惠民和剂局. 太平惠民和剂局方 [M] . 北京：人民卫生出版社，2007.
[47] 姚俊. 经验良方全集 [M] . 北京:人民军医出版社，2009:99.
[48] 张国良. 巧吃治百病 [M] . 西宁：青海人民出版社，1998.
[49] 顾奎琴. 家庭药膳全书 [M] . 北京：现代出版社，1999.
[50] 崔玲. 呼吸系统病症药膳 [M] . 北京：人民军医出版社，2004.
[51] 王文新，陈玉洁. 家庭药膳手册 [M] . 天津：天津科学技术出版社，1989.
[52] 崔玲. 呼吸系统病症药膳 [M] . 北京：人民军医出版社，2004.
[53] 曾令禄. 常见心肺疾病的食疗 [M] . 重庆：重庆大学出版社，1991.
[54] 沈勇，肖文琴. 哮喘中医诊疗养护 [M] . 北京：人民军医出版社，2007.
[55] 周小寒. 临床食疗手册 [M] . 上海：上海科学普及出版社，1993.
[56] 周克振. 动物脏器食疗验方 [M] . 济南：山东科学技术出版社，1986.
[57] 常敏毅. 抗癌药膳 [M] . 长沙：湖南科学技术出版社，1996.
[58] 顾奎琴. 家庭饮食保健手册 [M] . 北京：中国物资出版社，2002.
[59] 赵付芝. 肿瘤病食疗补养 [M] . 北京：人民军医出版社，2003.
[60] 吴宝康. 癌症病人饮食宜忌与食疗妙方 [M] . 上海：上海科学普及出版社，2004.
[61] 程剑华. 食物防癌指南 [M] . 南昌：江西科学技术出版社，1993.

[62] 段晓颖，李浩. 消化系统病症药膳[M]. 北京：人民军医出版社，2005.
[63] 程尔曼，姜润泉. 膳食保健[M]. 北京：纺织工业出版社，1987.
[64] 乔晓萍，刘冰，韩婷. 乳腺疾病药膳治疗[M]. 北京：人民军医出版社，2007.
[65] 周育平. 名中医特需门诊肿瘤病[M]. 北京：科学技术文献出版社，2012.
[66] 王大鹏. 妇科常见病的食疗与验方[M]. 天津：天津科学技术出版社，1992.
[67] 孙剑秋. 妇科病食物疗法[M]. 上海：上海科学技术出版社，2001.
[68] 耿珊珊，宋立华，刘晓军. 妇科疾病药膳治疗[M]. 北京：人民军医出版社，2007.
[69] 张燕立，王慕同. 妇科常见病自我饮食调治[M]. 北京：人民军医出版社，2003.
[70] 王庆国，李宇航. 巧吃妙治男科妇科病[M]. 石家庄：河北科学技术出版社，1997.
[71] 韩冰. 中国分科食疗大全[M]. 天津：天津大学出版社，1995.
[72] 中医研究院革命委员会. 常见病验方研究参考资料[M]. 北京：人民卫生出版社，1970.
[73] 吴谦. 医宗金鉴[M]. 北京：人民军医出版社，2008.
[74] 李永来. 中华食疗大全[M]. 哈尔滨：黑龙江科学技术出版社，2013.